一九八二国家中医古籍整理出版规划

中医古籍整理丛书重刊

脉经语译

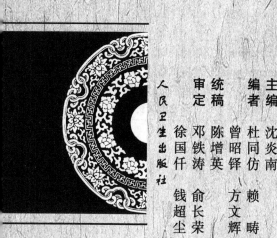
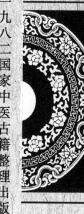

主编 沈炎南

编者 杜同仿 赖畴 黄景泉

曾昭铎 方文辉 刘志英

统稿 陈增英

审定 邓铁涛 俞长荣 史常永

徐国仟 钱超尘

人民卫生出版社

U0390917

图书在版编目（CIP）数据

脉经语译/沈炎南主编 . —北京：人民卫生出版社，
2013

（中医古籍整理丛书重刊）

ISBN 978-7-117-17172-4

Ⅰ.①脉…　Ⅱ.①沈…　Ⅲ.①《脉经》-注释

Ⅳ.①R241.11

中国版本图书馆 CIP 数据核字（2013）第 069163 号

人卫社官网	www. pmph. com	出版物查询，在线购书
人卫医学网	www. ipmph. com	医学考试辅道，医学数据库服务，医学教育资源，大众健康资讯

脉 经 语 译

主　　编：沈炎南

出版发行：人民卫生出版社（中继线 010-59780011）

地　　址：北京市朝阳区潘家园南里 19 号

邮　　编：100021

E - mail：pmph @ pmph. com

购书热线：010-59787592　010-59787584　010-65264830

印　　刷：北京虎彩文化传播有限公司

经　　销：新华书店

开　　本：850×1168　1/32　印张：13.5

字　　数：338 千字

版　　次：2013 年 6 月第 1 版　2024 年 2 月第 1 版第10次印刷

标准书号：ISBN 978-7-117-17172-4/R・17173

定　　价：36.00 元

打击盗版举报电话：010-59787491　**E-mail：WQ @ pmph. com**

（凡属印装质量问题请与本社市场营销中心联系退换）

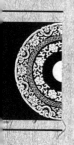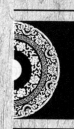

重刊说明

　　《中医古籍整理丛书》是我社 1982 年为落实中共中央和国务院关于加强古籍整理的指示精神,在卫生部、国家中医药管理局领导下,组织全国知名中医专家和学者,历经近 10 年时间编撰完成。这是一次新中国成立 60 年以来规模最大、水平最高、质量最好的中医古籍整理,是中医理论研究和中医文献研究成果的全面总结。本丛书出版后,《神农本草经辑注》获得国家科技进步三等奖、国家中医药管理局科技进步一等奖,《黄帝内经素问校注》《黄帝内经素问语译》《伤寒论校注》《伤寒论语译》等分别获得国家中医药管理局科技进步一等奖、二等奖和三等奖。

　　本次所选整理书目,涵盖面广,多为历代医家所推崇,向被尊为必读经典著作。特别是在《中医古籍整理出版规划》中《黄帝内经素问校注》《伤寒论校注》等重点中医古籍整理出版,集中反映了当代中医文献理论研究成果,具有较高的学术价值,在中医学术发展的历史长河中,将占有重要的历史地位。

　　30 年过去了,这些著作一直受到广大读者的欢迎,在中医界产生了很大的影响。他们的著作多成于他们的垂暮之年,是他们毕生孜孜以求、呕心沥血研究所得,不仅反映了他们较高的中医文献水平,也体现了他们毕生所学和临床经验之精华。诸位先贤治学严谨,厚积薄发,引用文献,丰富翔实,训诂解难,校勘严谨,探微索奥,注释精当,所述按语,彰显大家功底,是不可多得的传世之作。

中医古籍浩如烟海，内容广博，年代久远，版本在漫长的历史流传中，散佚、缺残、衍误等为古籍的研究整理带来很大困难。《中医古籍整理丛书》作为国家项目，得到了卫生部和国家中医药管理局的大力支持，不仅为组织工作的实施和科研经费的保障提供了有力支持，而且为珍本、善本版本的调阅、复制、使用等创造了便利条件。因此，本丛书的版本价值和文献价值随着时间的推移日益凸显。为保持原书原貌，我们只作了版式调整，原繁体字竖排（校注本），现改为繁体字横排，以适应读者阅读习惯。

由于原版书出版时间已久，图书市场上今已很难见到，部分著作甚至已成为中医读者的收藏珍品。为便于读者研习，我社决定精选部分具有较大影响力的名家名著，编为《中医古籍整理丛书重刊》出版，以飨读者。

人民卫生出版社
2013 年 3 月

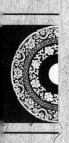
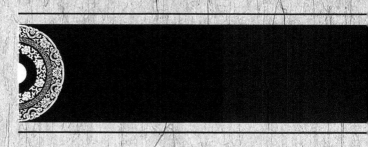

出版者的话

　　根据中共中央和国务院关于加强古籍整理的指示精神，以及卫生部1982年制定的《中医古籍整理出版规划》的要求，在卫生部和国家中医药管理局的领导下，我社在组织中医专家、学者和研究人员在最佳版本基础上整理古医籍的同时，委托十一位著名中医专家，用了七八年的时间，对规划内的《黄帝内经素问》等十一部重点中医古籍，分工进行了整理研究，最后编著成校注本十种、语译本八种、辑校本一种，即《黄帝内经素问校注》、《黄帝内经素问语译》、《灵枢经校注》、《灵枢经语译》、《伤寒论校注》、《伤寒论语译》、《金匮要略校注》、《金匮要略语译》、《难经校注》、《难经语译》、《脉经校注》、《脉经语译》、《中藏经校注》、《中藏经语译》、《黄帝内经太素校注》、《黄帝内经太素语译》、《针灸甲乙经校注》、《诸病源候论校注》、《神农本草经辑注》等十九种著作。并列入卫生部与国家中医药管理局文献研究方面的科研课题。

　　在整理研究过程中，从全国聘请与各部著作有关的中医专家、学者参加了论证和审定，以期在保持原书原貌的基础上，广泛吸收中医学理论研究和文史研究的新成果，使其成为研究重点中医古籍的专著，反映当代学术研究的水平。因此，本书的出版，具有较高的学术研究价值。

　　然而，历代中医古籍的内容是极其广博的，距今的年代是极其久远的，有些内容虽然经过研究，但目前尚无定论或作出解释，有待今后深入研究。

人民卫生出版社

1989年2月

5

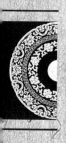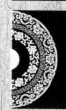

前言

　　《脉经》十卷,凡九十七篇(前九卷合九十七篇,第十卷不分篇,若计为一篇,则全书合九十八篇),为魏晋医学家王叔和所撰,是我国现存第一部脉学专书。

　　《脉经》学术主要本于《内经》、《难经》和张仲景《伤寒杂病论》,并择取魏晋以前历代脉学精华撰集而成。本书全面继承了魏晋以前脉学成就,集其大成,是中医古典脉学的结晶,不少早已失传的古代脉学著作,如《脉法赞》、《四时经》,以及扁鹊、华佗等古代名医论脉之作,在《脉经》中都有引载,是研究古典脉学不可多得的重要文献之一。

　　《脉经》在全面继承、系统整理古典脉学精华的基础上,对脉学理论有不少创见与发挥,首先总结出二十四种基本脉象,确立其标准,使脉象的名称及定义得以统一、规范化,为后世所遵从。故后人论脉者,莫不以王氏二十四脉为基础。对《难经》寸口三部定位法作了重大改进,首次提出腕后拇指侧高骨(即桡骨茎突)的部位为关,关前为寸,关后为尺。这一定位法给临床带来很大的便利,一直沿用至今。有关寸口三部脉分候脏腑问题,在继承《难经·十八难》理论的基础上,提出了新见解,如《难经》以右尺候心包络与三焦,而《脉经》以右尺候肾与膀胱,并隐然包含有右尺候右肾命门之意,这一认识显然比《难经》进了一步,《脉经》把阴阳作为辨脉之大纲,从部位言,以寸为阳,尺为阴;从浮沉言,以浮为阳,沉为阴;从脉形言,以动、长、滑等

7

为阳,弱、涩、弦、短、微等为阴。脉分阴阳之法,有提纲挈领、执简驭繁的作用,方便于掌握应用。在辨脉之逆顺方面,继承了前人从有无胃气、与时令季节关系、结合形证辨脉之顺逆的理论及方法,并明确提出以脉是否有"根"辨顺逆。同时,总结了一些特殊怪异的逆脉,元·危亦林的"十怪脉象"主要是据此总结而成。《脉经》以论脉为中心议题,但亦常兼论其他诊法,强调四诊合参,全面诊断,对诊断学的形成与发展也起了重要促进作用。由此可见,王叔和撰《脉经》并非仅仅是"述而不作",而是在整理其前代脉学文献基础上,结合自己丰富的经验,有所发挥与创见。

　　《脉经》对中医学术的贡献是多方面的,除了全面、具体地阐明脉学、诊断学理论外,对辨证论治理论也有所发展。《脉经》中有关脏腑、经络辨证的理论,较之《内经》《难经》,在内容上已大大丰富,形式上更趋系统完整;而明确分虚、实两证来进行讨论,分脏病、腑病和脏腑合病来加以探讨,使叙例分明、纲举目张,则更是一大进步。《脉经》全面继承了张仲景"平脉辨证"的理论,如卷七从第一至第十七篇皆引自《伤寒论》,论述了汗、吐、下、温、灸、刺、水、火等治法的宜忌,这些都以"平脉辨证"为基础,是《伤寒论》辨证论治的发展。《脉经》中涉及了许多治法,如药治法(包括汗、吐、下、温、清、补、和、消等)、针灸法(包括刺法、灸法、放血法、温针法、向火灸身、火劫法等)、药膏摩治法、药熨法、坐药法、药水熏洗法、雄黄熏法、药粉扑法、饮食调养法等,进一步丰富了治疗学内容。原书还记载有大量方剂,但后世北宋校正医书局林亿等校订时将方剂全部删去。据初步统计,今本《脉经》所存方名达二百一十多个,其中与《伤寒论》、《金匮要略》所载完全相同者有一百二十八方之多,可见《脉经》之方大部分为仲景之方,其余方名出处未详,姑存疑待考。

　　《脉经》全面继承了《灵枢》的经络学说,重视脏腑学说与经络学说的统一,对表、里经的关系有更具体的论述,尤其对奇经学说作了颇多的补充发挥,除系统论述奇经八脉的循行起止外,对奇经发病的论述较《难经》有很大的扩展。这些理论得到了明·李时珍的充分肯定与继承,李氏在其《奇经八脉考》中全部收载了《脉经》有关奇经学说的内容。有关脏腑之俞、募穴,《灵枢·背腧》只论五脏之俞,而未及六腑;《难经·六十七难》只有"募在阴,俞在阳"六字。《脉经》则具体阐述了五脏五腑(除三焦外)的俞穴与募穴,其名称与部位均与现代所述相同。可见脏腑俞募穴理论到《脉经》已经较系统建立起来。对针灸的治则治法论述甚详,如重视按经取穴,不少地方只言取某经,而不言具体穴位,示人灵活变通而又不失其准则;注重结合季节时令施行针灸;在针刺深度方面,《灵枢·经水》提出刺足三阳深度为4~6分,足三阴为1~3分,而《脉经》卷十则提出刺足三阳可达4~9分,足三阴可达3~6分;论述了刺、灸及火法的适应证和禁忌证。大大丰富了刺灸法的内容。

《脉经》的撰成,对中医学产生了巨大的影响,不少医学家把《脉经》的某些内容引录到自己著作中去,如东晋·葛洪《肘后备急方》、隋·巢元方《诸病源候论》、唐·孙思邈《备急千金要方》《千金翼方》、唐·王焘《外台秘要》等都收载有《脉经》的内容。唐代的太医署、宋代的太医局等都把《脉经》列为习医的基本课程之一。后世论脉者,更是把本书奉为脉学理论的经典、脉学之正宗。正如明·袁表所说:"叔和生千载之后,隐括古今,洞察玄微,旁喻曲证,爰著是书,为切家指南,其茇然称经宜矣。"该书不但在国内堪称医学名著,在世界上也有一定影响,受到相当的重视。当然,由于历史时代的原因,本书亦存在一些局限性,个别地方夹杂有糟粕成分。然而,瑕不掩瑜,并不影响本书的重大价值。

《脉经》作者王叔和,名熙,山阳高平人,魏、晋著名医学家,曾任太医令之职,全面整理过张仲景遗著。其生平在正史中不

见载,只在唐·甘伯宗《名医传》中有简略的记载。《脉经》大约
成编于三国时期,先于皇甫谧《针灸甲乙经》而后于张仲景《伤
寒杂病论》。《脉经》撰成后,历经辗转传抄,从而形成多种不同
的古传本。北宋熙宁元年(公元 1068 年),北宋校正医书局林
亿等根据《脉经》的早期本并参考其他有关书籍资料,进行校定
整理,由国子监第一次刊行,此即后世所传《脉经》刊本的祖本。
以后历经辗转相沿刊刻,从而出现了后世多种不同的刊本,其文
字互有参差出入。1982 年,卫生部将《脉经》整理研究列为我国
中医古籍整理重点科研课题之一,课题组在沈炎南教授主持下,
得到本学院领导及科研处的大力支持,坚持继承发扬、整理提
高、古为今用的方针,以辩证唯物主义和历史唯物主义为指导
思想,对本书进行了系统的整理研究。现对有关问题作如下
说明:

(一)本次对《脉经》的整理研究,选用了现存最接近宋版的
明·佚名氏影刻南宋何大任本(公元 1981 年日本《东洋善本医
学丛书》内影印收入的静嘉堂藏本)为底本,经校勘、注释为《脉
经校注》,而本书的语译,即是以《脉经校注》为底本进行的,名
曰《脉经语译》。

(二)本书的研究体例,分提要、注释、语译三个方面:

1. 提要　每篇之首设一提要,将全篇中心内容提纲挈领地
加以概括。

2. 注释　凡字词古奥,音义难明,或医理不明,意义费解
者,均予简要的注释。对难字、僻字、异读字予以注音,采用汉语
拼音加直音字。对字、词的注释以今解为主,力求简明扼要,不
引书证。

3. 语译　对原文进行语译,以直译为主,意译为辅,力求通
畅明达,符合原义。

(三)本书文字一律采用现在通用简体字,断句使用现代
标点。

　　本次研究自始至终得到卫生部、国家中医药管理局、中医古籍整理出版办公室、人民卫生出版社的大力支持,负责论证与审定的各位专家对此项研究作了精心的指导与热情的帮助,在此表示诚挚的感谢。

广州中医学院《脉经》整理研究课题组

一九八九年十二月四日

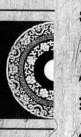
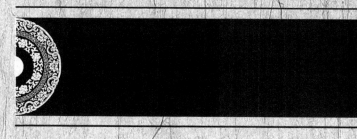

校定脉经序

臣等承诏典校[1]古医经方书，所校雠[2]中，《脉经》一部乃王叔和之所撰集也。叔和，西晋高平人，性度沉靖【靖通静】，尤好著述，博通经方，精意诊处，洞识修养之道。其行事具唐·甘伯宗名医传中。

注[1] 承诏典校 受皇帝命令主管校勘工作。
[2] 校雠(jiào chóu 叫愁) 校对、校勘。

【语译】臣等人接受皇上命令，主管校勘古代医经及方书的工作，所校勘的著作中，《脉经》一部是王叔和所编著。叔和，西晋时代的高平人，他性格沉静，尤其喜欢著书立说，博通医经方书，精心研究诊治疾病的技术，深刻懂得修身养生的道理。他的品行事迹全部记载在唐代甘伯宗所撰的《名医传》中。

臣等观其书，叙阴阳表里，辨三部九候，分人迎、气口、神门[1]，条[2]十二经、二十四气、奇经八脉，以举五脏六腑、三焦、四时之痾。若网在纲，有条而不紊，使人占外以知内，视死而别生，为至详悉，咸可按用。其文约，其事详者独何哉？盖其为书，一本《黄帝内经》，间有疏略未尽处，而又辅以扁鹊、仲景、元化之法，自余奇怪异端不经之说，一切不取，不如是何以历数千百年而传用无毫发之失乎！又其大较，以谓脉理精微，其体难辨，兼有数候俱见、异病同脉之惑，专之指下，不可以尽隐伏，而乃广述形证虚实，详明声色王[王通旺]相[3]，以此参伍[4]，决死生之分，故得十全无一失之缪，为果不疑。

注[1] 人迎、气口、神门　人迎,此指左手的寸口脉。气口,此指右手的寸口脉;神门,此指右两手的尺脉。

[2]条　分条叙述。

[3]声色王相　王相为中医术语。王相囚死困,论述五行生克的术语。王与:旺;同,指当令、旺令;相,相助之意,指相生。声色王相,即声音、颜色与脉象的相生相克关系。

[4]参伍:错纵比较,以为验证。

【语译】臣等人观看了叔和这本书,它叙述阴阳表里,辨别三部九候,分别以人迎、气口、神门来分条叙述十二经脉、二十四经脉之气、奇经八脉,以列举五脏六腑、三焦、四时之病症,好像网系于纲,有条不紊,使人通过观察体表情况便知道体内病变,判断疾病吉凶,极为详细清楚,全部可以据以运用。它的文词简要,记录事理详细的情况为什么那样突出呢? 因为他著述的书,完全根据《黄帝内经》的原理,其中有疏忽省略不够详尽之处,又用了扁鹊、仲景、华佗的方法作补充,若有个别异于寻常、有戾正道、不合经典之说,则一概不取。不是这样凭什么能经历数千百年仍流传使用而且没有丝毫的散失呢! 再从大略而言,因为脉理精细微妙,脉象很难辨别,同时又有几种脉象同时出现、异病同脉,使人迷惑的复杂情况,所以只凭指下脉象,就不可能全部洞察不显露的内容,于是就必须广泛地论述形体证候的虚实,详细地说明声音、色泽与脉象之相生相克关系。用这些来对比验证,判别吉凶,所以能够达到十分完美,无一过失的谬误,的确是没有疑问的。

然而,自晋室东渡[1],南北限隔[2],天下多事,于养生之书实未皇暇[3],虽好事之家[4]仅有传者,而承疑习非,将丧道真,非夫圣人曷为厘正! 恭惟主上体大舜好生之德[5],玩神禹叙极之文[6],推锡[7]福之良心,鉴慎疾之深意,出是古书,俾从新定。臣等各殚[8]所学,博求众本,据经为断,去取非私。

注[1] 晋室东渡　指晋都东迁。

[2] 南北限隔　指晋室东渡之后的南北朝时期。此期南北对峙,局势混乱,

阻隔不通。

　　[3] 皇暇　闲暇。

　　[4] 好事之家　爱好从事养生的人。

　　[5] 体大舜好生之德　实施像虞舜爱惜生灵那样的德行。体,实行;大舜,虞舜;好生,爱惜生灵。

　　[6] 玩神禹叙极之文　珍惜像夏禹论述治邦准则那样的重要文献。玩,珍惜。神禹,夏禹的尊称。极,准则。

　　[7] 锡　通"赐"。

　　[8] 殚(dān 单)　竭尽。

　　【语译】 然而,自晋室东渡之后,就出现南北限隔天下多事的复杂局势,对于养生的书籍确实未有空闲时间去重视,虽然有些爱好养生的人稍有传授,然而所继承学习的都是些有疑问有错误的东西,这将会丧失学术原理的正确性,不是品格智慧超群的人哪里会给它订正呢!只有尊敬的皇上能够体现像虞舜那样爱惜生灵(百姓)的仁义之德,珍惜像夏禹论述治邦准则那样的重要文献,推行给予百姓幸福的仁义之心,深切教导人们慎重鉴别疾病,于是拿出这本古书,使之能重新订定。我们各人竭尽所有学识,广泛地寻求各种版本,根据经典进行判定,去除错误的,保存有用的。

　　大抵世之传授不一,其别有三:有以隋·巢元方时行《病源》为第十卷者,考其时而缪自破;有以第五分上下卷,而撮诸篇之文,别增篇目者,推其本文,而义无取。稽[1]是二者,均之未见厥[2]真,各秘其所藏尔!

　　注[1] 稽　考证、考核。

　　[2] 厥　其,它们。

　　【语译】 大凡世上所传授的本子均不一致,它们的区别有三种情况:有以巢元方的病源专著《诸病源候论》为第十卷的,只要考察王叔和、巢元方他们著作分别所处的时代,错误也就自然识破了;有把第五卷分为上下卷,来统撮各篇内容,另外增加篇目的,只要推敲其本来的文字,则意义不可取。考证这两种版本,都未能看出它们是真本,只是传授的人各自认为他们所藏的版本珍贵罢了。

今则考以《素问》、《九墟》[1]、《灵枢》、《太素》、《难经》、《甲乙》、仲景之书,并《千金方》及《翼》说脉之篇以校之,除去重复,补其脱漏,其篇第亦颇为改易,使以类相从,仍旧为一十卷,总九十七篇,施之于人,俾披[2]卷者足以占外以知内,视死而别生,无待饮上池之水[3]矣。

国子博士[4]臣高保衡、尚书屯田郎中[5]臣孙奇、
光禄卿直秘阁[6]臣林亿等谨上

注[1]《九墟》 《灵枢经》传本之一。隋唐时,《灵枢经》有《九灵》、《九墟》和《灵枢经》等不同名称的传本。宋以后,《九灵》和《九墟》皆佚。

[2] 披 翻阅。

[3] 上池之水 出自《史记·扁鹊仓公列传》,长桑君敬告扁鹊饮上池之水,扁鹊遂医术大精,能洞察患者脏腑。

[4] 国子博士 掌国家教育、考试之政令的官。

[5] 尚书屯田郎中 掌垦殖政令的官。

[6] 光禄卿直秘阁 司膳食、帐幕、校理的官。

【语译】现在根据《素问》、《九墟》、《灵枢》、《太素》、《难经》、《甲乙经》、《伤寒杂病论》和《千金方》、《千金翼方》等论述脉理方面的有关篇章来校勘它,除去其重复,补充其脱漏,对其篇章顺序也稍微作了改动,使之能按照类别相排列,仍然按照旧本为十卷,汇集成九十七篇,把它献给众人,使学习的人可以通过观察病人的外在表现便知道其内在病变,以判断生死吉凶,这样就无须等待饮上池之水了。

国子博士臣高保衡、尚书屯田郎臣孙奇、
光禄卿直秘阁臣林亿等谨上

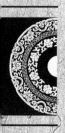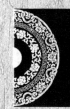

脉经序

晋太医令[1]王叔和撰

脉理精微,其体难辨,弦紧浮芤,展转[2]相类,在心易了,指下难明。谓沉为伏,则方治永乖[3];以缓为迟,则危殆[4]立至,况有数候俱见[5],异病同脉者乎?

注[1] 太医令　供奉于内廷主管医药政令的医官,俗称御医。
　[2] 展转　同"辗转",反复不定。
　[3] 乖　错误。
　[4] 殆(dài 带)　危险。
　[5] 见(xiàn 现)　出现。

【语译】脉学的道理精细微妙,脉象难以辨别,弦脉和紧脉,浮脉和芤脉,辗转反复,相互类似,心里虽然明白,但切脉时难以辨别。如果误把沉脉当作伏脉,则处方施治就会永远错误;如果误把缓脉作为迟脉,则危险就会立刻到来,何况有几种脉象同时出现,不同病证又有相同脉象的情况呢?

夫医药为用,性命所系。和、鹊至妙,犹或加思,仲景明审,亦候形证,一毫有疑,则考校以求验。故伤寒有承气之戒,呕哕发下焦之问。而遗文远旨[1],代寡能用;旧经秘述,奥而不售[2]。遂令末学,昧于原本,斥兹偏见[3],各逞己能,致微疴成膏肓[4]之变,滞固[5]绝振起之望,良有以也[6]

注[1] 远旨　深远旨意。
　[2] 售　施行。这里指传播。
　[3] 斥兹偏见　指责这些理论是些不正确的见解。

[4] 膏肓(huāng 荒)　膏肓,心下膈上之深隐部位。古人认为此处药力不能到达,病人膏肓则不可治愈。

[5] 滞固　顽疾。

[6] 良有以也　确实有原因啊! 良,确实,实在;以,指原因。

【语译】医药的作用,是生命所关的事情。医和、扁鹊的医术最为高超,有时还要倍加思考,张仲景对辨证极为高明,也要诊察患者的形体和证候,只要有丝毫的疑问,就考察核对以求验证。所以对治疗伤寒病有审慎使用承气汤的告诫,对于呕吐干哕症状,急问其下焦是否通利。而前人留下的文献含义深远,历代很少人能领会运用;古代经典中奥秘的论述,艰深难懂而不能广泛传播。于是使后世学医的人,对脉理渊源蒙昧不清,反而指责它是些不正确的见解,各自炫耀自己的才能,致使轻微的病症变为不治之症,顽固的病症断绝了治愈的希望,这确实是有原因的啊!

今撰集岐伯以来,逮于华佗经论要决,合为十卷,百病根原,各以类例相从,声色证候,靡[1]不该备,其王、阮、傅、戴、吴、葛、吕、张[2],所传异同,咸悉载录。诚能留心研究,究其微赜[3],则可以比踪古贤[4],代无夭横[5]矣。

注[1] 靡(mǐ 米)　没有。

[2] 王、阮……张　据考:王指西汉人王遂、习经方、长于医术;阮指晋代人阮炳,号文叔,人称阮河南、善医;吴指华佗学生吴普;葛指葛洪,晋代人,长于炼丹术;吕指吕广,三国时人,注《八十一难经》;张指张苗,晋代人,好医术,善诊脉。付、戴所指不详。

[3] 赜(zé 则)　深奥,玄妙。

[4] 比踪古贤　此指赶上古代名医。

[5] 夭横　早死、枉死。

【语译】现在我汇集了从岐伯以来,直至华佗时代的有关脉学经典理论和辨脉的重要方法,总合为十卷,对各种疾病的病因病机分别按类依次排列,病人的声音、色泽、证候、脉象无不具备,其中对王、阮、傅、载、吴、葛、吕、张诸家所传的不同经验,全部记载收录。如果能够认真地彻底研究、探讨其中精微深奥之处,就可以赶上古代名医,后世也就没有早死枉死的情况了。

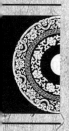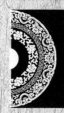

目录

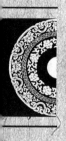
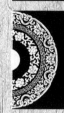

脉经卷第一

朝散大夫守光禄卿直秘阁判登闻检院上护军臣林亿等类次

脉形状指下秘诀第一二十四种

【提要】 本篇论述二十四种脉象及其表现,同时举出八组类似的脉象,以示比较鉴别。

浮脉,举之有余,按之不足。浮于手下。

芤脉,浮大而软,按之中央空,两边实。一曰手下无,两傍有。

洪脉,极大在指下。一曰浮而大。

滑脉,往来前却[1]流利,展转替替然[2],与数相似。一曰浮中如有力,一曰漉漉如欲脱。

数脉,去来促急。一曰一息六七至,一曰数者进之名。

促脉,来去数,时一止复来。

注[1] 前却 进退。

[2] 替替然 滑动不休的样子。

【语译】 浮脉,轻按感觉脉搏动有余,重按感觉脉搏动不足(浮泛于指下)。

芤脉,脉形浮大而软,按之觉脉管中央空虚,而两侧的管壁较充实[一说:指下无(空虚),两旁有(实在)]。

洪脉,脉形极其粗大,应于指下(一说:浮而宽大)。

滑脉,脉往来进退流利,反复滑动不休,与数脉相似(一说:浮中而搏动有力;一说漉漉如水样的一往无前的流着)。

数脉，脉来去急速（一说：一呼一吸之时间内，脉搏动六七次；一说：数者，进之名）。

促脉，脉来去急速，时有一歇止，止后再来。

弦脉，举之无有，按之如弓弦状。一曰如张弓弦，按之不移。又曰浮紧为弦。

紧脉，数[1]如切绳状。一曰如转索之无常。

沉脉，举之不足，按之有余。一曰重按之乃得。

伏脉，极重指按之，著骨乃得。一曰手下裁动。一曰按之不足，举之无有。一曰关上沉不出名曰伏。

革（疑作牢）脉，有似沉状，实大而长，微弦。《千金翼》以革为牢。

实脉，大而长，微强，按之隐指愊愊然[2]。一曰沉浮皆得。

注[1] 数（sù 速） 迫。此指脉紧迫的样子。

[2] 愊愊（bì bì 璧璧）然 坚结充实的样子。

【语译】 弦脉，轻按感觉脉搏不明显，重按感觉脉搏弦急好似弓弦的样子。（一说：如弓弦两端绷紧，并极稳重的搏动，而不曾轻易地变换；一说：浮而兼紧为弦脉）。

紧脉，脉搏紧迫好似按在拉紧的绳索上一样（一说：如搓合绳子时，绳子左右转动而无常位）。

沉脉，轻按感觉脉搏动不足，重按感觉脉搏动有余（一说：必须加重手指的力量才能触得到它的搏动）。

伏脉，用极重指力按之，直至附骨之处才能感觉到脉搏跳动。（一说：必须用力重按至骨，指下才能感觉到脉搏的搏动；一说：重按之才感到脉搏隐隐约约的搏动，轻按之感不到脉搏的搏动；一说：两手关部脉搏沉而不浮，名曰伏脉）。

牢脉，脉来近似于沉伏，脉形实大而长，稍微带有弦象（《千金翼方》以"革"为"牢"）。

实脉，脉形粗大而长，稍微强劲，按之应指，坚实有力（一说：无论在浮部轻取，或重按到沉部，都可感到脉搏的搏动）。

微脉，极细而软，或欲绝，若有若无。一曰小也。一曰手下快。一曰浮而薄。一曰按之如欲尽。

涩脉,细而迟,往来难且散,或一止复来。一曰浮而短。一曰短而止。或曰散也。

细脉,小大于微,常有,但细耳。

软脉,极软而浮细。一曰按之无有,举之有余。一曰细小而软。软,一作濡。曰濡者,如帛衣在水中,轻手相得。

弱脉,极软而沉细,按之欲绝指下。一曰按之乃得,举之无有。

虚脉,迟大而软,按之不足,隐指豁豁然[1]空。

注[1] 豁豁(huò huò 霍霍)然 空大无力的样子。

【语译】 微脉,脉形极其细小而柔软无力,或细微欲绝,似有似无,隐隐约约(一说,脉形小;一说指下快速;一说:浮取脉搏的搏动轻软无力;一说:重按时脉搏微弱似有似无)。

涩脉,脉形细小而脉行迟滞,往来艰难且有散漫之象,间或有一歇止,止后又来(一说:浮而短;一说:短而有歇止;或曰:脉形散漫不聚)。

细脉,脉形比微脉稍大,脉搏始终可以摸到,只是脉形细小而已。

软脉,脉搏极其柔软而浮细(一说:重按就不能触到,轻按之才感到它;一说:细小而软弱无力。软,亦作濡。所谓濡脉,是脉搏好像飘浮在水面的丝绸衣服一样,必须轻手才能触到它)。

弱脉,脉搏极其柔软而沉细,重按时感觉指下的脉搏好像要断绝似的(一说:重力按之方可诊得,若轻手取之则无脉搏跳动)。

虚脉,脉来迟缓而大,软弱无力,重按时感觉脉象搏动不足,指下有空大无力的感觉。

散脉,大而散。散者,气实血虚,有表无里。

缓脉,去来亦迟,小驶(驶同快)于迟。一曰浮大而软,阴浮与阳同等。

迟脉,呼吸三至,去来极迟。一曰举之不足,按之尽牢。一曰按之尽牢,举之无有。

结脉,往来缓,时一止复来。按之来缓,时一止者,名结阳;初来动止,更来小数,不能自还,举之则动,名结阴。

代脉,来数中止[1],不能自还,因而复动。脉结者生,代者死。

动脉,见于关上,无头尾,大如豆,厥厥然[2]动摇。《伤寒论》云:阴阳相搏名曰动。阳动则汗出,阴动则发热,形冷恶寒。数脉见于关上,上下无头尾,如豆大,厥厥动摇者,名曰动。

注[1] 来数(shù 树)中止 此指脉搏来至一定次数时出现歇止的现象。

[2] 厥厥然 短缩的样子。

【语译】 散脉,脉形大而散漫无根。散脉主气分有实邪而营血虚衰,这是气实血虚,气实就浮于表,血虚就不足于里,所以浮取有脉而沉取无脉,这就叫做有表无里。

缓脉,脉来去的速度,均较为迟缓,但比迟脉稍快一些。(一说:浮大而软,尺部的脉与寸部脉脉形同等)。

迟脉,一呼一吸脉来三至,脉搏来去极为迟缓(一说:轻按之感到脉搏无力,重按之感到脉搏坚实深在;一说:重按之感到脉搏坚实深在,轻按之感到脉搏似有似无)。

结脉,脉搏往来较为缓慢,时而有一歇止,止后又来(重按之脉来迟缓,不时停搏一次,叫做"结阳";如果脉搏歇止之后,再次出现的搏动其脉率稍快,不能自行恢复到原先的脉率,轻取之则脉搏动明显,这叫做"结阴")。

代脉,脉搏动过程中出现有规律的歇止,止后不能自行恢复,因而接着的是另一次跳动。出现结脉的预后尚好,代脉的预后差,可致死亡。

动脉,脉搏只见于关部,寸部与尺部无脉,显得无头无尾,形状好似豆粒,短短地跳动摇摆(《伤寒论》说:人体生理功能失调,引起阳气与阴气互相搏击,则脉不能贯通三部,而出现动脉。动脉现于寸部则汗出;现于尺部则发热,身体发冷恶寒。如果见关部出现数脉,其脉体短小,无头无尾,脉形如豆,厥厥跳动,这也是动脉)。

浮与芤相类。与洪相类。弦与紧相类。滑与数相类。革与实相类。《千金翼》云:牢与实相类。沉与伏相类。微与涩相类。软与弱相类。缓与迟相类。软与迟相类。

【语译】 浮脉与芤脉的脉象相互类似(与洪脉相类似)。弦脉与紧脉的脉象相互类似。滑脉与数脉的脉象相互类似。革脉与实脉的脉象相互类似(《千金翼方》说:牢脉与实脉相类似)。沉脉与伏脉的脉象相互类似。微脉与涩脉的脉象相互类似。软脉与弱脉的脉象相互类似。缓脉与迟脉的脉象相互类似(软脉与迟脉相类似)。

平脉[1]早晏[2]法第二

【提要】 本篇论述平旦为诊脉最佳时间的道理,同时强调脉诊应当与望诊等其他诊法结合起来,互相参考分析,才能"决死生之分"。

黄帝问曰:夫诊脉常以平旦,何也?岐伯对曰:平旦者,阴气未动,阳气未散[3],饮食未进,经脉未盛,络脉调均,《内经》作调匀。气血未乱,故乃可诊,过此非也。《千金》同。《素问》、《太素》云:有过之脉。切脉动静而视精明[4],察五色,观五脏有余不足、六腑强弱、形之盛衰。以此参伍,决死生之分。

注[1] 平脉　此指辨别脉象。

[2] 晏(yàn)　晚。

[3] 阴气未动,阳气未散　指早晨尚未从事劳作,人体阴阳之气未受到干扰而仍处于宁静的状态。

[4] 精明　此指眼睛。

【语译】 黄帝问道:诊脉一般在早晨日出时进行,这是为什么?岐伯回答说:早晨的时候,阴气未动,阳气未散,还没有进饮食,经脉之气尚未充盛,络脉之气平调均匀,气血运行流畅不乱,所以可以进行诊脉,过了这个时间,就不那么适宜了。(《千金》同。《素问》、《太素》说:可以察看有病的脉象)。切脉在观察脉搏动静变化的同时,还要观察两目的神气和面部色泽的变化,以此来了解五脏的虚实、六腑的强弱、形体的盛衰。通过这几方面的对比分析,就可对病情的轻重及预后的良恶作出正确的判断。

分别三关境界脉候所主第三

【提要】 本篇论述寸口脉中寸、关、尺三部的位置,定位的方法,以及三部脉分别主候三焦等范围病变的意义。

从鱼际[1]至高骨[2],其骨自高。却行一寸,其中名曰寸口。从寸至尺,名曰尺泽[3],故曰尺寸。寸后尺前,名曰关。阳出阴入[4],以关为界。阳出三分,阴入三分,故曰三阴三阳[5]。阳生于尺动于寸,阴生于寸动于尺。寸主射[6]上焦,出[7]头及皮毛竟[8]手;关主射中焦,腹及腰;尺主射下焦,少腹至足。

注[1] 鱼际 拇指后内侧隆起的肉称为鱼,鱼的外方、赤白肉分界处称为鱼际。

[2] 高骨 此指手腕后桡侧高起的骨,即桡骨茎突。

[3] 尺泽 此指寸口脉后半部的尺脉部位。

[4] 阳出阴入 阳主出,阳脉之气生于阴部之尺而动于阳部之寸,由内至外,故曰"阳出";阴主入,阴脉之气生于阳部之寸而动于阴部之尺,由外至内,故曰"阴入"。此乃阴阳互根之理。

[5] 阳出三分,阴入三分,故曰三阴三阳 三分,寸、关、尺各占一份,是为三分,即谓阴阳之气出入于寸口,按其气之不等,各可分为三阴三阳不同情况,而分别表现出不同的脉象。

[6] 射 测度的意思。

[7] 出 推。此为进而推及的意思。

[8] 竟 尽止的意思。

【语译】 从鱼际到腕后拇指侧的高骨(其骨自高),往后倒退一寸,这一部位称为寸口;从寸部到尺部,称为尺泽。所以这一部位叫作尺寸。寸之后、尺之前的部位,称为关。阳脉之气出,阴脉之气入,都以关为界限。阳脉之气出可分为三阳之气,阴脉之气入亦可分为三阴之气,因而表现出三阴三阳不同的脉象,所以叫做三阴三阳。阳脉之气生于尺而搏动于寸,阴脉之气生于寸而搏动于尺。寸脉主候上焦,进而推及头与皮毛,至手为止的病变;关脉主候中焦,腹部及腰部的病变;尺脉主候下焦,少腹至足部的病变。

辨尺寸阴阳荣卫度数第四

【提要】 本篇首论切脉独取寸口的原理,然后讨论寸口脉中尺与寸名称的由来,指出尺、寸的诊脉位置及其阴阳分治。最后论述太过、不及、覆脉、溢脉的脉象表现及其诊断意义。

夫十二经皆有动脉[1],独取寸口,以决五脏六腑死生吉凶之候者,何谓也? 然:寸口者,脉之大会[2],手太阴之动脉也。人一呼脉行三寸,一吸脉行三寸,呼吸定息[3],脉行六寸。人一日一夜凡一万三千五百息,脉行五十度[4],周于身。漏水下百刻[5],荣卫行阳二十五度,行阴亦二十五度,为一周。晬时也。故五十度而复会于手太阴。太阴者,寸口也,即五脏六腑之所终始,故法取于寸口。

注[1] 动脉 此指脉循行部位上的搏动应手之处。

[2] 大会 总会合、总会聚之意。

[3] 呼吸定息 一呼一吸为一息,一息终了之后至下息开始前的时间,谓之呼吸定息。

[4] 人一日一夜,凡一万三千五百息,脉行五十度 度,次数,此指脉气环行全身的周次。据《灵枢·五十营》载,人体经脉共长十六丈二尺,一息脉行六寸,故环行人身一周次为二百七十息。而脉气一昼夜环行人身五十周次,故总计为一万三千五百息。

[5] 漏水下百刻 指一整日。古以铜壶滴漏计时,其法以铜壶贮水,壶中立一箭,上刻度数作为计时标准,水从壶底小孔慢慢下滴于受水壶内,水位下降,箭上刻度以次显露,以此表示不同时刻。一昼夜合一百刻。

7

【语译】 十二经脉在各自循行部位上都有动脉,而单独切按寸口脉,可以诊察五脏六腑疾病的轻重及预后的良恶,这是什么道理? 答:寸口脉是十二经脉气总汇的地方,手太阴肺经的搏动应手之处。正常人一呼脉气运行三寸,一吸脉气运行三寸,一次呼吸终了,脉气共运行了六寸。人在一日一夜中一般呼吸一万三千五百次,脉气环行人身共五十周次,遍行周身。用铜壶盛水滴漏一昼夜间,水漏下一百个刻度,其间营卫之气在白天环行人身二十五周次,在黑夜也环行人身二十五周次,合起来就称为一周。(一日夜也。)所以脉气环行人身五十个周次以后,又重新会合于手太阴肺经。手太阴肺经的脉气,又反映在寸口脉上,这里是五脏六腑气血环行的起止之处,所以诊脉可以采取独取寸口的方法。

脉有尺寸,何谓也? 然:尺寸者,脉之大会要也。从关至尺是尺内,阴之所治[1]也;从关至鱼际是寸口内,阳之所治[2]也。故分寸为尺,分尺为寸。故阴得尺内一寸,阳得寸内九分[3],尺寸终始一寸九分,故曰尺寸也。

注[1] 阴之所治 治,为治理。尺脉属阴主候肾,故为"阴之所治"。

[2] 阳之所治 寸脉属阳主候心肺,故为"阳之所治"。

[3] 分寸为尺……阳得寸内九分 以同身寸计,鱼际至肘中尺泽穴共长一尺一寸,除去关前一寸,其余则为尺部;除去关后一尺,其余则为寸部,故曰"分寸为尺,分尺为寸"。然而实际切脉时,尺脉仅取尺部一尺之中的一寸,寸脉仅取寸部一寸之中的九分,故曰"阴得尺内一寸,阳得寸内九分"。

【语译】 诊脉部位有尺、寸的名称,这是怎样得来的? 答:尺和寸,是十二经脉的脉气会合之处。从关部到尺泽是尺部的范围,属于阴气所管理;从关部到鱼际是寸部的范围,属于阳气所管理。所以,分去关部以上的一寸,剩余的下部就是尺部;分去关部以下的一尺,剩余的上部就是寸部,然而实际应用中阴只取尺内的一寸,阳只取寸内的九分,尺和寸起止共长一寸九分,所以叫做尺寸。

脉有太过,有不及,有阴阳相乘[1],有覆有溢[2],有关有格[3],何谓也? 然:关之前者,阳之动也,脉当见九分而浮。过者,法曰太过;减者,法曰不及。遂[4]上鱼为溢,为外关内格,此阴乘之脉也。关之后者,阴之动也,脉当见一寸而沉。过者,法曰太过;减者,法曰不及。遂入尺为覆,为内关外格,此阳乘之脉也,故曰覆溢。是真脏之脉也,人不病自死。

注[1]阴阳相乘 乘有胜意,此指阳亢拒阴或阴盛格阳时寸口脉搏动范围异常的现象。

[2]有覆有溢 脉搏动范围向下超过一寸,深入至尺部者,有如自上往下倾覆,故称为"覆";脉搏动范围向上超过九分,直上至鱼部者,有如从下向上满溢,故称为"溢"。

[3]有关有格 此指阴阳之气互相格拒,闭阻不通,有将形成阴阳离决之势的危象。

[4]遂 通达。此指径行直前的脉势。

【语译】 脉象有太过,有不及,有阴阳相乘,有覆有溢,有关有格,其具体表现如何? 答:关前寸部,为阳脉搏动之处,脉象应表现为长九分而浮浅。超过九分的,称之为太过;不满九分的,称之为不及。脉来径行直前上至鱼部的称为溢脉,这是阳气被关闭于外而阴气被格阻于内,此为阴盛乘阳的脉象。关后尺部,为阴脉搏动之处,脉象应表现为长一寸而深沉。超过一寸的,称之为太过;不满一寸的,称之为不及。脉来径行直下深入至尺部的,称为覆脉,这是阳气被关闭于内而阴气被格拒于外,此为阳盛乘阴之脉。所以称之为覆脉和溢脉。覆脉和溢脉都属于真脏脉,见到这些脉象的人,表面上虽未见有明显的病象,而往往会死亡。

平脉视人大小长短男女逆顺法第五

【提要】 本篇指出脉诊应结合人的形体、性情、性别、年龄等多方面情况。凡脉象与之相应者为顺,反之则为逆。

凡诊脉当视其人大小、长短及性气缓急。脉之迟速、大小、长短皆如其人形性者，则吉。反之者，则为逆也。脉三部大都欲等，只如小人、细人、妇人脉小软。小儿四五岁，脉呼吸八至、细数者，吉。《千金翼》云：人大而脉细，人细而脉大，人乐而脉实，人苦而脉虚，性急而脉缓，性缓而脉躁，人壮而脉细，人羸而脉大，此皆为逆，逆则难治。反此为顺，顺则易治。凡妇人脉常欲濡弱于丈夫。小儿四五岁者，脉自驶疾，呼吸八至也。男左大为顺，女右大为顺。肥人脉沉，瘦人脉浮。

【语译】 大凡诊脉应当结合看病人形体的大小、高矮，性情的和缓或急躁。脉象的迟速、大小、长短都与病人的形体、性情相应的，就是好的现象，反之则为逆象。寸口脉之寸、关、尺三部，脉象都要大略相等，只是像个子矮小、身形纤细的人、妇女，脉形较细小而软。四五岁的小儿，脉搏一呼一吸跳动八次，脉见细数的，都属正常（《千金翼方》说：身躯高大之人而脉细，瘦小之人而脉大，欢乐的人而脉实，痛苦的人而脉虚，性情急躁而脉缓，性情和缓而脉躁，壮实之人而脉细，虚弱之人而脉大，这些都是反常现象，提示预后不良，难以治疗。反之则为正常现象，提示预后良好，易于治疗。妇女的脉象常比男子濡弱，四五岁儿童不因疾病而脉搏急速，一呼一吸搏动八次，这属正常生理特点。男子左脉大为顺，女子右脉大为顺。肥胖之人脉常沉，瘦削之人脉常浮）。

持脉轻重法第六

【提要】 本篇主要讨论切脉的基本指法。指出切脉时指力应由轻渐重，由浅入深，逐次推寻诊察。并指出不同深度的脉象分别主候不同的脏腑。

脉有轻重，何谓也？然：初持脉如三菽之重，与皮毛相得者，肺部也。菽者，小豆。言脉轻如三小豆之重。吕氏作大豆。皮毛之间者，肺气所行，故言肺部也。如六菽之重，与血脉相得者，心部也。心主血脉，次于肺，如六豆之重。如九菽之重，与肌肉相得者，脾部也。脾在中央，主肌肉,故次心如九菽之重。如十二菽之重,与筋平者,肝部也。肝主筋,又在脾下,故次之。按之至骨,举之来疾者,肾部也。肾主骨,其脉沉至骨。故曰轻重也。

【语译】 诊脉指法有轻重不同,应如何掌握?答:开始切脉时所用指力大约相当于三粒小豆的重量,轻按到皮毛即可触到的脉搏,为肺部之脉(菽是小豆,比喻脉的搏动力量轻如三粒小豆的重量;另,吕广氏作大豆。皮毛是肺气运行所到之处,所以说这种方法能诊察肺脏)。所用指力大约相当于六粒小豆重量,按至血脉才可以触到的脉搏,为心部之脉(心主血脉,其部位较肺脏低,应以如同六粒小豆之重量的指力候测心脏)。所用指力大约相当于九粒小豆的重量,按至肌肉才可以触到的脉搏,为脾部之脉(脾在中央,主肌肉,其部位低于心,应以如同九粒小豆的重量之指力候测脾脏)。所用指力大约相当于十二粒小豆的重量,按至与筋相平之处才可以触到的脉搏,为肝部之脉(肝主筋,其部位又在脾之下,故所用指力是较候肝为重)。重按至骨,手指向上抬举时脉搏动迫促有力的,为肾部之脉(肾主骨,所以其脉深沉至骨才能测到)。所以说切脉的指法有轻有重。

两手六脉所主五脏六腑阴阳逆顺第七

【提要】 本篇主要论述寸口脉寸、关、尺三部与脏腑经脉的配合关系,进而论述脏腑经脉表里配合关系及其相合的部位。

《脉法赞》[1]云:肝心出左,脾肺出右,肾与命门,俱出尺部。魂魄谷神[2],皆见寸口。左主司官[3],右主司府。左大顺男,右大顺女。关前一分,人命之主[4]。左为人迎,右为气口。神门决断[5],两在关后[6]。人无二脉[7],病死不愈。诸经损减,各随其部。察按阴阳,谁与先后。《千金》云:三阴三阳,谁先谁后。阴病治官,阳病治府。奇邪所舍[8],如何捕取[9]。审而知者,针入病愈。

注[1]《脉法赞》 古代关于脉法的专著。已失传。

[2]魂魄谷神 魂,指人的精神意神活动;魄,指人的本能感觉与动作;谷,即谷气,此指胃气;神,泛指人的生命活力。

[3]司官 司,诊察;官,此指五脏。

[4]关前一分,人命之主 关前一分,属寸脉部位,左寸候心,右寸候肺。心为君主之官,藏神而主一身血脉;肺为相傅之官,藏魄而主一身之气。心肺为一身性命之主,故寸脉主候人身生命安危,因称为"人命之主"。

[5]神门决断 "神门"此处指两尺脉,尺脉属肾,可诊肾脏,在决断上具有决定性作用。

[6]两在关后:肾与命门二者都在关部之后可以测候。按《难经·三十六难》:"肾两者,非皆肾也,其左者为肾,右者为命门"。此处"两"即指肾与命门而言。

[7]二脉 指肾与命门二脉。

[8]奇邪所舍 指邪气留居潜藏之处。

[9]捕取 探查、探取。

【语译】 《脉法赞》上说:肝和心反映在左手关部和寸部,脾和肺反映于右手关部和寸部,肾和命门分别反映于两手的尺部。肝藏魂,肺藏魄,脾主谷气,心藏神,故人之魂魄、谷气、神气的变化,都可以在寸口脉上察见。左手脉主管火(心)、木(肝)、水(肾)三脏;右手脉主管金(肺)、土(脾)、相火(命门)三脏。左手的火、木、水对右手的金、土、相火有五行相克的关系,如同官员对官府持有管理权一样,所以左手脉气管的火、木、水三脏,称为"官",右手脉主管的金、土、相火三脏,称为"府"。男子左脉稍大为顺,女子右脉稍大为顺。关脉之前一分的部位,为人身性命之主。左寸称为人迎,右寸称为气口。神门部的诊断,在两手关脉后的尺部。人如果两尺部无脉,表明病重难愈,有死亡的危险。各经脉如果得病受到损伤,都会在寸口脉相应部位上表现出来。通过审察、切按来分辨脉之阴阳,从而测知谁为先病,谁为后病。如果是阴经的病变,应当治"官"(脏);如果是阳经病变,当治"府"(腑)。对病邪居留潜藏之处,应考虑怎么样去探查清楚。能够审察详明病情的,就可以针到病除。

心部在左手关前寸口是也，即手少阴经也，与手太阳为表里，以小肠合为腑，合于上焦，名曰神庭，在龟—作鸠。尾下五分。

肝部在左手关上是也，足厥阴经也，与足少阳为表里，以胆合为腑，合于中焦，名曰胞门，—作少阳。在太仓左右三寸。

肾部在左手关后尺中是也，足少阴经也，与足太阳为表里，以膀胱合为腑，合于下焦，在关元左。

【语译】 心部在左手关之前的寸脉，属手少阴经，与手太阳经互为表里，与小肠相配合而以小肠为腑，两经相合于上焦，名叫神庭的部位，在龟尾穴下五分处。

肝部在左手关脉，属足厥阴经，与足少阳经互为表里，与胆相配合而以胆为腑，两经相合于中焦，名叫胞门（一作"少阳"）的部位，在太仓穴左右旁开三寸处。

肾部在左手关后的尺脉，属足少阴脉，与足太阳经互为表里，与膀胱相配合而以膀胱为腑，两经相合于下焦的部位，在关元穴左侧。

肺部在右手关前寸口是也，手太阴经也，与手阳明为表里，以大肠合为腑，合于上焦，名呼吸之府，在云门。

脾部在右手关上是也，足太阴经也，与足阳明为表里，以胃合为腑，合于中焦，脾胃之间，名曰章门，在季胁前一寸半。

肾部在右手关后尺中是也，足少阴经也，与足太阳为表里，以膀胱合为腑，合于下焦，在关元右。左属肾，右为子户。名曰三焦。

【语译】 肺部在右手关前的寸脉，属手太阴经，与手阳明经互为表里，与大肠相配合而以大肠为腑，两经相合于上焦，名叫呼吸之府的部位，在云门穴处。

脾部在右手关脉，属太阴经，与足阳明经互为表里，与胃相配合而以胃为腑，两经相合于中焦脾胃之间，名叫章门的部位，在季胁前一寸半之处。

肾部在右手关后的尺脉，属足少阴经，与足太阳经互为表里,与膀胱相配合而以膀胱为腑,两经相合于下焦的部位,在关元穴的右侧。左尺部位属肾,右尺为命门,在女子为子户,子户又别名三焦。

【按】 以上经文,颇多费解之处,是否原文脱简,或另有所指,留待今后考证。为保存原貌,故暂译如上,以供读者参考。

辨脏腑病脉阴阳大法第八

【提要】 本篇讨论从脉象上辨别疾病在脏在腑及阴阳寒热属性的方法,同时指出肺、肾、肝、心的正常脉象。

脉何以知脏腑之病也? 然:数者腑也,迟者脏也。数即有热,迟即生寒。诸阳为热,诸阴为寒。故别知脏腑之病也。腑者阳,故其脉数;脏者阴,故其脉迟。阳行迟,病则数;阴行疾,病则迟。

脉来浮大者,此为肺脉也;脉来沉滑如石,肾脉也;脉来如弓弦者,肝脉也;脉来疾去迟,心脉也。脉来当见[1]而不见,为病。病有深浅,但当知如何受邪。

注[1] 当见 指在一定季节中出现应时的脉象,如春当见肝之弦脉,夏当见心之钩脉,秋当见肺之毛脉,冬当见肾之石脉。

【语译】 脉诊是怎样测知脏腑疾病的?答:数脉主腑病,迟脉主脏病。脉数即为有热,脉迟即为有寒。一般出现阳脉的是热证,出现阴脉的是寒证。由此就可以辨别测知脏腑疾病了(腑为阳,所以脉见数象;脏属阴,所以脉见迟象。正常情况下,属腑的阳经之气较迟缓,属脏的阴经之气运行较疾速。在病变情况下,经气运行发生异常变化,故腑病脉数,脏病脉迟)。

脉来浮大的,这是肺脉;脉来沉滑如石的,是肾脉;脉来好似弓弦状的,是肝脉;脉来时较急促,去时较慢的,是心脉。在一定季节中应当出现相应脉象而没有出现,是身体有病。病有深重轻浅之分,只是应当知道是怎样感受病邪的。

辨脉阴阳大法第九

【提要】 本篇主要论述辨明脉象阴阳属性的大法。以阴阳为纲,分论五脏的常脉和病脉,列举了脉证相符和脉证不符的多种现象,阐述了两种及三种脉象同时并见的情况与吉凶顺逆。

脉有阴阳之法,何谓也?然:呼出心与肺,吸入肾与肝,呼吸之间,脾受谷味也,其脉在中。浮者阳也,沉者阴也,故曰阴阳。

【语译】 诊脉有辨别阴阳的方法,是怎样的?答:呼气上出于心肺,吸气下入于肾肝,呼气与吸气之间,由脾所主,脾接受水谷饮食五味之气,脾脉应包含在各脏之脉当中。浮脉属阳,沉脉属阴,所以说脉象有阴阳的区分。

心肺俱浮,何以别之?然:浮而大散者,心也;浮而短涩者,肺也。肾肝俱沉,何以别之?然:牢而长者,肝也;按之软,举指来实者,肾也。脾者中州[1],故其脉在中。《千金翼》云:迟缓而长者脾也。是阴阳之脉也。

注[1] 中州 古地区名,即中土、中原。由于脾居中焦,位于五脏中心,故喻为中州。

【语译】 心肺的脉象都是浮的,应怎样来区别它?答:浮而稍为大散的,是心脉;浮而稍为短涩的,是肺脉。肾脉、肝脉的脉都是沉的,应怎样区别它?答:脉来牢而长的,是肝脉;重按之脉较软弱,而手指向上抬举时脉较充实的,是肾脉。脾位居中焦,所以它的脉包涵在上述四脏之中(《千金翼方》说:脉来迟缓而长的是脾脉)。这就是辨别脉象阴阳的方法。

脉有阳盛阴虚、阴盛阳虚,何谓也?然:浮之损[1]小,沉之实大,故曰阴盛阳虚;沉之损小,浮之实大,故曰阳盛阴虚。是阴阳虚实之意也。阳脉见寸口,浮而实大。今轻手浮之更损减而小,故言阳虚;重手按之反更实大而沉,故言阴实。

注[1] 损 减。此指脉搏动力减弱。

【语译】 脉象有阳盛阴虚、阴盛阳虚的情况,是怎么回事?
答:轻按时脉搏动力减弱而脉形细小,重按时脉搏充实有力而脉形粗大,所以说是阴盛阳虚;重按时脉搏动力减弱而脉形细小,轻按时脉搏较充实有力而脉形粗大,所以说是阳盛阴虚。这就是从脉象上来辨别阴阳虚实的大意(寸口部位的阳脉,其脉形应是浮而实大。今轻手浮取,其形细小,故称其为阳虚。若重手沉按,其形反而更实大而沉,故称其为阴盛)。

经言:脉有一阴一阳,一阴二阳,一阴三阳;有一阳一阴,一阳二阴,一阳三阴。如此言之,寸口有六脉俱动耶? 然:经言如此者,非有六脉俱动也,谓浮、沉、长、短、滑、涩也。浮者阳也,滑者阳也,长者阳也;沉者阴也,涩者阴也,短者阴也。所以言一阴一阳者,谓脉来沉而滑也;一阴二阳者,谓脉来沉滑而长也;一阴三阳者,谓脉来浮滑而长,时一沉也。所以言一阳一阴者,谓脉来浮而涩也;一阳二阴者,谓脉来长而沉涩也;一阳三阴者,谓脉来沉涩而短,时一浮也。各以其经所在,名【名通明】病之逆顺也。

【语译】 医经上说:脉象有一阴一阳,一阴二阳,一阴三阳;有一阳一阴,一阳二阴,一阳三阴。这样说来,寸口脉有六种脉象都一齐搏动吗? 答:医经上这样说,并不是说六种脉象都一齐搏动,而是说脉有浮、沉、长、短、滑、涩的情况。浮为阳脉,滑为阳脉,长为阳脉;沉为阴脉,涩为阴脉,短为阴脉。之所以说是一阴一阳的,是说脉来沉而滑;一阴二阳的,是说脉来沉滑而长;一阴三阳的,是说脉来浮滑而长,但时而有一沉脉出现。之所以说是一阳一阴的,是说脉来浮而涩;一阳二阴的,是说脉长而沉涩;一阳三阴的,是说脉来沉涩而短,但时而有一浮脉出现。根据各脏腑经脉在寸口上相应部位的脉象变化,可以辨明其疾病的轻重吉凶。

凡脉大为阳,浮为阳,数为阳,动为阳,长为阳,滑为阳;沉为阴,涩为阴,弱为阴,弦为阴,短为阴,微为阴,是为三阴三阳也。阳病见阴脉者,反也,主死;阴病见阳脉者,顺也,主生。

【语译】 凡是大脉属阳,浮脉属阳,数脉属阳,动脉属阳,长脉属阳,滑脉属阳;沉脉属阴,涩脉属阴,弱脉属阴,弦脉属阴,短脉属阴,微脉属阴,这就是脉象上的三阴三阳。阳病见到阴脉的,为逆证,主死;阴病见到阳脉的,为顺证,主生。

关前为阳,关后为阴。阳数则吐血,阴微则下利;阳弦则头痛,阴弦则腹痛;阳微则发汗[1],阴微则自下;阳数口生疮,阴数加微必恶寒而烦挠不得眠也。阴附阳则狂,阳附阴则癫[2]。得阳属腑,得阴属脏。无阳则厥,无阴则呕[3]。阳微则不能呼,阴微则不能吸[4]。呼吸不足,胸中短气。依此阴阳以察病也。

注[1]发汗 此指出汗的症状。

[2]阴附阳则狂,阳附阴则癫 阴附阳,指阴部(尺部)之脉归附于阳部,即尺、寸部皆见阳脉,主阳热亢盛,故为狂;阳附阴,指阳部(寸部)之脉归附于阴部,即尺、寸部皆见阴脉,主阴寒弥漫,故为癫。

[3]无阳则厥,无阴则呕 无阳,指寸部无脉,主阳气虚衰,阳衰则阴寒内盛,故为肢体厥冷。无阴,指尺部无脉,主阴气虚衰,阴虚则阳逆于上,故为呕吐。

[4]阳微则不能呼,阴微则不能吸 阳微,即寸脉微弱,为心肺虚衰,故不能呼;阴微,即尺脉微弱,为肝肾虚衰,故不能吸。都是指呼吸困难,气少不能接续。

【语译】 关之前的寸部属阳;关之后的尺部属阴。寸脉数则吐血,尺脉数则下利;寸脉弦则头痛,尺脉弦则腹痛;寸脉微则出汗,尺脉微则自下利;寸脉数则口舌生疮,尺脉数而兼微必恶寒而烦躁扰动、睡寐不安。尺、寸部俱见阳盛之脉的主狂证,寸、尺部俱见阴盛之脉的主癫证。切得阳脉属于腑病,切得阴脉属于脏病。寸部无脉发为厥逆,尺部无脉发为呕吐。寸脉微弱可见呼气困难,尺脉微弱可见吸气困难。呼气和吸气都不足以接续的,胸中气少而出现短气。可根据这些阴阳之脉来审察疾病。

寸口脉浮大而疾者,名曰阳中之阳,病苦烦满,身热,头痛,腹中热。

寸口脉沉细者,名曰阳中之阴,病苦悲伤不乐,恶闻人声,少气,时汗出,阴气不通,臂不能举。

尺脉沉细者,名曰阴中之阴,病苦两胫酸疼,不能久立,阴气衰,小便余沥,阴下湿痒。

尺脉滑而浮大者,名曰阴中之阳,病苦小腹痛满,不能溺,溺即阴中痛,大便亦然。

【语译】 寸脉浮大而急速的,名叫阳中之阳,病者苦于烦躁满闷,身体发热,头痛,腹中发热。

寸脉沉细的,名叫阳中之阴,病者苦于悲伤不快乐,讨厌听到别人的声音,呼吸少气,时有汗出,阴气不能通达,手臂不能上举。

尺脉沉细的,名叫阴中之阴,病者苦于两胫酸疼,不能久立,阴气虚衰,小便余沥不尽,前阴下面潮湿瘙痒。

尺脉滑而浮大的,名叫阴中之阳,病者苦于小腹疼痛胀满,小便不通,解小便时感觉前阴内疼痛,解大便时也是如此。

尺脉牢而长,关上无有,此为阴干阳[1],其人苦两胫重,少腹引腰痛。

寸口脉壮大,尺中无有,此为阳干阴,其人苦腰背痛,阴中伤,足胫寒。夫风伤阳,寒伤阴。阳病顺阴,阴病逆阳[2]。阳病易治,阴病难治。在肠胃之间,以药和之;若在经脉之间,针灸病已。

注[1] 阴干阳 此指阴盛犯阳。

[2] 阳病顺阴,阴病逆阳 阳病则病尚轻浅,未及于阴,故阴气尚顺;阴病则病较深重,必损及于阳,故阳气必逆。

【语译】 尺脉牢而长,关部上却没有脉,这是阴盛犯阳,病人苦于两足胫沉重,少腹牵引腰部作痛。

寸部脉盛大有力,尺部却没有脉,这是阳盛犯阴,病人苦于腰背疼痛,前阴内损伤,足胫部寒冷。风邪伤人阳分,寒邪伤人阴分。阳病时阴气尚顺,阴病时阳气必逆。故阳病较易治疗,阴病较难治疗。病在肠胃之间,用药物调和它;如果病在经脉之间,用针灸治疗,可使病愈。

平虚实第十

【提要】 本篇主要论述疾病虚实的辨证方法。指出三虚三实的概念及临床表现。阐述重实的概念及经络俱实的辨证。最后概括虚实辨证"皆从其物类始"的基本规律。

人有三虚三实,何谓也? 然:有脉之虚实,有病之虚实,有诊[1]之虚实。脉之虚实者,脉来软者为虚,牢者为实。病之虚实者,出者为虚,入者为实[2];言者为虚,不言者为实;缓者为虚,急者为实。诊之虚实者,痒者为虚,痛者为实;外痛内快为外实内虚,内痛外快为内实外虚[3]。故曰虚实也。

注[1] 诊 此指症状。

[2]出者为虚,入者为实 出,指体内精气外耗,故为虚证。入,指外界邪气侵入人体,故为实证。

[3]外痛内快为外实内虚,内痛外快为内实外虚 快,舒畅。虚、实,这里是对有无邪气结聚而言,有邪结者为实,无邪结者为虚。外痛而内不痛者,为邪气结聚于外,故为外实内虚;内痛而外不痛者,为邪气结聚于内,故为内实外虚。

【语译】 人的疾病有三虚三实,具体指的是什么? 答:有脉象方面的虚实,有病情方面的虚实,有症状方面的虚实。脉象的虚实,是指脉来软弱无力的属于虚,牢实有力的属于实。病情的虚实,是指疾病由精气外耗而得的属虚,由邪气侵入而得的属实;能够言语的属虚,不能言语的属实;起病缓慢的属虚,起病急骤的属实。症状方面的虚实,是指自觉瘙痒的属虚,自觉疼痛的属实。外部疼痛而内部舒适的属于外实内虚,内部疼痛而外部舒适的属于内实外虚。所以说疾病有虚实的不同。

问曰:何谓虚实? 答曰:邪气盛则实,精气夺则虚。何谓重实[1]? 所谓重实者,言大热病,气热脉满,是谓重实。

问曰:经络俱实如何? 何以治之? 答曰:经络皆实是寸脉急而尺缓[2]也,当俱治之。故曰滑则顺,涩则逆[3]。夫虚实者,皆从其物类始。五脏骨肉滑利,可以长久。

注[1] 重(chóng 虫)实 实上加实之意,如下文所称,大热病,气盛而热,脉盛而满,为阴阳气血皆实,故称重实。

[2] 寸脉急而尺缓 寸脉,此统指寸口脉而言。尺,指尺肤。缓,有纵缓、弛缓之意。

[3] 滑则顺,涩则逆 此指寸口脉及尺肤而言。寸口脉滑利流畅、尺肤润滑者,主气血皆充盛,故为顺;寸口脉涩滞不畅,尺肤涩滞者,主气血皆虚衰,故为逆证。

【语译】 问道:什么叫做虚证、实证? 答道:邪气壅盛有余的为实证,精气耗损不足的为虚证。什么叫做重实? 所谓重实的,比如说大热病,气盛而热,脉盛而满,就叫做重实。

问道:经和络都实的情况如何? 怎样来治疗它? 答道:经和络都盛实,是指寸口脉急速而尺部皮肤纵缓,都应当进行治疗。所以说,寸口脉与尺肤都见滑利的是气血充盛故为顺证,寸口脉与尺肤都见涩滞的是气血虚衰故为逆证。虚与实的道理,都可以从同类事物中通过取类比象的方法去推理求得。如果气血在五脏骨肉的运行通畅,人就可以健康长寿。

从横逆顺伏匿脉第十一

【提要】 本篇主要讨论脉互相乘袭的情况。根据五行生克乘侮规律,有从、横、逆、顺之不同。指出阴阳之脉有互相乘袭、隐伏的情况,并列举具体脉象加以说明。

问曰:脉有相乘,有从、仲景从字作纵字。有横、有逆、有顺,何谓也? 师曰:水行乘火,金行乘木,名曰从;火行乘水,木行乘金,名曰横;水行乘金,火行乘木,名曰逆;金行乘水,木行乘火名曰顺。

【语译】 问道:脉有互相乘袭的,其中有从(仲景从字作纵字)、有横、有逆、有顺,其含义如何? 师答道:水行克乘火,金行克乘木,名叫做从;火行反侮水,木行反侮金,名叫做横;水行反乘金,火行反乘木,名叫做逆;金行来乘水,木行来乘火,名叫做顺。

经言:脉有伏匿[1]者,伏匿于何脏,而言伏匿也?然:谓阴阳更相乘更相伏[2]也。脉居阴部反见阳脉者,为阳乘阴也,脉虽时沉涩而短,此阳中伏阴也;脉居阳部反见阴脉者,为阴乘阳也,脉虽时浮滑而长,此为阴中伏阳也。重阴者癫,重阳者狂[3]。脱阳者见鬼,脱阴者目盲[4]。

注[1] 伏匿(nì逆)　隐伏、潜藏。

[2] 阴阳更相乘更相伏　阴部(尺部)见阳脉,或阳部(寸部)见阴脉,为阴阳互相乘袭的脉象,谓之阴阳更相乘;阳脉之中隐伏有阴脉,或阴脉之中隐伏有阳脉,为阴阳互相隐伏的脉象,谓之阴阳更相伏。更,有更替之意。

[3] 重阴者癫,重阳者狂　阴阳两部(尺、寸部)均见阴脉者,谓之重阴,癫属阴证,故重阴者癫;阴阳两部均见阳脉者,谓之重阳,狂属阳证,故重阳者狂。

[4] 脱阳者见鬼,脱阴者目盲　脱阳,指阳气严重耗伤夺失,因阳气亡失,精神散乱,神志失常,故妄言见鬼。脱阴,指阴精过度丧失,阴精亡失则不能上注濡养于目,故目视不明。

【语译】　医经上说:脉有隐伏藏匿的,隐伏藏匿于哪一脏,而称之为隐伏藏匿呢?答:这是说阴阳之脉有互相乘袭、互相隐伏的情况。凡在阴部(尺部)反而见到阳脉的,是阳脉乘袭于阴部的情况,脉即使有时见到沉涩而短的阴脉,这是阳脉之中隐伏有阴脉的现象。凡在阳部(寸部)反而见到阴脉的,是阴脉乘袭于阳部的情况,脉即使有时见到浮滑而长的阳脉,这是阴脉之中隐伏有阳脉的现象。尺、寸部均见阴脉的主癫证,尺、寸部均见阳脉的主狂证。阳气亡失的可出现妄言见鬼,阴精亡失的可出现目视不明。

辨灾怪恐怖杂脉第十二

【提要】　本篇首先论述脉有残贼的含义和脉有灾怪的变异情况。同时说明人因恐怖、羞愧、不饮等因素引起不同的脉象与外候变化,并举例介绍根据病人语言、动作、体位等以协助诊断疾病的方法。最后阐述如何辨别诈病,提出处理办法。

问曰:脉有残贼[1],何谓?师曰:脉有弦、有紧、有涩、有滑、有浮、有沉,此六脉为残贼,能与诸经作病。

问曰:尝为人所难,紧脉何所从而来?师曰:假令亡汗,若吐,肺中寒,故令紧;假令咳者,坐[2]饮冷水,故令紧;假令下利者,以胃中虚冷,故令紧也。

注[1] 残贼 残害损劫。

[2] 坐 由于。

【语译】 脉有残贼的,是指什么?师答道:脉有弦、有紧、有涩、有滑、有浮、有沉,这六种脉象都称为残贼,它们表明了邪气伤害诸经脉而发生疾病。

问道:曾经被人提出问难,紧脉是从哪里产生出来的?师答道:假如汗出过多,或呕吐,肺中有寒,所以导致脉紧;假如咳嗽病,由于饮用冷水所致,所以导致脉紧;假如泄泻,胃中虚寒,所以导致脉紧。

问曰:翕奄沉[1]名曰滑,何谓?师曰:沉为纯阴,翕为正阳,阴阳和合,故脉滑也。

问曰:脉有灾怪[2],何谓?师曰:假令人病,脉得太阳,脉与病形证相应,因为作汤,比[3]还送汤之时,病者因反大吐若下痢,仲景痢字作利。病腹中痛。因问言:我前来脉时,不见此证,今反变异,故是名为灾怪。因问:何缘作此吐痢?答曰:或有先服药,今发作,故为灾怪也。

注[1] 翕(xī 吸)奄沉 指脉来去遽速流利。翕,此指脉来搏起;奄,遽速;沉,此指脉之去。

[2] 灾怪 此指疾病在治疗过程中出现的灾害性变异。怪,奇异。

[3] 比 及,等到的意思。

【语译】 问道:脉来去遽速流利,称之为滑脉,这是为什么?师答道:脉去为纯阴,脉来为正阳,阴阳之气调和会合,所以使脉气流利而出现滑象。

问道:脉有灾怪的,这是怎么回事? 师答道:假如有个人病了,切得太阳病的脉象,脉与疾病的证候表现也相符合,于是给病人制作汤药,等到回来给病人送汤药的时候,病人反而大吐或下利、腹痛。因而发问说:我前来切脉诊病时没有出现这些证候,现在反而产生这样的异常变化。所以这就叫做灾怪了。因而又问道:是什么原因导致这样的吐泻? 答道:或许是原先服过药,现在才发作,所以产生这样的灾怪变异。

问曰:人病恐怖,其脉何类? 师曰:脉形如循丝,累累然[1]其面白脱色。

问曰:人魄(魄同愧)者,其脉何等(疑衍)类? 师曰:其脉自涩,而唇口干燥也。

问曰:人不饮,其脉何类? 师曰:其脉自涩,而唇口干燥也。

注[1] 累累然　连续不断的样子。

【语译】　问道:人有因恐怖致病的? 其脉象表现如何? 师答道:脉形细小如循摸在丝线上一样,脉来连续不断,面容苍白失色。

问道:人羞愧的时候,其脉象表现如何? 师答道:其脉自然表现出浮而软弱的现象,面色忽白忽红。

问道:人较长时间没有饮水,其脉象表现如何? 师答道:其脉自然表现出涩象,而且唇口干燥。

言迟[1]者,风也;摇头言者,其里痛也;行迟者,其表彊[2]也;坐而伏者,短气也;坐而下一膝者,必腰痛;里实护腹如怀卵者,必心痛。师持脉病人欠者,无病也;脉之因伸者,无病也。一云呻者病也。假令向壁卧,闻师到不惊起,而目晌视[3],一云反面仰视。若三言三止[4],脉之咽唾,此为诈病。假令脉自和,处言[5]此病大重,当须服吐下药,针灸数十百处乃愈。

注[1] 言迟　此指言语謇涩迟缓。
　[2] 表彊　表邪盛实。彊,同"强",盛。

[3] 目眄(miǎn 免)视　斜目以视。

[4] 三言三止　此指欲言不言、吞吞吐吐、讲讲停停的样子。

[5] 处言　断言。处，决断。

【语译】　言语謇涩迟缓的，是风病；摇着头说话的，是内部疼痛；行动困难迟缓的，是表邪盛实；坐而喜欢伏着的，是短气；坐而伸下一只脚膝的，必定是腰痛；里有实邪，双手护着腹部好像怀中抱卵一样的，必定是心口疼痛。医生按脉时病人老是打呵欠的，这是没有病；切脉时病人老是伸懒腰的，也是没有病（另一说法：诊脉时呻吟不已的，是有病之象）。假如病人向壁躺着，听到医生到来时并不惊起，而是老用眼睛斜视（另一说法：回头仰视一眼），或言语吞吞吐吐、讲讲停停、切脉时不断吞咽唾液的，这是诈病。如果脉象表现平和正常，就故意下决断说，这病很严重，必须服用涌吐泻下的药物，并针灸几十至上百处才能痊愈。

迟疾短长杂脉法第十三

【提要】　本篇首先论述实邪、虚邪、贼邪、微邪、正邪的概念，从而说明五邪传变的基本规律，进而分论多种脉象的诊断意义，说明根据不同脉象可以帮助分析判断疾病在脏在腑、属寒属热、血气虚实、病程久暂、预后良恶及所主病证等。

黄帝问曰：余闻胃气、手少阳三焦、四时五行脉法。夫人言脉有三阴三阳，知病存亡，脉外以知内，尺寸大小，愿闻之。岐伯曰：寸口之中，外别浮沉，前后左右，虚实死生之要，皆见寸口之中。脉从前来者为实邪，从后来者为虚邪[1]，从所不胜来者为贼邪，从所胜来者为微邪[2]，自病一作得。者为正邪。外结者病痈肿，内结者病疝瘕[3]也。间来而急者，病正在心，癥气也。脉来疾者，为风也；脉来滑者，为病食也；脉来滑躁者，病有热也；脉来涩者，为病寒湿也。脉逆顺之道，不与众谋。

注[1] 从前来者为实邪，从后来者为虚邪　按五行相生之序排列，我之前者为我生，即我之子；我之后者为生我，即我之母。病邪由子传来者，病多实，故为实邪；由母传来者，病多虚，故为虚邪。

[2] 从所不胜来者为贼邪，从所胜来者为微邪　按五行相克规律，克我者称为所不胜，我克之者称为所胜。病邪从克我之脏传来者，残害较甚，故称为贼邪；由我克之脏传来者，为害较轻，故为微邪。

[3] 疝瘕　指少腹热痛，溺窍流出白色黏液的病证。

【语译】　黄帝问道：我已经听说过胃气、手少阳三焦、四时五行脉法等理论。有人说脉有三阴三阳之分，由此而知道疾病的轻重死生，切按身体外部的脉象，就可以测知身体内部的病变，尺、寸脉象的大小及其意义，希望能听一听这方面的理论。岐伯说：寸口脉之中，在外有浮沉、前后、左右之分，疾病虚实死生的要领，都可见于寸口脉之中。病脉中所反映的邪气如果是从我生之脏传来的是实邪，从生我之脏传来的是虚邪，从克我之脏传来的是贼邪，从我克之脏传来的是微邪，本脏自己病(一作得)的是正邪。体表邪气结聚的可形成痈肿病，体内邪气结聚的可形成疝瘕病。脉搏动中时而出现急速之象的，病正在心，是瘕气病。脉来快疾的，为风病；脉来滑利的，为食积病；脉来滑而躁动的，主有热邪为病，脉来涩的，主寒湿为病。脉逆顺的道理，是不与一般人商讨的。

师曰：夫呼吸者，脉之头[1]也。初持脉来疾去迟，此为出疾入迟，为内虚外实；初持脉来迟去疾，此为出迟入疾，为内实外虚也[2]。

注[1] 呼吸者，脉之头　脉气随呼吸而行，根据呼吸可以计算脉息之迟疾，故呼吸为脉之头绪。

[2] 初持脉来疾去迟……内实外虚也　来者为阳，去者为阴；出者为阳，入者为阴，外为阳，内为阴。故以脉之来、出以候外，去、入以候内。脉疾主有余，脉迟主不足。故来疾去迟，出疾入迟主内虚外实；来迟去疾，出迟入疾主内实外虚。

【语译】　师说：呼吸时经气随之而推动血脉，故脉气随呼吸而开始运行。刚按脉时来得较快，去得较慢，这表示脉气由内

25

出于外时运行快,而由外入于内时运行迟。主内虚外实;刚按脉时来得较慢去得较快,这表示脉气由内出于外时运行慢,而由外入于内时运行快。主内实外虚。

脉数则在腑,迟则在脏。脉长而弦病在肝,_{扁鹊云:}病出于肝。肝小血少病在心,_{扁鹊云:}脉大而洪病出于心。脉下[1]坚上虚病在脾胃,_{扁鹊云:}病出于脾胃。脉滑_{一作涩。}而微浮病在肺,_{扁鹊云:}病出于肺。脉大而坚病在肾。_{扁鹊云:小而紧。}脉滑者多血少气,脉涩者少血多气,脉大者血气俱多。又云:脉来大而坚者,血气俱实;脉小者,血气俱少。又云:脉来细而微者,血气俱虚。沉细滑疾者热,迟紧为寒。_{又云:洪数滑疾为热,涩迟沉细为寒。}脉盛滑紧者,病在外热;脉小实而紧者,病在内冷。脉小弱而涩者,谓之久病;脉滑浮而疾者,谓之新病。脉浮滑,其人外热,风走刺[2],有饮,难治。脉沉而紧,上焦有热,下寒,得冷即便下。脉沉而细,下焦有寒,小便数,时苦绞痛,下利重。脉浮紧且滑直者,外热内冷,不得大小便。

注[1] 下　此指关脉。
　　[2] 风走刺　此指风邪游走于体表,而见皮肤刺痛的病证。

【语译】　脉数病在腑,脉迟的病在脏。脉长而弦主病在肝(扁鹊说:病出于肝),脉小主血少病在心(扁鹊说:脉大而洪,病出于心),关脉坚实而寸脉虚弱主病在脾胃(扁鹊说:病出于脾胃),脉滑(一作"涩")而微浮主病在肺(扁鹊说:病出于肺),脉大而坚实主病在肾(扁鹊说:小而紧)。脉滑的多血少气,脉涩的少血多气,脉大的血气俱多。又一说法是:脉来大而坚实的血气俱实;脉来小的血气俱少。又一种说法是:脉来细而微的血气俱虚。沉细滑疾的主热证,迟紧的主寒证(又一种说法:洪数滑疾为热,涩迟沉细为寒)。脉盛大滑紧的主病在表而有热;脉小坚实而紧的主病在里而有寒。脉小弱而涩的主迁延久病;脉滑浮而疾速的主暴起新病。脉浮滑,此人外有邪热,为风走刺病,如病人素有饮证,则难治。脉沉而紧,主上焦有热,下焦有寒,如果复感寒邪或内伤生冷就会发生泄泻。脉沉而细,主下焦有寒,小便频数,少腹时作绞痛,下痢,里急后重,脉浮紧而滑,脉体挺直的,主表热里寒,大小便不通。

脉洪大紧急,病速进在外,苦头发热、痈肿;脉细小紧急,病速进在中,寒为疝瘕、积聚,腹中刺痛。脉沉重[1]而直前绝者,病血在肠间;脉沉重而中散者,因寒食成癥[2]。脉直前而中散者,病消渴;一云病浸淫痛。脉沉重,前不至寸口,徘徊绝[3]者,病在肌肉,遁尸[4]。脉左转而沉重者,气癥阳在胸中;脉右转出不至寸口者,内有肉癥。脉累累如贯珠,不前至,有风寒在大肠,伏留不去;脉累累中止不至,寸口软者,结热在小肠膜中,伏留不去。脉直前左右弹者,病在血脉中,胚血[5]也。脉后而左右弹者,病在筋骨中也。脉前大后小,即头痛目眩;脉前小后大,即胸满短气。上部有脉,下部无脉,其人当吐,不吐者死[6];上部无脉,下部有脉,虽困无所苦[7]。

注[1] 重 甚的意思。

[2] 癥 胸腹部结聚成块,推之不移的病证。

[3] 绝 断。此指脉搏中止。

[4] 遁尸 病邪停遁在人肌肉血脉之间,发作时心腹胀满刺痛,气息喘急,傍攻两胁,上冲心胸,反复发作的病证。

[5] 胚(pēi胚)血 凝结的死血。

[6] 上部有脉……不吐者死 寸部有脉而尺部无脉,为邪壅于上,故当吐,吐之则邪随吐解。若不吐,则邪气壅盛不解于上,正气衰竭于下,故死。

[7] 上部无脉……虽困无所苦 寸部无脉而尺部有脉,说明脉尚有根,故病虽甚而尚无大害。困,窘迫,此指疾甚。

【语译】 脉洪大紧急,主发展迅速的表证,病人苦于头部发热、痈肿;脉细小紧急,主发展迅速的里证,即寒气内阻所成的疝瘕、积聚、腹中刺痛。脉沉甚而径直前来又突然断绝中止的,主瘀血结聚在肠间之病;脉沉甚而其中带有散象的,主因寒冷饮食所形成的癥病。脉径直前来而其中时见散漫断绝中止的,主消渴病(一说病浸淫痛);脉沉甚,前不能上至寸口,只在关、尺

27

部徘徊往来而且时有断绝中止的,主病在肌肉,为遁尸病。脉搏向左转动而沉甚的,为气瘕病,由阳邪结聚于胸中所致;脉向右转动而不能出到寸部的,主体内有肉瘕病。脉来连续不断有如连贯之珠,而又不能向前而至的,主有风寒在大肠,隐伏留连不去;脉来连续而时有中止不至,寸口脉见软的,主有邪热蕴结在小肠膜中,隐伏留连不去。脉径直前来左右弹指的,主病在血脉之中,败血凝结为病。脉向后而左右弹指的,主病在筋骨之中。脉来前大后小,即是头痛目眩;脉来前小后大,即是胸满短气。寸部有脉,尺部无脉,此病人应当用吐法治疗,不吐的可能会死亡;寸部无脉,尺部有脉,病虽甚而尚无大害。

夫脉者,血之府[1]也,长则气治[2],短则气病,数则烦心,大则病进,上盛则气高,下盛则气胀[3],代则气衰,细则气少,《太素》细作滑。涩则心痛。浑浑革革[4],至如涌泉,病进而危;弊弊绰绰[5],其去如弦绝者,死。短而急者病在上,长而缓者病在下;沉而弦急者病在内,浮而洪大者病在外;脉实者病在内,脉虚者病在外。在上为表,在下为里;浮为在表,沉为在里。

注[1] 府 聚集之处。

[2] 长则气治 脉长超过本位,不大不小,柔和有力,表明气血充盛,气机调畅安适,故曰气治。治,安也。

[3] 上盛则气高,下盛则气胀 上部之脉盛,为邪壅于上,故为气高;下部之脉盛,为邪壅于下,故为腹满气胀。气高,指气逆喘满。

[4] 浑浑(gǔn gǔn 滚滚)革革(jí jí 急急) 浑,通"滚";浑浑,盛大的样子。革革,急速的样子。

[5] 弊弊绰绰(chuò chuò 辍辍) 此言脉搏模糊不清,若隐若现,跳动缓慢。弊,通"蔽";弊弊,隐蔽的样子。绰绰,缓慢的样子。

【语译】 脉是血液聚集流通之处,脉长的气机调畅安适,脉短的气机有病,脉数的心烦不安,脉大的表明疾病发展,上部脉盛可见气逆喘急,下部脉盛可见腹满气胀,脉代的表明脏气衰弱,脉细的表明气血衰少(《太素》细作滑),脉涩的可见心中疼痛。脉来盛大急速,如不断涌出的泉水滚滚而至,是疾病发展到危重阶段；脉来模糊不清而缓慢，脉去如弦线突然断绝的，将会死亡。脉短而急速的病在上部，脉长而缓的病在下部；脉沉而弦急的病在内，脉浮而洪大的病在外；脉实的病在内，脉虚的病在外。病在上部的属于表证，病在下部的属于里证；浮脉为病在表，沉脉为病在里。

平人得病所起第十四

【提要】　本篇用五行学说把五脏之脉与得病季节，五脏疾病与五季、五方、五畜等联系起来讨论。同时阐述王脉、相脉、胎脉、囚脉、休脉、死脉的原因。最后指出夏月得病与饮食中毒的脉象表现。

何以知春得病？无肝脉也。无心脉，夏得病；无肺脉，秋得病；无肾脉，冬得病；无脾脉，四季之月[1]得病。

假令肝病者，西行，若食鸡肉得之，当以秋时发，得病以庚辛日[2]也。家有腥死，女子见之，以明要（前二字疑衍）为灾。不者，若感金银物得之。

假令脾病，东行，若食雉[3]、兔肉及诸木果实得之。不者，当以春时发，得病以甲乙日也。

假令心病，北行，若食豚[4]、鱼得之。不者，当以冬时发，得病以壬癸日也。

假令肺病，南行，若食马肉及獐鹿肉得之。不者，当以夏时发，得病以丙丁日也。

假令肾病，中央，若食牛肉及诸土中物得之。不者，当以长夏时发，得病以戊己日也。

注[1] 四季之月　指四时的最后一个月份，即三、六、九、十二月，这四个月属于脾土主治之时。

　[2] 庚辛日　古代以十天干（甲、乙、丙、丁、戊、己、庚、辛、壬、癸）纪日，每一天干纪一日，十日一循环。十天干中以甲乙属木，丙丁属火，戊己属土，庚辛属金，壬癸属水。金克木，故肝病得于庚辛日。下文各脏得病日皆同此理。

[3] 雉(zhì制)　野鸡。

[4] 豚(tún囤)　猪。

【语译】　怎么知道是春季所得的疾病？是因为没有肝脉。没有心脉,是在夏季得病;没有肺脉,是在秋季得病;没有肾脉,是在冬季得病;没有脾脉,是在四个季月中得病。

假如是肝患病,是因向属金的西方去,或是食了在五行中属金的鸡肉,则会感受克伐肝木之金气,当金气当令的秋季时就会发病,其发病往往是在天干中属金的庚、辛日。如果家中有腥气的食物,腥亦属金,对病人不利。这种情况若发生在女子,则将要形成灾害。如果不是由于以上情况得病,则或许是因为感受了金银物品之令,肝受克伐而得病。

假如是脾患病,是因向属木的东方去,或是食了属木的食物,如野鸡、兔之肉,及各种树木的果实,则会感受克伐脾土之木气而得病。假如不是由于以上情况得病,则可能在木气旺盛的春季,脾土受木气的克伐而发病,其发病往往是在属木的甲、乙日。

假如是心患病,是因向属水的北方去,或者食了属水的猪、鱼之肉,则会感受克伐心火之水气而得病。假如不是由于以上情况而得病,则可能在水气旺盛的冬季,心火受水气克伐而发病,其发病往往是在属水的壬癸日。

假如是肺患病,是因向属火的南方去,或者食了属火的马和獐、鹿之肉,则会感受克伐肺金之火气而得病。假如不是由于以上情况而得病,则可能在火气旺盛的夏季,肺金受火气的克伐而发病,其发病往往是在属火的丙、丁日。

假如是肾患病,是因向属土的中央地域去,或者食了属土的牛肉及各种产于土中的食物,则会感受克伐肾水之土气而得病。假如不是由于以上情况而得病,则可能在土气旺盛的长夏,肾水受土气的克伐而发病,其发病往往是在属土的戊、己日。

假令得王脉[1],当于县官家得之。

假令得相脉,当于嫁娶家得之,或相庆贺家得之。

假令得胎脉,当于产乳家得之。

假令得囚脉,当于囚徒家得之。

假令得休脉,其人素有宿病,不治自愈。

假令得死脉,当于死丧家感伤得之。

何以知人露卧得病? 阳中有阴[2]也。

何以知人夏月得病? 诸阳入阴也。

何以知人食饮中毒? 浮之无阳,微细之不可知也,但有阴脉。来疾去疾,此相为水气之毒也;脉迟者,食干物得之。

注[1] 王脉 指与时令变化相适应的脉象。

[2] 阳中有阴 指寸口脉见沉细的阴脉。

【语译】 假如切得了王脉,应当是在县官家中得到的。

假如切得了相脉,应当是在出嫁,或是娶亲的家中得到的,或是在相互庆贺的家中得到的。

假如切得了胎脉,应当是在有产妇哺乳的家中得到的。

假如切得了囚脉,应当是在囚徒的家中得到的。

假如切得了休脉,此人原来有久年旧病,不经治疗会自然痊愈。

假如切得了死脉,应当是在有死人丧事的家中受到感应伤害而得到的。

怎么知道病人是由赤身露体睡觉得病的? 是因为病人属阳的寸口脉之中见有沉细的阴脉。

怎么知道病人是在夏季之月得病的? 是因为病人诸阳脉入于尺部阴分。

怎么知道病人是饮食中毒? 是因为病人脉象表现为轻按浮取无阳脉,脉来微细难于觉察,只有沉取的阴脉存在。如果脉象来去都急疾,这是中了水气的毒;如果脉来迟缓的,是食干性食物中毒。

诊病将差难已脉第十五

【提要】 本篇主要论述脉诊在辨别疾病预后转归方面的意义。

问曰:假令病人欲差(差同瘥),脉而知愈,何以别之? 师曰:寸、关、尺大小迟疾浮沉同等,虽有寒热不解者,此脉阴阳为平复,当自愈。人病,其寸口之脉与人迎之脉小大及浮沉等者,病难已[1]。

注[1] 寸口之脉与人迎之脉小大及浮沉等者,病难已 寸口脉候阴候里,人迎脉候阳候表,故此两脉的表现应当有一定差异,若此两脉均等而无差别,表明阴阳混乱、表里不分,故主疾病难愈。人迎,此指颈结喉旁两侧搏动脉。

【语译】 问道:假如病人将要痊愈,通过切脉而得知其将向愈,是怎样辨别出来的? 师答道:寸、关、尺三部脉在大小、快慢、浮沉等方面的表现都完全相同均等,虽然有寒热一时不解,但这种脉象表明阴阳之气已经平和恢复,故当自然向愈。人有病,其寸口脉和人迎脉在大小及浮沉等方面的表现都完全相同均等的,其疾病就难于痊愈。

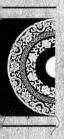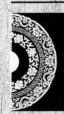

脉经卷第二

朝散大夫守光禄卿直秘阁判登闻检院上护军臣林亿等类次

平三关阴阳二十四气脉第一

【提要】　本篇主要讨论两手寸、关、尺六部脉阴阳虚实的脉象及其主病。六部脉中,分别有阳绝、阳实、阴绝、阴实四种脉象,合之共有二十四种脉象表现,分候各脏腑经脉的不同病变,并提出针刺治疗法则。

左手关前寸口阳绝[1]者,无小肠脉也。苦脐痹[2],小腹中有疝瘕,王月[3]王字一本作五。即冷上抢心。刺手心主经,治阴[4]。心主在掌后横理中。即大陵穴也。

左手关前寸口阳实[5]者,小肠实也。苦心下急痹,一作急痛。小肠有热,小便赤黄。刺手太阳经,治阳[6]。一作手少阳者非。太阳在手小指外侧本节陷中。即后溪穴也。

左手关前寸口阴绝[7]者,无心脉也。苦心下毒[8]痛,掌中热,时时善呕,口中伤烂。刺手太阳经,治阳。

左手关前寸口阴实[9]者,心实也。苦心下有水气,忧恚发之。刺手心主经,治阴。

注[1]　阳绝　指脉浮取虚弱无力。阳,指浮取之脉;绝,极度贫乏,此指脉象虚弱。下文阳绝同此。

[2]　脐痹　指脐部气机闭塞而疼痛。

[3]　王月　此指夏令三月。据卷三述,肝胆旺春三月,心小肠旺夏三月,肺大肠旺秋三月,肾膀胱旺冬三月,脾胃旺季夏六月。此处论小肠病,故此处之"王月"

是指夏令三个月份。

[4] 治阴　针刺时取阴经的穴位。下文治阴同此。

[5] 阳实　指脉浮取坚实有力。下文阳实同此。

[6] 治阳　针刺时取阳经的穴位。下文治阳同此。

[7] 阴绝　指脉沉取虚弱无力。阴，此指沉取之脉。下文阴绝同此。

[8] 毒　剧烈。

[9] 阴实　指脉沉取坚实有力。下文阴实同此。

【语译】　左手关前寸部脉浮取虚弱无力的，是小肠经不足的脉象。病人苦于脐痹，小肠中有疝瘕，若逢小肠当旺的月份（一本王字作五），即出现小腹中有冷气逆上冲心。应当针刺手厥阴心包络经，通过治其阴经，以达到调整阳经的目的。手厥阴之穴在掌后横纹中（即大陵穴）。

左手关前寸部脉浮取坚实有力的，是小肠经实证的脉象。病人苦于心下拘急痹痛（一作急痛），小肠有邪热，小便赤黄。当刺手太阳小肠经（一作手少阳者，非），通过治其阳经，以泻邪热。手太阳的穴位在手小指外侧本节陷中（即后溪穴）。

左手关前寸部脉沉取虚弱无力的，是心虚不足的脉象。病人苦于心下剧痛，手掌中热，经常发生呕吐，口腔中伤破糜烂。当刺手太阳小肠经，通过治其阳经，以达到调整阴经的目的。

左手关前寸部脉沉取坚实有力的，是心经实证的脉象。病人苦于心下有水气，由忧愁怒恨太过所引起。当刺手厥阴心包络经，通过治其阴经，以泄实邪。

左手关上阳绝者，无胆脉也。苦膝疼，口中苦，眯目，善畏如见鬼状，多惊，少力。刺足厥阴经，治阴。在足大趾间，即行间穴也。或刺三毛中。

左手关上阳实者，胆实也。苦腹中实不安，身躯习习也。刺足少阳经，治阳。在足上第二趾本节后一寸。第二趾当云小趾次趾，即临泣穴也。

左手关上阴绝者，无肝脉也。苦癃，遗溺，难言，胁下有邪气，善吐。刺足少阳经，治阳。

左手关上阴实者,肝实也。苦肉中痛,动善转筋。刺足厥阴经,治阴。

【语译】 左手关脉浮取虚弱无力的,是胆经不足的脉象。病人苦于膝部疼痛,口中苦,目视不明,容易畏惧,好像见到鬼一样,多惊恐,少力气。当刺足厥阴肝经,通过治其阴经,以调整阳经。穴位在足大趾与次趾间(即行间穴),或刺大趾爪甲后方丛毛处。

左手关脉浮取坚实有力的,是胆经实证的脉象。病人苦于腹中坚实不舒,身躯躁动不安。当刺足少阳胆经,通过治其阳经,以泻邪实。穴位在足背第二趾本节后一寸处(即足临泣穴)。

左手关脉沉取虚弱无力的,是肝经不足的脉象。病人苦于小便癃闭,遗尿,而难以对人启齿,胁下有邪气,易发呕吐。当刺足少阳胆经,通过治其阳经,以调整阴经。

左手关脉沉取坚实有力的,是肝经实证的脉象。病人苦于肌肉内疼痛,举动则容易发生抽筋。当刺足厥阴肝经,通过治其阴经,以泻邪实。

左手关后尺中阳绝者,无膀胱脉也。苦逆冷,妇人月使不调,王月则闭[1],男子失精,尿有余沥。刺足少阴经,治阴。在足内踝下动脉。即太溪穴也。

左手关后尺中阳实者,膀胱实也。苦逆冷,胁下有邪气相引痛。刺足太阳经,治阴。在足小指外侧本节后陷中。即束骨穴也。

左手关后尺中阴绝者,无肾脉也。苦足下热,两髀里急,精气竭少,劳倦所致。刺足太阳经,治阳。

左手关后尺中阴实者,肾实也。苦恍惚,健忘,目视䀮䀮[2],耳聋怅怅[3],善鸣。刺足少阴经,治阴。

注[1] 王月则闭 肾与膀胱旺于冬三月,如冬三月见左尺脉阳绝者,为当旺反衰,乃虚衰之甚,故在妇人就不仅仅是月经不调,而会进一步出现月经闭止。

[2] 䀮䀮(huāng huāng 荒荒) 目视昏蒙的样子。

[3] 怅怅(chàng chàng 唱唱)　此指耳聋无所闻的样子。

【语译】　左手关后尺脉浮取虚弱无力的,是膀胱经不足的脉象。病人苦于四肢厥冷,妇人月经不调,若逢膀胱当旺的月份则出现月经闭止,男子则见遗精,小便余沥不尽。当刺足少阴肾经,通过治其阴经,以调整阳经。穴位在足内踝下动脉处(即太溪穴)。

左手关后尺脉浮取坚实有力的,是膀胱经实证的脉象。病人苦于四肢厥冷,胁下有邪气牵引而作痛。当刺足太阳膀胱经,通过治其阳经,以泻邪实。穴位在足小趾外侧本节后陷中(即束骨穴)。

左手关后尺脉沉取虚弱无力的,是肾经不足的脉象。病人苦于足底发热,两大腿内侧拘急,精气衰竭虚少,由劳倦太过所致。当刺足太阳膀胱经,通过治其阳经,以调整其阴经。

左手关后尺脉沉取坚实有力的,是肾经实证的脉象。病人苦于精神恍惚,健忘,目视不明,耳聋不闻,容易发生鸣响。当刺足少阴肾经,通过治其阴经,以泻其邪实。

右手关前寸口阳绝者,无大肠脉也。苦少气,心下有水气,立秋节即咳。刺手太阴经,治阴。在鱼际间。即太渊穴也。

右手关前寸口阳实者,大肠实也。苦肠中切痛,如锥刀所刺,无休息时。刺手阳明经,治阳。在手腕中。即阳溪穴也。

右手关前寸口阴绝者,无肺脉也。苦短气,咳逆,喉中塞,噫逆。刺手阳明经,治阳。

右手关前寸口阴实者,肺实也。苦少气,胸中满彭彭[1],与肩相引。刺手太阴经,治阴。

注[1] 彭彭　满盛的样子。

【语译】　右手关前寸脉浮取虚弱无力的,是大肠经不足的脉象,病人苦于呼吸少气,心下有水气,到立秋节即发生咳嗽。当刺手太阴肺经,通过治其阴经,以调整其阳经。穴位在鱼际间(即太渊穴)。

右手关前寸脉浮取坚实有力的,是大肠经实证的脉象。病人苦于肠中绞痛,像锥刀所刺一样,没有间歇之时,当刺手阳明大肠经,通过治其阳经,以泻其邪实。穴位在手腕中(即阳溪穴)。

右手关前寸脉沉取虚弱无力的,是肺经不足的脉象。病人苦于呼吸短气,咳嗽气逆,喉中梗塞,嗳气呃逆。当刺手阳明大肠经,通过治其阳经,以调整其阴经。

右手关前寸脉沉取坚实有力的,是肺经实证的脉象。病人苦于呼吸少气,胸中胀满壅盛,与肩部相牵引。当刺手太阴肺经,通过治其阴经,以泻其邪实。

右手关上阳绝者,无胃脉也。苦吞酸,头痛,胃中有冷。刺足太阴经,治阴。在足大指本节后一寸。即公孙穴也。

右手关上阳实者,胃实也。苦肠中伏伏[1],一作愊愊。不思食物,得食不能消。刺足阳明经,治阳。在足上动脉。即冲阳穴也。

右手关上阴绝者,无脾脉也。苦少气,下利,腹满,身重,四肢不欲动,善呕。刺足阳明经,治阳。

右手关上阴实者,脾实也。苦肠中伏伏如坚状,大便难。刺足太阴经,治阴。

注[1] 伏伏　藏积的样子。

【语译】　右手关脉浮取虚弱无力的,是胃经不足的脉象。病人苦于吐酸水,头痛,胃中有寒。当刺足太阴脾经,通过治其阴经,以调整其阳经。穴位在足大趾本节后一寸(即公孙穴)。

右手关脉浮取坚实有力的,是胃经实证的脉象。病人苦于肠中藏积壅塞(一作郁结),不想吃东西,食了也不能消化。当刺足阳明胃经,通过治其阳经,以泻其邪实。穴位在足背动脉处(即冲阳穴)。

右手关脉沉取虚弱无力的,是脾经不足的脉象。病人苦于少气,下利,腹满,身重,四肢乏力不欲动作,易作呕吐。当刺足阳明胃经,通过治其阳经,以调整其阴经。

右手关脉沉取坚实有力的,是脾经实证的脉象。病人苦于肠中藏积壅塞,似有坚硬结实之状,大便困难。当刺足太阴脾经,通过治其阴经,以泻其邪实。

右手关后尺中阳绝者,无子户^[1]脉也。苦足逆寒,绝产,带下,无子,阴中寒。刺足少阴经,治阴。

右手关后尺中阳实者,膀胱实也。苦少腹满,引腰痛。刺足太阳经,治阳。

右手关后尺中阴绝者,无肾脉也。苦足逆冷,上抢胸痛,梦入水见鬼,善厌寐,黑色物来掩^[2]人上。刺足太阳经,治阳。

右手关后尺中阴实者,肾实也。苦骨疼,腰脊痛,内寒热。刺足少阴经,治阴。

右脉二十四气事。

注[1] 子户 此指命门。

[2] 掩 乘其不备而袭之。

【语译】 右手关后尺脉浮取虚弱无力的,是命门虚的脉象。病人苦于足部厥冷,妇人终身不孕,带下。男子不育,前阴有寒冷感。当刺足少阴肾经,通过治其阴经,以调整其阳经。

右手关后尺脉浮取坚实有力的,是膀胱经实证的脉象。病人苦于少腹胀满,牵引腰部作痛。当刺足太阳膀胱经,通过治其阳经,以泻其邪实。

右手关后尺脉沉取虚弱无力的,是肾经不足的脉象。病人苦于足部厥冷,逆气上冲于胸作痛,梦见进入水中碰见鬼物,睡寐中容易发生恶梦,梦见黑色之物掩袭于人之上。当刺足太阳膀胱经,通过治其阳经,以调整其阴经。

右手关后尺脉沉取坚实有力的,是肾经实证的脉象。病人苦于骨节疼痛,腰脊痛,内发寒热。当刺足少阴肾经,通过治其阴经,以泻其邪实。

以上为二十四种脉象及其主病。

平人迎神门气口前后脉第二

【提要】 本篇以脉为纲,分条列述各脏腑的虚实病变及其证候表现。

心实

左手寸口人迎以前脉阴实者,手厥阴经也。病苦闭,大便不利,腹满,四肢重,身热,苦胃胀。刺三里。

心虚

左手寸口人迎以前脉阴虚者,手厥阴经也。病苦悸恐不乐,心腹痛,难以言,心如寒,状恍惚。

【语译】 心实:左手寸部人迎脉沉取充实有力的,为手厥阴心经实证的脉象。病人苦于闭塞不通,大便不畅,腹部胀满,四肢沉重,身体发热,苦于胃脘胀闷。当刺三里穴治之。

心虚:左手寸部人迎脉沉取虚弱无力的,为手厥阴心经虚证的脉象。病人苦于心悸恐惧,抑郁不乐,心腹疼痛,难于言状,心中似有寒气,精神恍惚不宁等病症。

小肠实

左手寸口人迎以前脉阳实者,手太阳经也。病苦身热,热来去,汗出—作汗不出。而烦,心中满,身重,口中生疮。

小肠虚

左手寸口人迎以前脉阳虚者,手太阳经也。病苦颅际偏头痛,耳颊痛。

【语译】 小肠实:左手寸部人迎脉浮取充实有力的,为手太阳小肠经实证的脉象。病人苦于身体发热,发热时来时退,汗出(一作汗不出)而心烦,心中满闷,身体重着,口腔内生疮。

小肠虚:左手寸部人迎脉浮取虚弱无力的,为手太阳小肠经虚证的脉象。病人苦于头颅发际部偏头痛,耳颊部疼痛。

心小肠俱实

左手寸口人迎以前脉阴阳俱实者,手少阴与太阳经俱实也。病苦头痛,身热,大便难,心腹烦满,不得卧,以胃气不转,水谷实也。

心小肠俱虚

左手寸口人迎以前脉阴阳俱虚者,手少阴与太阳经俱虚也。病苦洞泄[1],苦寒,少气,四肢寒,肠澼[2]。

注[1] 洞泄 指食已即泄,完谷不化,泻下无度的病证。因其胃肠有如空洞无底,故称"洞泄"。

[2] 肠澼 指赤白痢疾。

【语译】 心小肠俱实:左手寸部人迎脉浮沉均充实有力的,为手少阴心经与手太阳小肠经都有实邪的脉象。病人苦于头痛,身热,大便困难,心腹烦满,失眠,是脾胃之气不能运化转输,水谷饮食停滞于内所致之实证。

心小肠俱虚:左手寸部人迎脉浮沉均虚弱无力的,为手少阴心经与手太阳小肠经都虚衰不足的脉象。病人苦于洞泄,苦于畏寒,气少不足,四肢厥冷,下痢。

肝实

左手关上脉阴实者,足厥阴经也。病苦心下坚满,常两胁痛,自忿忿[1]如怒状。

肝虚

左手关上脉阴虚者,足厥阴经也,病苦胁下坚,寒热,腹满,不欲饮食,腹胀,悒悒[2]不乐,妇人月经不利,腰腹痛。

注[1] 忿忿(fèn fèn 愤愤)　愤愤不平的样子。
　　[2] 悒悒(yì yì 易易)　忧闷不欢的样子。

【语译】　肝实:左手关脉沉取充实有力的,为足厥阴肝经实证的脉象。病人苦于心下坚实胀满,经常两胁痛,自觉愤愤不平,好像发怒的样子。

肝虚:左手关脉沉取虚弱无力的,为足厥阴肝经虚证的脉象。病人苦于胁下坚实,恶寒发热,腹满,不思饮食,腹部胀大,悒悒不乐,妇人经行不畅,腰腹疼痛。

胆实

左手关上脉阳实者,足少阳经也。病苦腹中气满,饮食不下,咽干,头重痛,洒洒[1]恶寒,胁痛。

胆虚

左手关上脉阳虚者,足少阳经也。病苦眩、厥、痿、足趾不能摇,躄[2]坐不能起,僵仆,目黄,失精眊眊。

注[1] 洒洒　寒栗的样子。
　　[2] 躄(bì 壁)　足痿弱不能行走。

【语译】　胆实:左手关脉浮取充实有力的,为足少阳胆经实证的脉象。病人苦于腹中气胀满,饮食不下,咽干,头重而痛,洒洒恶寒,胁痛。

胆虚:左手关脉浮取虚弱无力的,为足少阳胆经虚证的脉象。病人苦于头目眩晕、四肢厥逆、肢体痿弱,足趾不能摇动,两脚痿弱无力,坐着不能站起,昏厥仆倒,目睛发黄,遗精,视物不清。

肝胆俱实

左手关上脉阴阳俱实者,足厥阴与少阳经俱实也。病苦胃胀,呕逆,食不消。

肝胆俱虚

左手关上脉阴阳俱虚者,足厥阴与少阳经俱虚也。病苦恍惚,尸厥[1]不知人,妄见,少气,不能言,时时自惊。

注[1] 尸厥 指突然昏倒,不省人事,状如昏死的病证。

【语译】 肝胆俱实:左手关脉浮沉均充实有力的,为足厥阴肝经与足少阳胆经都有实邪的脉象。病人苦于胃脘胀闷,呕吐呃逆,饮食不能消化。

肝胆俱虚:左手关脉浮沉均虚弱无力的,为足厥阴肝经与足少阳胆经都虚衰不足的脉象。病人苦于精神恍惚,昏厥不省人事,目中如见虚妄事物,少气不足,不能多言,时时自感惊慌不安。

肾实

左手尺中神门以后脉阴实者,足少阴经也。病苦膀胱胀闭,少腹与腰脊相引痛。

左手尺中神门以后脉阴实者,足少阴经也。病苦舌燥,咽肿,心烦,嗌干,胸胁时痛,喘咳,汗出,小腹胀满,腰背彊急,体重骨热,小便赤黄,好怒好忘,足下热疼,四肢黑,耳聋。

肾虚

左手尺中神门以后脉阴虚者,足少阴经也。病苦心中闷,下重,足肿不可以按地。

【语译】 肾实:左手尺部神门脉沉取充实有力的,为足少阴肾经实证的脉象。病人苦于膀胱胀满而尿闭,少腹与腰脊相互牵引作痛。

左手尺部神门脉沉取充实有力的,为足少阴肾经实证的脉象。病人苦于舌燥,咽肿,心烦,咽干,胸胁时时作痛,气喘咳嗽,汗出,小腹胀满,腰背强直而拘急,肢体重着,骨蒸发热,小便赤黄,易怒健忘,足底热疼,四肢发黑,耳聋。

肾虚:左手尺部神门脉沉取虚弱不足的,为足少阴经虚证的脉象。病人苦于心中闷,两足沉重,足部浮肿不能着地。

膀胱实

左手尺中神门以后脉阳实者,足太阳经也。病苦逆满,腰中痛,不可俛【俛同俯】仰,劳也。

膀胱虚

左手尺中神门以后脉阳虚者,足太阳经也。病苦脚中筋急,腹中痛,引腰背,不可屈伸,转筋,恶风,偏枯[1],腰痛,外踝后痛。

注[1] 偏枯 即偏瘫、半身不遂。症见一侧肢体偏废不用,日久患侧肌肉枯瘦,有如树木半边枯萎,故名"偏枯"。

【语译】 膀胱实:左手尺部神门脉浮取充实有力的,为足太阳膀胱经实证的脉象。病人苦于气逆胀满,腰部疼痛,不能俯仰,这是劳伤所致。

膀胱虚:左手尺部神门脉浮取虚弱无力的,为足太阳膀胱经虚证的脉象。病人苦于脚部筋脉拘急,腹中疼痛,牵引腰背,不能屈伸,抽筋,恶风,半身不遂,腰痛,外踝后疼痛。

肾膀胱俱实

左手尺中神门以后脉阴阳俱实者,足少阴与太阳经俱实也。病苦脊彊反折[1],戴眼[2],气上抢心,脊痛,不能自反侧。

肾膀胱俱虚

左手尺中神门以后脉阴阳俱虚者,足少阴与太阳经俱虚也。病苦小便利,心痛,背寒,时时少腹满。

注[1] 脊彊反折 指脊背强直,角弓反张。折,弯曲。

[2] 戴眼 双目上视,不能转动。为太阳经绝证。

【语译】 肾膀胱俱实:左手尺部神门脉浮沉均充实有力的,为足少阴肾经与足太阳膀胱经都有实邪的脉象。病人苦于脊背强直,角弓反张,两目上视,不能转动,气上逆冲心,脊背疼痛,不能自行翻动转侧。

肾膀胱俱虚:左手尺部神门脉浮沉均虚弱无力的,为足少阴肾经与足太阳膀胱经都虚衰不足的脉象。病人苦于小便过多,心痛,背寒,时常少腹胀满。

肺实

右手寸口气口以前脉阴实者,手太阴经也。病苦肺胀,汗出若露,上气喘逆,咽中塞,如欲呕状。

肺虚

右手寸口气口以前脉阴虚者,手太阴经也。病苦少气不足以息,嗌干,不朝津液。

【语译】 肺实:右手寸部气口脉沉取充实有力的,为手太阴肺经实证的脉象。病人苦于肺部胀满,汗出如露珠,气促喘逆,咽中梗塞,如欲作呕样。

肺虚:右手寸部气口脉沉取虚弱无力的,为手太阴肺经虚证的脉象。病人苦于气少不能接续呼吸,肺气虚不能宣化布散津液,因此咽干。

大肠实

右手寸口气口以前脉阳实者,手阳明经也。病苦腹满,善喘咳,面赤身热,喉咽—本作咽喉。中如核状。

大肠虚

右手寸口气口以前脉阳虚者,手阳明经也。病苦胸中喘,肠鸣,虚渴,唇口干,目急,善惊,泄白。

【语译】 大肠实:右手寸部气口脉浮取充实有力的,为手阳明大肠经实证的脉象。病人苦于腹满,容易发生气喘,咳嗽,面部红赤,身体发热,咽喉中好似有痰核梗阻一样。

大肠虚:右手寸部气口脉浮取虚弱无力的,为手阳明大肠经虚证的脉象。病人苦于胸中喘满,肠鸣,津虚口渴,唇口干燥,目系引急,容易惊恐,大便排出白色黏滞物。

肺大肠俱实

右手寸口气口以前脉阴阳俱实者,手太阴与阳明经俱实也。病苦头痛,目眩,惊狂,喉痹痛,手臂卷,唇吻不收。

肺大肠俱虚

右手寸口气口以前脉阴阳俱虚者,手太阴与阳明经俱虚也。病苦耳鸣嘈嘈[1],时妄见光明,情中不乐,或如恐怖。

注[1] 嘈嘈 嘈杂的声音。

【语译】 肺大肠俱实:右手寸部气口脉浮沉均充实有力的,为手太阴肺经与手阳明大肠经都有实邪的脉象。病人苦于头痛,目眩,惊骇狂乱,咽喉肿痛,手臂卷曲不舒,口唇松弛不能敛合。

肺大肠俱虚:右手寸部气口脉浮沉均虚弱无力的,为手太阴肺经与手阳明大肠经都虚衰不足的脉象。病人苦于耳鸣嘈嘈作响,有时眼睛幻见光亮,心情抑郁不乐,或是好像有所恐惧害怕。

脾实

右手关上脉阴实者,足太阴经也。病苦足寒胫热,腹胀满,烦扰不得卧。

脾虚

右手关上脉阴虚者,足太阴经也。病苦泄注,腹满,气逆,霍乱呕吐,黄疸,心烦不得卧,肠鸣。

【语译】 脾实:右手关脉沉取充实有力的,为足太阴脾经实证的脉象。病人苦于足部寒而小腿热,腹部胀满,烦躁扰动,不能安卧。

脾虚:右手关脉沉取虚弱无力的,为足太阴脾经虚证的脉象。病人苦于泄泻如注,腹部胀满,气逆,霍乱呕吐,黄疸,心烦不能安卧,肠鸣。

胃实

右手关上脉阳实者,足阳明经也。病苦腹中坚痛而热,《千金》作病苦头痛。汗不出,如温疟[1],唇口干,善哕,乳痈,缺盆腋下肿痛。

胃虚

右手关上脉阳虚者,足阳明经也。病苦胫寒,不得卧,恶寒洒洒,目急,腹中痛,虚鸣,《外台》作耳虚鸣(此注可从)。时寒时热,唇口干,面目浮肿。

注[1] 温疟 疟证之一种证型,病由素有伏热,复感疟邪所致,以无寒但热,骨节疼烦为主证。

【语译】 胃实:右手关脉浮取充实有力的,为足阳明胃经实证的脉象。病人苦于腹中坚实疼痛而发热(《千金》作病苦于头痛),无汗出,如温疟病,唇口干燥,易作呃逆干呕,乳痈,缺盆与腋下肿痛。

胃虚:右手关脉浮取虚弱无力的,为足阳明胃经虚证的脉象。病人苦于小腿寒冷,不能安卧,洒洒恶寒,目系引急,腹中疼痛,肠鸣(《外台》作耳中空虚鸣响),时寒时热,唇口干燥,面目浮肿。

脾胃俱实

右手关上脉阴阳俱实者,足太阴与阳明经俱实也。病苦脾胀腹坚,抢胁下痛,胃气不转,大便难,时反泄利,腹中痛,上冲肺肝,动五脏,立喘鸣,多惊,身热,汗不出,喉痹,精少。

脾胃俱虚

右手关上脉阴阳俱虚者,足太阴与阳明经俱虚也。病苦胃中如空状,少气不足以息,四逆寒,泄注不已。

【语译】 脾胃俱实:右手关脉浮沉均充实有力的,为足太阴脾经与足阳明胃经都有实邪的脉象。病人苦于脾部作胀,腹中坚实,牵引胁下作痛,脾胃之气不能运化输转,大便困难,有时反见泄泻,腹中疼痛,上冲肺肝,扰动五脏,即刻气喘痰鸣,多发惊恐,身热,汗不出,咽喉肿痛,精气衰少。

脾胃俱虚:右手关脉浮沉均虚弱无力的,为足太阴脾经与足阳明胃经都虚衰不足的脉象。病人苦于胃中有好似空虚样的感觉,呼吸少气不能接续,四肢厥冷,水泻不止。

肾实

右手尺中神门以后脉阴实者,足少阴经也。病苦痹,身热,心痛,脊胁相引痛,足逆热烦。

肾虚

右手尺中神门以后脉阴虚者,足少阴经也。病苦足胫小弱,恶风寒,脉代绝,时不至,足寒,上重下轻,行不可以按地,少腹胀满,上抢胸胁,痛引胁下。

【语译】 肾实:右手尺部神门脉沉取充实有力的,为足少阴肾经实证的脉象。病人苦于痹痛,身热,心区疼痛,脊背与胁部相互牵引作痛,两足逆冷,烦热。

肾虚:右手尺部神门脉沉取虚弱无力的,为足少阴肾经虚证的脉象。病人苦于腿足细小软弱,恶风寒,脉见代,时有歇止,足部寒冷,头重脚轻,行走很难着地,少腹胀满,逆气上冲胸胁,疼痛牵引肋下。

膀胱实

右手尺中神门以后脉阳实者,足太阳经也。病苦转胞[1],不得小便,头眩痛,烦满,脊背彊。

膀胱虚

右手尺中神门以后脉阳虚者,足太阳经也。病苦肌肉振动,脚中筋急,耳聋忽忽[2]不闻,恶风,飕飕作声。

注[1] 转胞 又名"胞转"、"转脬"。以脐下急痛,小便不通为主症。
[2] 忽忽 不清爽的样子。

【语译】 膀胱实:右手尺部神门脉浮取充实有力的,为足太阳膀胱经实证的脉象。病人苦于转胞,小便不通,头目眩痛,心烦满闷,脊背强直。

膀胱虚:右手尺部神门脉浮取虚弱无力的,为足太阳膀胱经虚证的脉象。病人苦于肌肉震颤跳动,脚中筋脉拘挛引急,耳聋不爽,不能听闻,恶风,耳鸣如有风声。

肾膀胱俱实

右手尺中神门以后脉阴阳俱实者,足少阴与太阳经俱实也。病苦癫疾,头重,与目相引痛厥,欲起走,反眼[1],大风[2],多汗。

肾膀胱俱虚

右手尺中神门以后脉阴阳俱虚者,足少阴与太阳经俱虚也。病苦心痛,若下重不自收,篡反出[3],时时苦洞泄,寒中泄,肾心俱痛。

一说云：肾有左右，而膀胱无二，今用当以左肾合膀胱，右肾合三焦。

注[1] 反眼　眼睛上翻，为凶险之候。

[2] 大风　此指疠风恶疾。

[3] 篡(cuàn 窜)反出　篡，会阴部。篡反出，指肛门重坠，以致会阴部有翻出感。

【语译】　肾膀胱俱实：右手尺部神门脉浮沉均充实有力的，为足少阴肾经与足太阳膀胱经都有实邪的脉象。病人苦于癫疾，头重，与眼睛相互牵引而剧痛，坐卧不宁而想起来行走，两目上翻，大风恶疾，出汗多。

肾膀胱俱虚：右手尺部神门脉浮沉均虚弱无力的，为足少阴肾经与太阳膀胱经都虚衰不足的脉象。病人苦于心痛，直肠好似下坠而不能自动上收，以致会阴部有似翻出状的感觉，经常泄泻，完谷不化，里寒泄泻，肾部、心部都作痛。

另一种说法是：肾有左右二个，而膀胱没有二个，现在应用时应当以左肾配合膀胱，右肾配合三焦。

平三关病候并治宜第三

【提要】　本篇主要论述寸、关、尺三部各种脉象所主的病候，及其所宜的治则、治法。

寸口脉浮，中风，发热头痛。宜服桂枝汤、葛根汤，针风池、风府，向火灸身，摩治风膏，覆令汗出。

寸口脉紧，苦头痛，骨肉疼，是伤寒。宜服麻黄汤发汗，针眉冲、颞颥[1]，摩治伤寒膏。

寸口脉微，苦寒，为衄。宜服五味子汤，摩茱萸膏，令汗出。

注[1] 颞颥(niè rú 聂如)　即脑空穴。

【语译】　寸部脉浮，为太阳中风证，发热、头痛。宜服桂枝汤、葛根汤，针刺风池、风府，向火以灸其身，用治风膏来涂摩，然后用被子覆盖,以促使出汗。

寸部脉紧,病人苦于头痛,骨节肌肉疼,这是太阳伤寒证。宜服麻黄汤发汗,针刺眉冲、颞颥,用伤寒膏来摩擦治疗。

寸部脉微,病人苦于恶寒,衄血。宜服五味子汤,用茱萸膏摩擦以促使出汗。

寸口脉数,即为吐,以有热在胃管(管通脘),熏胸中。宜服药吐之,及针胃管,服除热汤。若是伤寒七、八日至十日,热在中,烦满渴者,宜服知母汤。

寸口脉缓,皮肤不仁,风寒在肌肉。宜服防风汤,以药薄熨[1]之,摩以风膏,灸诸治风穴[2]。

寸口脉滑,阳实,胸中壅满,吐逆。宜服前胡汤,针太阳、巨阙,泻之。

注[1] 熨 外治法之一,其法以药末或药物粗粒炒热,布包外熨患处。

[2] 诸治风穴 此指风池、风府、眉冲、颞颥等治疗风病的穴位。

【语译】 寸脉数,即为呕吐,是因为在胃脘中有邪热,上熏于胸中。宜服药催吐,并针刺中脘穴,内服除热汤。假如是伤寒发病已有七、八日至十日,邪热在内,烦闷而口渴的,宜服知母汤。

寸脉缓,皮肤麻木不仁,是风寒之邪留着肌肉。宜服防风汤,用药薄敷外熨,用风膏来摩擦,用火灸各个治风的穴位。

寸脉滑,为阳气盛实,胸中壅塞满闷,呕吐气逆。宜服前胡汤,针刺太阳穴、巨阙穴,用泻法。

寸口脉弦,心下愊愊[1],微头痛,心下有水气[2]。宜服甘遂丸,针期门,泻之。

寸口脉弱,阳气虚,自汗出而短气。宜服茯苓汤、内补散,适饮食消息[3],勿极劳。针胃管,补之。

寸口脉涩,是胃气不足。宜服干地黄汤,自养,调和饮食,针三里,补之。三里一作胃管。

注[1] 愊愊(bì bì 璧璧) 胀满的样子。

［2］水气　此指水饮、痰饮证。

［3］消息　增减。

【语译】 寸脉弦,心下胀满不舒,微觉头痛,心下有水气。宜服甘遂丸,针刺期门穴,用泻法。

寸脉弱,为阳气虚,证见自汗出,呼吸短气。宜服茯苓汤,内补散,适当增减饮食以调养,不要过度劳累,同时针刺中脘穴,用补法。

寸脉涩,是胃气不足。宜服干地黄汤,自行调养将息,调和饮食,并针刺足三里(三里一作胃脘),用补法。

寸口脉芤,吐血;微芤者,衄血。空虚,去血故也。宜服竹皮汤、黄土汤,灸膻中。

寸口脉伏,胸中逆气,噎塞不通,是胃中冷气上冲心胸。宜服前胡汤、大三建丸,针巨阙、上管,灸膻中。

寸口脉沉,胸中引胁痛,胸中有水气。宜服泽漆汤,针巨阙,泻之。

【语译】 寸脉芤,为吐血;微见芤象的,为衄血。之所以出现空虚的芤脉,是因为失血的缘故。宜服竹皮汤、黄土汤,灸膻中穴。

寸脉伏,胸中有气逆上,吞咽时梗噎不顺,甚或闭塞不通,这是胃中寒气上冲于心胸。宜服前胡汤、大三建丸,针刺巨阙、上脘,并火灸膻中穴。

寸脉沉,胸中牵引胁部作痛,为胸中有水气。宜服泽漆汤,针刺巨阙穴,用泻法。

寸口脉濡,阳气弱,自汗出,是虚损[1]病。宜服干地黄汤、薯蓣丸、内补散、牡蛎散,并粉[2],针太冲,补之。

寸口脉迟,上焦有寒,心痛,咽酸,吐酸水。宜服附子汤、生姜汤、茱萸丸,调和饮食以暖之。

寸口脉实,即生热在脾肺,呕逆气塞;虚,即生寒在脾胃,食不消化。有热,即宜服竹叶汤、葛根汤;有寒,宜服茱萸丸、生姜汤。

注[1] 虚损　泛指脏腑阴阳气血受损而表现为虚衰不足的病证。

　　[2] 粉　指用药粉扑治。

【语译】 寸脉濡,为阳气衰弱,自汗出,这是虚损病。宜服干地黄汤、薯蓣丸、内补散、牡蛎散,并用牡蛎散扑身,针刺太冲穴,用补法。

寸脉迟,为上焦有寒,心痛,吞酸,吐酸水。宜服附子汤、生姜汤、茱萸丸,并调和饮食以温养。

寸脉实,即为脾肺有热邪,证见呕吐呃逆,气机闭塞;如寸脉虚,即为脾胃有寒,证见饮食不能消化。有热的,宜服竹叶汤、葛根汤;有寒的,宜服茱萸丸、生姜汤。

寸口脉细,发热,呕吐。宜服黄芩龙胆汤。吐不止,宜服橘皮桔梗汤,灸中府。

寸口脉洪大,胸胁满。宜服生姜汤、白薇丸,亦可紫菀汤下之,针上管、期门、章门。

右上部寸口十七条。

【语译】 寸脉细,发热,呕吐。宜服黄芩龙胆汤。如呕吐不止,宜服橘皮桔梗汤,灸中府穴。

寸脉洪大,胸胁胀满。宜服生姜汤、白薇丸,也可服用紫菀汤下之,针刺上脘、期门、章门等穴。

以上是上部寸脉十七条。

关脉浮,腹满不欲食。浮为虚满,宜服平胃丸、茯苓汤、生姜前胡汤,针胃管,先泻后补之。

关脉紧,心下苦满急痛。脉紧者为实,宜服茱萸当归汤,又大黄汤,两治之,良。针巨阙、下管,泻之。《千金》云:服茱萸当归汤,又加大黄二两,佳。

关脉微,胃中冷,心下拘急。宜服附子汤、生姜汤、附子丸,针巨阙,补之。

【语译】 关脉浮,腹部胀满,不欲饮食。脉浮的为虚满,宜服平胃丸、茯苓汤、生姜前胡汤,针中脘穴,先用泻法,后用补法。

关脉紧,心下满闷急痛。脉紧的为实证,宜服茱萸当归汤,又服大黄汤,两方治之,效果较良好。并针刺巨阙、下脘穴,用泻法(《千金》说:服茱萸当归汤,又加大黄二两,佳)。

关脉微,主胃中有寒,证见心下拘挛引急。宜服附子汤、生姜汤、附子丸,针刺巨阙穴,用补法。

关脉数,胃中有客热。宜服知母丸、除热汤,针巨阙,上管,泻之。

关脉缓,其人不欲食,此胃气不调,脾气不足。宜服平胃丸、补脾汤,针章门,补之。

关脉滑,胃中有热。滑为热实,以气满故不欲食,食即吐逆。宜服紫菀汤下之,大平胃丸,针胃管,泻之。《千金》云:宜服朴消麻黄汤、平胃丸。

【语译】 关脉数,主胃中有邪热。宜服知母丸、除热汤,针刺巨阙、上脘穴,用泻法。

关脉缓,患者不思饮食,这是胃气不调和,脾气虚衰不足之证。宜服平胃丸、补脾汤,针刺章门穴,用补法。

关脉滑,主胃中有热。滑脉主实热,由于邪气壅满,故不思饮食,食入即上逆呕吐。宜服紫菀汤下之,并服大平胃丸,针刺中脘穴,用泻法(《千金》说:宜服朴硝麻黄汤、平胃丸)。

关脉弦,胃中有寒,心下厥逆,此以胃气虚故尔。宜服茱萸汤,温调饮食,针胃管,补之。

关脉弱,胃气虚,胃中有客热。脉弱为虚热作病。其说云:有热不可大攻之,热去则寒起。正宜服竹叶汤,针胃管,补之。

关脉涩,血气逆冷。脉涩为血虚,以中焦有微热。宜服干地黄汤、内补散,针足太冲上,补之。

【语译】 关脉弦,主胃中有寒,证见心下有冷气上逆的感觉,这是由于胃气虚弱之故。宜服茱萸汤,用饮食温养调理,针刺中脘穴,用补法。

关脉弱,主胃气虚弱,胃中又有邪热。脉弱表明是虚热为病。对此证的说法是:虽有热邪,但不能大举攻下,否则热虽去正气伤而寒气起。正好适宜服竹叶汤,针刺中脘穴,用补法。

关脉涩,主血气逆冷。涩脉主血虚,因为中焦兼有微热,故宜服干地黄汤、内补散,针刺足背上的太冲穴,用补法。

关脉芤,大便去血数斗者,以膈俞伤故也。宜服生地黄并生竹皮汤,灸膈俞。若重下去血者,针关元;甚者,宜服龙骨丸,必愈。

关脉伏,中焦有水气,溏泄。宜服水银丸,针关元,利小便,溏泄便止。

关脉沉,心下有冷气,苦满,吞酸。宜服白薇茯苓丸、附子汤,针胃管,补之。

【语译】　关脉芤,大便下血数斗的,这是因为膈俞受到损伤的缘故。宜服生地黄汤和生竹皮汤,灸膈俞穴。如果大便继续下血的,针刺关元穴;更严重的,应服龙骨丸,必定痊愈。

关脉伏,主中焦有水气,大便溏泄。宜服水银丸,针刺关元穴,通利小便,泄泻就会停止。

关脉沉,主心下有冷气,病苦胃脘胀满,吞吐酸水。宜服白薇茯苓丸、附子汤,针刺中脘穴,用补法。

关脉濡,苦虚冷,脾气弱,重下病[1]。宜服赤石脂汤、女萎丸,针关元,补之。

关脉迟,胃中寒。宜服桂枝丸、茱萸汤,针胃管,补之。

关脉实,胃中痛。宜服栀子汤、茱萸乌头丸,针胃管,补之。

注[1]　重下病　此指次数频繁的泄泻病。

【语译】　关脉濡,病苦于虚寒,脾气虚弱,泄泻频繁。宜服赤石脂汤、女萎丸,针刺关元穴,用补法。

关脉迟,主胃中有寒。宜服桂枝丸、茱萸汤,针刺中脘穴,用补法。

关脉实,胃中作痛。宜服栀子汤、茱萸乌头丸,针刺中脘穴,用补法。

关脉牢,脾胃气塞,盛热,即腹满响响。宜服紫菀丸、泻脾丸,针灸胃管,泻之。

关脉细,(此后疑脱脾胃二字)虚,腹满。宜服生姜茱萸蜀椒汤、白薇丸,针灸三管。

关脉洪,胃中热,必烦满。宜服平胃丸,针胃管,先泻后补之。

右中部关脉十八条

【语译】 关脉牢,主脾胃之气壅塞不通,热盛,即见腹部胀满鸣响。宜服紫菀丸、泻脾丸,针刺及火灸中脘穴,用泻法。

关脉细,主脾胃虚,腹中胀满。宜服生姜茱萸蜀椒汤、白薇丸,针刺及火灸上脘、中脘、下脘三穴。

关脉洪,主胃中有热,必然出现心烦满闷之证。宜服平胃丸,针刺中脘穴,先用泻法,后用补法。

以上是中部关脉十八条。

尺脉浮,下热风,小便难。宜服瞿麦汤、滑石散,针横骨、关元,泻之。

尺脉紧,脐下痛。宜服当归汤,灸天枢,针关元,补之。

尺脉微,厥逆,小腹中拘急,有寒气。宜服小建中汤。一本更有四顺汤。针气海。

【语译】 尺脉浮,主下焦有风热之邪,小便艰涩困难。宜服瞿麦汤、滑石散,针刺横骨、关元穴,用泻法。

尺脉紧,脐下作痛。宜服当归汤,灸天枢穴,针刺关元穴,用补法。

尺脉微,四肢厥冷,小腹中拘挛引急,为内有寒气。宜服小建中汤(另一本还有四顺汤),针刺气海穴。

尺脉数,恶寒,脐下热痛,小便赤黄。宜服鸡子汤、白鱼散,针横骨,泻之。

尺脉缓,脚弱下肿,小便难,有余沥。宜服滑石汤、瞿麦散,针刺横骨,泻之。

尺脉滑,血气实,妇人经脉不利,男子尿血。宜服朴消煎、大黄汤,下去经血,针关元,泻之。

【语译】 尺脉数,恶寒,脐下发热疼痛,小便赤黄。宜服鸡子汤、白鱼散,针刺横骨穴,用泻法。

尺脉缓,两脚软弱无力,下肢浮肿,小便困难,余沥不尽。宜服滑石汤、瞿麦散,针刺横骨穴,用泻法。

尺脉滑,为血气俱实,妇女见月经不畅,男子见尿血。宜服朴消煎、大黄汤,通下祛除经络之瘀血,针刺关元穴,用泻法。

尺脉弦,小腹疼,小腹及脚中拘急。宜服建中汤、当归汤,针气海,泻之。

尺脉弱,阳气少,发热骨烦。宜服前胡汤、干地黄汤、茯苓汤,针关元,补之。

尺脉涩,足胫逆冷,小便赤。宜服附子四逆汤,针足太冲,补之。

【语译】 尺脉弦,小腹疼痛,小腹部及脚中均拘挛引急。宜服建中汤、当归汤,针刺气海穴,用泻法。

尺脉弱,阳气衰少,发热,骨节烦疼。宜服前胡汤、干地黄汤、茯苓汤,针刺关元穴,用补法。

尺脉涩,足胫部厥冷,小便赤。宜服附子四逆汤,针刺足部太冲穴,用补法。

尺脉芤,下焦虚,小便去血。宜服竹皮生地黄汤,灸丹田[1]、关元,亦针补之。

尺脉伏,小腹痛,癥疝[2],水谷不化。宜服大平胃丸、桔梗丸,针关元,补之。桔梗丸,一云结肠丸。

尺脉沉,腰背痛。宜服肾气丸,针京门,补之。

尺脉濡,苦小便难。《千金》云:脚不收风痹。宜服瞿麦汤、白鱼散,针关元,泻之。

注[1] 丹田　此指石门穴。

［2］癥疝　指腹中气积如臂，心下疼痛的病证。

【语译】　尺脉芤，为下焦虚，小便出血。宜服竹皮生地黄汤，灸丹田、关元穴，也可以用针刺之，用补法。

尺脉伏，小腹疼痛，癥疝，饮食水谷不能消化。宜服大平胃丸、桔梗丸，针刺关元穴，用补法。

尺脉沉，腰背作痛。宜服肾气丸，针刺京门穴，用补法。

尺脉濡，苦于小便艰涩困难（《千金》说：脚不收，风痹）。宜服瞿麦汤、白鱼散，针刺关元穴，用泻法。

尺脉迟，下焦有寒。宜服桂枝丸，针气海、关元补之。

尺脉实，小腹痛，小便不禁。宜服当归汤，加大黄一两，以利大便；针关元，补之，止小便。

尺脉牢，腹满，阴中急。宜服葶苈子茱萸丸，针丹田、关元、中极。

右下部尺脉十六条。

【语译】　尺脉迟，为下焦有寒。宜服桂枝丸，针刺气海、关元穴，用补法。

尺脉实，小腹疼痛，小便失禁。宜服当归汤，加大黄一两，以通利大便；针刺关元穴，用补法，以止小便。

尺脉牢，腹部胀满，前阴拘急。宜服葶苈子茱萸丸，针刺丹田、关元、中极。

以上是下部尺脉十六条。

平奇经八脉病第四

【提要】　本篇首先论述奇经八脉的含义、循行、生理及病理，进而阐述奇经八脉病变的诊断，分述八脉的脉候及病证。

脉有奇经八脉者，何谓也？然：有阳维、阴维，有阳跷、阴跷，有冲、有督、有任、有带之脉。凡此八脉者，皆不拘于经，故曰奇经八脉也。经有十二，络有十五，凡二十七，气相随上下，何独不拘于经也？然：圣人图设沟渠，通利水道，以备不虞[1]。天雨降下，沟渠溢满，霶霈[2]妄行，当此之时，圣人不能复图也。此络脉[3]流溢，诸经不能复拘也。

注[1] 不虞(yú 于) 预料不到之事。

[2] 霶霈(pāng pèi 乓沛) 下大雨的样子。

[3] 此络脉 此指奇经八脉。

【语译】 经脉之中有叫奇经八脉的，是什么？答：有阳维、阴维，有阳跷、阴跷，有冲脉、督脉、任脉、带脉。以上这八脉，都不受十二经脉的拘制，所以称为奇经八脉。又问：经脉有十二，络脉有十五，合共有二十七，脉气相随上下运行全身，而为什么唯独奇经八脉却不受十二经的拘制呢？答：譬如古代圣人计划开设沟渠，疏通水道，用于防备不测的灾害。倘若天降大雨，沟渠内水满外溢，大雨泛滥妄行，在这个时候，即使是圣人也没有办法再谋划了。奇经八脉之中流溢的气血，十二经脉是不能再加以拘制的。

奇经八脉者，既不拘于十二经，皆何起何系[1]也？然：阳维者，起于诸阳之会；阴维者，起于诸阴之交。阳维、阴维者，维络于身，溢畜不能环流溉灌诸经者也。阳跷者，起于跟中，循外踝而上行，入风池。阴跷者，亦起跟中，循内踝而上行，至咽喉，交贯冲脉。冲脉者，起于关元，循腹里直上，至咽喉中。一云：冲脉者，起于气冲，并阳明之经，夹脐上行，至胸中而散也。督脉者，起于下极之俞，并于脊里，循背上，至风府。冲脉者，阴脉之海也；督脉者，阳脉之海也。任脉者，起于胞门、子户，夹脐上行，至胸中。一云：任脉者，起于中极之下，以上毛际，循腹里，上关元，至喉咽。带脉者，起于季肋，《难经》作季胁。迴身一周。此八者，皆不系于十二经，故曰奇经八脉者也。

注[1] 系 联缀、联属。

【语译】 奇经八脉，既然不拘制于十二经，那么，它们都是从哪里起始，如何循行，联属哪些部位呢？答：阳维脉，起始于诸阳交会的金门穴;阴维脉,起始于诸阴交会的筑宾穴。阳维、阴维二脉,维系联络全身各经脉,将溢满之气血藏蓄起来,而不随十二经脉环流灌溉。阳跷脉,起始于足跟之中,经足外踝沿下肢外侧上行,进入项后两侧的风池穴。阴跷脉,也起始于足跟之中,经足内踝沿下肢内侧上行,到达咽喉部,与冲脉相互交会贯通。冲脉,起始于关元穴,沿腹内直上,到达咽喉中(另一种说法:冲脉起于气冲穴,与阳明经相并,夹脐上行,散布于胸中)。督脉,起始于身躯最下部的会阴穴,并行于脊柱之中,沿背部直上,到达风府穴。冲脉,为诸阴脉汇聚之处;督脉,为诸阳脉汇聚之处。任脉,起始于胞门、子户穴,挟脐两旁上行,到胸中(另一种说法:任脉起于中极穴之下,上经阴毛边缘,沿腹前壁上行,经过关元穴,行至咽喉)。带脉,起始于季肋部,环绕身躯一周。以上八脉,都不与十二经脉相联属,所以称为奇经八脉。

奇经之为病何如? 然:阳维维于阳,阴维维于阴。阴阳不能相维,怅然失志,容容[1]《难经》作溶溶。不能自收持。怅然者,其人惊,即维脉缓,缓即令身不能自收持,即失志善忘恍惚也。阳维为病,苦寒热;阴维为病,苦心痛。阳维为卫,卫为寒热。阴维为荣,荣为血,血者主心,故心痛也。阴跷为病,阳缓而阴急;阴跷在内踝,病即其脉急,当从内踝以上急,外踝以上缓。阳跷为病,阴缓而阳急。阳跷在外踝,病即其脉急,其人当从外踝以上急,内踝以上缓。冲之为病,逆气而里急。冲脉从关元至喉咽,故其为病逆气而里急。督之为病,脊强而厥。督脉在背,病即其脉急,故令脊强也。任之为病,其内苦结,男子为七疝[2],女子为瘕聚[3]。任脉起于胞门、子户,故其病结为七疝、瘕聚。带之为病,苦腹满,腰容容《难经》作溶溶。若坐水中状。带脉者,回带人之身体,病即其脉缓,故令腰容容也。此奇经八脉之为病也。

注[1] 容容 无力的样子。

　[2] 七疝 据《内经》载,七疝是指五脏疝及狐疝、癃疝。

　[3] 瘕聚 指腹中痞块、聚散无常,推之可移、痛无定处的病证。

【语译】 奇经发生病变时有什么表现? 答:阳维脉维系全

身诸阳经脉,阴维脉维系全身诸阴经脉。如果阳维、阴维不能相互维系联络,就会出现怅然若失,神情抑郁,恍惚善忘,身体乏力,懒于动作(怅然若失的,其人惊恐不安,从而维脉弛缓,维脉弛缓则不能维系全身诸阴经脉,则身体不能自主活动。惊恐还导致心神不安,从而感到健忘、神情恍惚)。阳维脉发生病变,苦于恶寒发热;阴维脉发生病变,苦于心中作痛(因阳维脉主卫表,卫病则调节失司,故发寒热;阴维主营血,血是心所主,邪入营血,故心痛)。阴跷脉发生病变,身体外侧弛缓而内侧拘急(阴跷脉经过内踝而上行,若发生病变则其经脉拘急,应当是内踝以上筋脉拘急而外踝以上筋脉弛缓);阳跷脉发生病变,身体内侧弛缓而外侧拘急(阳跷脉经过外踝而上行,若发生病变则其经脉拘急,病人应当是外踝以上筋脉拘急而内踝以上筋脉弛缓)。冲脉发生病变,气逆上冲而腹中急痛(冲脉从关元穴上行至咽喉部,故冲脉发生病变,则气逆上冲而腹内拘急疼痛)。督脉发生病变,脊背强直而昏厥(督脉循经脊柱内里,若发生病变,则其经脉拘急,故脊柱强直)。任脉发生病变,腹内苦于邪气结聚,在男子则为七疝之病,在女子则为瘕聚之疾(任脉起于胞门,即子户穴。若发生病变,则经气凝结停滞而形成七种疝气和瘕聚)。带脉发生病变,苦于腹部胀满,腰部无力,好似坐在水中一样(带脉绕身一周,犹如腰带束腰。若发生病变,则其经脉弛缓,所以导致腰部无力)。这就是奇经八脉所发生的病变。

诊得阳维脉浮者,蹔[1]起目眩,阳盛实,苦肩息,洒洒如寒。

诊得阴维脉沉大而实者,苦胸中痛,胁下支满,心痛。

诊得阴维【此下疑脱字】如贯珠者,男子两胁实,腰中痛;女子阴中痛,如有疮状。

诊得带脉,左右绕脐腹腰脊痛,冲阴股也。

注[1] 蹔 猝然、突然。

【语译】 诊得阳维脉浮的,突然发生目眩,为阳气盛实所致。苦于张口抬肩而喘息,洒淅如恶寒之状。

诊得阴维脉沉大而实的,苦于胸中作痛,胁下胀满支撑感,心痛。

诊得阴维脉滑动流利有如连贯之珠的,在男子则为两胁部坚实,腰中作痛;在女子则为前阴内疼痛,好像生有疮毒一样。

诊得带脉有病,左右围绕脐腹至腰脊部作痛,牵引到大腿内侧。

两手脉浮之俱有阳,沉之俱有阴,阴阳皆实盛者,此为冲、督之脉也。冲、督之脉者,十二经之道路也。冲、督用事[1],则十二经不复朝于寸口,其人皆苦恍惚狂痴,不者,必当由豫[2],有两心也。两手阳脉浮而细微,绵绵不可知,俱有阴脉,亦复细绵绵,此为阴跷、阳跷之脉也。此象曾有病鬼魅风死,苦恍惚,亡人为祸也。

诊得阳跷,病拘急;阴跷,病缓。

注[1] 用事 当权。此为"太过"之意。
　[2] 由豫 同"犹豫",迟疑不决。

【语译】 两手脉轻按时都见有阳脉,重按时都见有阴脉,阴、阳之脉都盛实有余者,这是冲脉和督脉。冲、督之脉是十二经通行的道路,如果冲、督之脉太过,则十二经脉的气血就不能再朝会于寸口,患者就会出现精神恍惚,狂躁或痴呆,如果不是,必定会出现犹豫不决,三心两意的症状。两手阳脉出现浮而细微,软弱绵绵很难感知,重按时俱有阴脉,也是细微软绵的,这是阴跷、阳跷的脉。这象曾经有因患鬼魅或风病死亡的,患者苦于精神恍惚,是亡人为祸所致。

诊得阳跷脉有病,证见拘急;诊得阴跷脉有病,证见弛缓。

尺寸俱浮,直上直下,此为督脉。腰背强痛,不得俯仰,大人癫病,小人风痫[1]疾。

脉来中央浮,直上下痛【疑作动】者,督脉也。动苦腰背膝寒,大人癫,小儿痫也。灸顶上三丸[2],正当顶上。

尺寸脉俱牢,一作芤。直上直下,此为冲脉。胸中有寒疝也。

脉来中央坚实,径至关者,冲脉也。动苦少腹痛,上抢心,有瘕疝,绝孕,遗矢、溺,胁支满烦也。横寸口边丸丸[3],此为任脉。苦腹中有气如指,上抢心,不得俛仰,拘急。

脉来紧细实长至关者,任脉也。动苦少腹绕脐,下引横骨、阴中切痛。取脐下三寸。

注[1] 风痫　小儿痫证的其中一个类型,开始先见手指屈曲,然后发抽搐惊啼。

[2] 三丸　此指艾灸三壮。古时一个艾炷称为一丸,灸一个艾炷称为一壮。

[3] 丸丸　圆滑端直的样子。

【语译】　尺、寸部脉都见浮,其动直上直下,这是督脉有病。腰背强直疼痛,不能俯仰。在大人则患癫病,在小儿则患风痫疾。

脉来时中央见浮,直上直下而动的,这是督脉有病。病苦于腰背及膝部寒冷。在大人则患癫病,在小儿则患痫病。灸头顶上三壮,正当头顶正中之上。

尺、寸部脉都见牢(一作"芤"),其动直上直下,这是冲脉有病。证见胸中有寒疝。

脉来中间坚实,直达关部的,为冲脉有病。病苦于少腹痛,上逆冲心,并有瘕疝,不孕,大小便失禁,胁部支撑胀满烦闷。脉来横挺于寸口边端直圆滑,此为任脉有病。病苦于腹中有一股气如指大,上逆冲心,不能俯仰,拘挛引急。

脉来紧细实长到达关部的,为任脉有病。病苦于从小腹上绕脐部,向下牵引横骨及前阴剧痛。当取脐下三寸进行治疗。

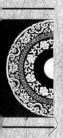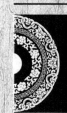

脉经卷第三

朝散大夫守光禄卿直秘阁判登闻检院上护军臣林亿等类次

肝胆部第一

【提要】　本篇分三部分：①论肝胆相合及其与季节的关系，并用五行学说概括其生理功能及其内外联系。②从肝与时令的相应关系出发，论述其脉象、病机及治则。③指出春令肝的正常、异常脉象，同时论述肝的生理、病理、传变及诊断。

肝象木，肝于五行象木。与胆合为腑。胆为清净之腑。其经足厥阴，厥阴肝脉。与足少阳为表里。少阳，胆脉也；脏阴腑阳，故为表里。其脉弦，弦，肝脉之大形也。其相[1]冬三月，冬水王木相。王[2]春三月，废[3]夏三月，夏火王木废。囚[4]季夏六月，季夏土王木囚。死[5]秋三月，秋金王木死。其王[6]日甲乙，王时平旦、日出[7]；并木也。其困[8]曰戊己，困时食时、日昳[9]；并土也。其死[10]曰庚辛，死时晡时、日入[11]。并金也。其神魂，肝之所藏者魂。其主色，其养筋，肝气所养者筋。其候目，肝候出目，故肝实则目赤。其声呼，其色青，其臊臊[12]，《月令》云：其臭膻。其液泣，泣出肝。其味酸，其宜苦，苦，火味也。其恶辛。辛，金味。肝俞在背第九椎，募在期门；直两乳下二肋端。胆俞在背第十椎，募在日月。穴在期门下五分。

右新撰。并出《素问》诸经。昔人撰集或混杂相涉，烦而难了，今抄事要分别五脏各为一部。

注[1]、[2]、[3]、[4]、[5]　相、王、废、囚、死　是五行之气在四时更迭消长的代名词。凡本气主时自旺的称为"王"，本气得助于所生之气的称为"相"，所生之气受本气资生而旺,子盛母衰,本气反衰称为"废",本气所克之气旺反侮本气的为"囚",克本气之气旺的称为"死"。

[6]、[8]、[10] 王、困、死 是脏腑与时日关系的代名词。凡脏腑与时日的五行之气相同称为"王",脏腑的五行之气克制时日的五行之气称为"困",时日的五行之气克制脏腑的五行之气称为"死"。

[7] 日出 十二时之一,相当于卯时,即五至七时。

[9] 食时、日昳(dié 迭) 俱为十二时之一。食时,上午进食之时,相当于辰时,即七至九时。日昳,相当于未时,即十三时至十五时。

[11] 晡时、日入 晡时,相当于申时,即十五时至十七时。日入,日落之时,相当于酉时,即十七时至十九时。

[12] 其臊臊(sāo 骚) 肝所主的气味为腥臊。

【语译】 肝的生理特性与"木"的特性相类似(肝脏的五行学说中类属于木),肝与胆在生理功能上有相互配合、依赖的关系,故胆为肝之府(胆汁来源于肝,而贮藏于胆,胆汁清净,故胆有"清净之府"之称)其经脉是足厥阴经(足厥阴经脉入属肝脏),足厥阴经与足少阳经相表里(足少阳,胆脉也。阴经属脏而络腑,阳经属腑而络脏,脏腑间的阴阳两经互相络属,故为表里)。肝的正常脉象为弦脉(弦脉是肝脉的主要脉形)。肝气得助于冬三月(冬季水气旺盛,水能生木,所以肝气得助于冬);肝气旺盛于春季的三个月,肝气衰废于夏季的三个月(夏季火受木气资生而旺,子盗母气而子盛母衰,故肝气衰废于夏季);其囚禁于季夏,即农历六月(季夏土气旺盛,木虚土盛,土反侮木,故囚禁于季夏);其衰亡于秋季三个月(秋季金气旺盛,金能克木,故衰亡于秋季)。其旺日是甲日、乙日,旺时是平旦、日出(甲、乙、平旦、日出都属木);其困日是戊日、己日,困时是食时、日昳(戊、己、食时、日昳都属土);其死日是庚日、辛日,死时是晡时、日入(庚、辛、晡时、日入都属金)。魂是精神意识,情志思维等活动的一部分,它为肝所主(肝所藏之神为魂),其所主为色,肝藏血,其所养为筋(肝之精气所荣养的是筋)。肝开窍于目,故可从目候察肝的病变(肝的病理变化可通过眼的症状反映出来,如肝经有实火则目赤)。在五声中肝为呼,五色中肝为青,五气中肝为臊(《月令》说:肝与五臭中的羶归为一类),五液中肝为泪(泪出于肝所开窍的目),五味中肝为酸,其所喜之味是苦(苦味属火),其所恶为辛味(辛味属金)。肝的俞穴在背部第九椎(棘突下旁开一寸半),其募穴为期门(位于两乳头直下,第六、七肋间隙处);胆的俞穴在背部第十椎(棘突下旁开一寸半),其募穴为日月(该穴在期门穴下五分处)。

以上为新撰之文(以上内容出自《素问》等诸经典,过去人们编辑这部分内容时,往往内容混杂,纲目不清。今抄摘主要内容,按五脏分类,各为一部)。

冬至之后得甲子,少阳起于夜半,肝家王[1]。冬至者,岁终之节。甲子日者,阴阳更始之数也。少阳,胆也,胆者,木也,生于水,故起夜半;其气常微少,故言少阳。云夜半子者,水也。肝者,东方木,肝与胆为脏腑,故王东方,应木行也。万物始生,其气来软而弱,宽而虚。春少阳气,温和软弱,故万物日生焉。故脉为弦。肝气养于筋,故其脉弦强,亦法木体强也。软即不可发汗,弱即不可下。宽者开,开者通,通者利,故名曰宽而虚。言少阳始起尚软弱,人荣卫腠理开通,发即汗出不止。不可下,下之而泄利不禁。故言宽虚,通利也。春以胃气为本,不可犯也。胃者,土也,万物禀土而生,胃亦养五脏,故肝王以胃气为本也。不可犯者,不可伤也。

右四时经。

注[1] 冬至之后得甲子……肝家王 从冬至节后第一个甲子日的夜半子时开始,共六十日,为少阳之气主事,是肝木之气当旺的时间。甲子,即六十干支,十天干与十二地支依次配合,共得六十之数,因第一对干支为甲子,故又称"六十甲子"。以干支纪日,则以一对干支代表一日,六十日一循环。

【语译】 冬至节之后逢到的第一个甲子日,少阳之气从夜半子时开始主事,为肝家当旺之时(冬至是岁末之时的节令,冬至之后,阳气始生。甲子日是天地阴阳之气重新开始之日,少阳属胆,胆在五行属木,木生于水,水气旺于夜半子时,故木气自夜半子时开始生发,木气初生之时常常微弱,所以称之为少阳)。肝之特性与东方生发之木气相类似(肝与胆一脏一腑相合。故肝气旺于东方,归属于木行)。这时万物开始生发,生发之气常常微弱,人应生发之气,故脉气来时温和软弱,宽虚通利(好比春天少阳之气温和软弱,万物才能日益生发),故脉呈弦象(肝之精气荣养筋,故肝脉之脉形亦具有筋的挺直如弦特性;肝属木,故弦脉亦与木的端直而长之性相应)。人秉少阳生发之气,故脉软者不可以发其汗,脉弱者不可以攻下。脉来宽大,说明腠理开通,腠理开通则阳气易随汗外泄而阳虚,阳虚则易下利,下利则耗气伤阴,故脉虽宽大却虚弱无力(这段文字是说少阳初生之气尚处于软弱状态,人体荣卫腠理开通,若发汗则易致汗出不止;亦不应攻下,下之则泄利不禁。所以,脉宽大而虚和通利不当有关)。春令以胃气为本,当养护胃气,而不可以损伤耗散胃气(胃按五行属土,万物均需禀土气而生,脾胃为后天之本,荣养五脏犹如土气之养万物,故肝气之旺盛与否取决于胃气的强弱,不可侵犯者,是指不可伤害胃气)。

以上为论四时脉象之经文。

黄帝问曰:春脉如弦,何如而弦? 岐伯曰:春脉肝也,东方木也,万物之所以始生也,故其气[1]来濡弱轻虚而滑,端直以长,故曰弦。反此者病。黄帝曰:何如而反? 岐伯曰:其气来实而强,此谓太过,病在外;其气来不实而微,此谓不及,病在中。黄帝曰:春脉太过与不及,其病皆何如? 岐伯曰:太过则令人善忘,忘当作怒。忽忽眩冒[2]而癫疾[3];不及则令人胸胁痛引背,下则两胁胠满。黄帝曰:善。

注[1] 气 此指脉气。下同。

　[2] 忽忽眩冒 精神恍惚不爽、眩晕冒闷。

　[3] 癫疾 又称"巅疾",指头部巅顶之病,如头痛、头晕之类。

【语译】 黄帝问道:春天的脉象如弦,怎样出现弦脉的? 岐伯答:春天之脉应于肝,肝应东方木行,春天万物开始生发,所以人体的脉气来时软弱轻虚而滑,端直而长,好像弓弦一样,故称之为弦,这是春天的正常脉象。与此相反的即为病脉。黄帝问:什么是与之相反的脉象? 岐伯说:其脉气来时充实而强劲,这叫做太过,主病在表;其脉气来时不充实而微弱,这叫做不及,主病在里。黄帝问:春天之脉太过与不及,其所主的疾病怎样?岐伯答:春脉太过则使人健忘("忘",当作"怒"),精神恍惚不爽,眩晕冒闷而发生头部巅顶的疾病;春脉不及则使人胸胁作痛,牵引背部,向下则引起两胁下满闷。黄帝说:好。

肝脉来濡弱招招[1],如揭长竿末梢,曰平。《巢源》云:绰绰如按琴瑟之绂,如揭长竿曰平。春以胃气为本。肝脉来盈实而滑,如循长竿,曰肝病。肝脉来急而益劲,如新张弓弦,曰肝死。

真肝脉至,中外急,如循刀刃,责责然[2],《巢源》云:赜赜然。如按琴瑟绂。色青白不泽,毛折,乃死。

春胃微弦,曰平;弦多胃少,曰肝病;但弦无胃,曰死。有胃而毛,曰秋病;毛甚,曰今病。

注[1] 招招 柔和起伏的样子。

[2] 如循刀刃,责责然 言脉弦细坚硬,有如循按在刀刃上一样,毫无柔和之象。责责然,锐利可畏的样子。

【语译】 肝脉来时软弱柔和起伏,有如高举起的长竿末梢,叫做平脉(《巢源》说:脉来绰绰然应指,好像抚按琴瑟之弦,或如高举起的长竿末梢,叫做平脉)春天之脉以胃气为本。肝脉来时充盈弦实而滑利,有如循摸在长竿竿体上,叫做肝的病脉。肝脉来时强急而益加弦劲,有如新张开的弓弦,叫做肝的死脉。

肝的真脏脉到来时,里外都弦急搏指,有如按摸在刀刃上那样弦细而硬,责责然锐利可畏(《巢源》说:赜赜然),又如按在琴瑟弦线上一样。面色青白而不润泽,毫毛枯折,就会死亡。

春天有胃气的脉象表现为柔和微弦,叫做平脉;弦象明显而缺少柔和之胃气,叫做肝的病脉;只见弦象而毫无柔和之胃气,叫做肝的死脉。脉有胃气而兼见轻虚而浮的毛脉,到了秋天会生病;如果毛脉很明显,现时就会生病。

肝藏血,血舍魂。悲哀动中则伤魂,魂伤则狂妄不精[1],不敢正当人,不精不敢正当人,一作其精不守,令人阴缩。阴缩而筋挛,两胁骨不举,毛悴色夭,死于秋[2]。

春肝木王,其脉弦细而长,名曰平脉也。反得浮涩而短者,《千金》云:微涩而短。是肺之乘肝,金之刻【刻通克】木,为贼邪,大逆,十死不治。一本云:日、月、年数至三[3],忌庚辛。反得洪大而散者,《千金》云:浮大而洪。是心之乘肝,子之扶母,为实邪,虽病自愈。反得沉濡而滑者,是肾之乘肝,母之归子,为虚邪,虽病易治,反得大而缓者,是脾之乘肝,土之陵(陵通凌)木,为微邪,虽病即差。

肝脉来濯濯[4]如倚竿,如琴瑟之弦,再至,曰平;三至,曰离经[5],病;四至,脱精;五至,死;六至,命尽。足厥阴脉也。

注[1] 不精　此指神智不清,行为失常。

[2] 毛悴色夭,死于秋　夭,气色枯晦不明。肝病见皮毛憔悴,气色枯晦者,为病深伤及五脏。秋属金,肝属木,金能克木,故肝病死于秋。下文心病"死于冬"、脾病"死于春"等皆同此义。

[3] 日、月、年数至三　用十天干与十二地支相合而成甲子,再用甲子来纪日,纪月,纪年,是我国古代历法中一种计算方法,根据运气学说,甲子中的天干主要主五运木火土金水的盛衰;按五行分配十天干数,甲乙为木、丙丁为火、戊己为土、庚辛为金,壬癸为水。句中日、月、年数的"数"就是指的用甲子纪日、纪月、纪年之干支数。按五行学说五行各有生成数,"天三生木、地八成之",句中之"三"为木之生数,故"三"可以理解为代表"木",而甲乙为木,故"三"字又可理解为天干中之甲乙,也就是说"三"字在这里用来代表甲子纪日、纪月、纪年中之六甲日、月、年和六乙日、月、年,即甲子、甲戌、甲申、甲午、甲辰、甲寅等六甲日、月、年,和乙丑、乙亥、乙酉、乙未、乙巳、乙卯等六乙日、月、年。"至"作"善"解。《周礼·冬官考工记》:"弓人覆之而角至"。注:"至犹善也"。因此,日、月、年数至三之意,为按甲子纪日、纪月、纪年的干支逢甲乙时,对肝木有利。

[4] 濯濯(zhúo zhúo 浊浊)　盛疾的样子。

[5] 离经　违背正常规律。

【语译】　肝主藏血,魂居于肝血之中。悲哀太过扰动内脏则伤魂,魂受伤则发生狂躁妄乱,神智不精明,不敢正面见人(神智不精明,不敢正面见人两句,另一版本作:病人精液不固,致使前阴萎缩),前阴收缩而筋脉拘挛,两胁骨不能上举,皮毛憔悴,气色枯晦,死于秋天。

春天肝木当旺,其脉象弦细而长的,称为平脉。反而切得浮涩而短的脉象(《千金》说:微涩而短),是肺来乘肝,金来克木,这是贼邪,为大逆之证,绝大多数不治而死(另一版本说:用甲子纪日、纪月、纪年时的干支逢甲乙时,对肝有利,而忌庚辛)。反而切得洪大而散的脉象(《千金》说:浮大而洪),是心火来乘肝木,子气扶助母气,这是实邪,即使有病也会自然痊愈。反而切得沉濡而滑的脉象,是肾来乘肝,母气资助子气,这是虚邪,即使有病也容易治愈。反而切得大而缓的脉象,是脾来乘肝,土反侮木,这是微邪,即使有病也会很快痊愈。

肝脉来时盛疾而长,好像倚靠在长竿上,如同琴瑟的弦线,若一呼一吸脉各动二次,叫做平脉;各动三次,叫做离经,主有病;各动四次,为精气丧失;各动五次,为死脉;各动六次,为生命尽绝。这是足厥阴经的脉象。

肝脉急甚,为恶言;微急,为肥气[1],在胁下若覆杯。缓甚,为善呕;微缓,为水瘕痹[2]。大甚,为内痈,善呕衄;微大,为肝痹[3]、阴缩、咳引少腹。小甚,为多饮;微小,为消瘅。滑甚,为癞疝;微滑,为遗溺。涩甚,为淡【淡通痰】饮;微涩,为瘈疭挛筋。

足厥阴气绝则筋缩,引卵与舌。厥阴者,肝脉也。肝者,筋之合也。筋者,聚于阴器而脉络于舌本。故脉弗营则筋缩急,筋缩急则引舌与卵。故唇青,舌卷,卵缩,则筋先死。庚笃辛死[4],金胜木也。

肝死脏,浮之脉弱,按之中如索不来,或曲如蛇行者,死。

右《素问》、《针经》、张仲景。

注[1] 肥气　五积之一,为肝之积。证见左胁下积块如覆杯,有头足。因其状如肥肉,故称肥气。

[2] 水瘕痹　指水邪闭阻不通,积水假聚成形,结于心下,时聚时散,遍身虚肿的疾患。

[3] 肝痹　五脏痹之一。以夜卧多惊,口渴多饮,小便频数,腹部膨胀为主证。

[4] 庚笃(dǔ堵)辛死 笃,病重。庚辛属金,金克木,故肝病至庚日加重,辛日死亡。下文心病壬笃癸死、脾病甲笃乙死等俱同此规律。

【语译】 肝脉急甚的,为言语凶恶不逊;微急的,为肥气病,在胁下积块好似覆着的杯子。缓甚的,经常呕吐;微缓的,为水瘕痹。大甚的,为内有痈肿,经常呕吐和衄血;微大的,为肝痹,前阴收缩,咳嗽牵引到少腹。小甚的,为多饮;略小的,为消渴。滑甚的,为癩疝;微滑的,为遗尿。涩甚的,为痰饮;微涩的,为抽搐、筋脉拘挛。

足厥阴经脉经气竭绝,则筋脉收缩,牵引到睾丸与舌。厥阴为肝的经脉,肝合于筋,筋聚会于阴器而联络于舌根。故足厥阴经脉不能营养濡润时,则筋脉失养而缩急,筋缩急则牵引到舌与睾丸。所以会出现唇青,舌卷、睾丸上缩,这是筋先死的征象。到了庚日会加重,辛日会死亡。这是金气克胜木气的缘故。

肝脏的死脉,浮取脉弱,重按之里面好像绳索一样而不见脉来,或者见屈曲如蛇行一样的,主死证。

以上为《素问》、《针经》、张仲景之文。

心小肠部第二

【提要】 本篇分三部分:①论心小肠相合及其与季节的关系,并用五行学说概括其生理功能及其内外联系。②从心与时令相应关系出发,论述其脉象、病机及治则。③指出夏令心的正常、异常脉象,同时论述心的生理,病理、传变及诊断。

心象火,与小肠合为腑。小肠为受盛之腑也。其经手少阴,手少阴心脉也。与手太阳为表里。手太阳小肠脉也。其脉洪。洪,心脉之大形。其相春三月,木王火相。王夏三月,废季夏六月,囚秋三月,金王火囚。死冬三月。水王火死。其王日丙丁,王时禺中、日中[1];其困日庚辛,困时晡时、日入;其死日壬癸,死时人定,夜半[2]。其藏神,心之所藏者神也。其主臭,其养血,心气所养者血。其候舌,其声言,言由心出,故主言。其色赤,其臭焦,其液汗,其味苦,其宜甘,甘,脾味也。其恶咸。咸,肾味也。心俞在背第五椎,或云第七椎。募在巨阙;在心下一寸。小肠俞在背第十八椎,募在关元。脐下三寸。

右新撰。

注[1] 禺中、日中　禺中,相当于巳时,即九至十一时。日中,相当于午时,即十一至十三时。

[2] 人定、夜半　人定,夜深人静之时,相当于亥时,即二十一至二十三时。夜半,相当于子时,即二十三时至一时。

【语译】　心的生理特性与五行中火的特性相类似。心与小肠在生理功能上有相互依赖关系(小肠接受并容纳由胃下传的水谷,故称"受盛之府")心的经脉名手少阴经(手少阴经经脉入属心脏),手少阴经与手太阳经相表里(手太阳经经脉入属小肠)。心的正常脉象为洪脉(洪脉是心脉的主要脉形)。心气得助于春季的三个月(春季木气旺盛,木能生火,所以心气得助于春);心气旺盛于夏季的三个月,心气衰废于季夏六月;心气囚禁于秋季的三个月(秋季金气旺盛,火虚金盛,金反侮火,故囚禁于秋季),其衰亡于冬季的三个月(冬季水气旺盛,水能克火,故衰亡于冬季)。其旺日是丙日、丁日,旺时是禺中、日中;其困日是庚日、辛日,困时是晡时、日入;其死日是壬日、癸日,死时是人定、夜半。人的精神状态、意识思维活动属于心的生理活动(心藏神),其所主为臭(气),其所养为血(心的精气可充养血液)。心开窍于舌,故心的病变可以通过舌来候察。在五声中心为言(言语受心神控制而说出,故心主言)。在五色中心为赤,在五臭(气)中心为焦,在五液中心为汗,在五味中心为苦,其所喜之味是甘(甘味属脾),其所恶的味是咸(咸味属肾)。心的俞穴在背部第五椎棘突下旁开各一寸半(有人说是第七椎),心的募穴是巨阙穴(位于心下一寸)。小肠的俞穴在背部第十八椎,棘突下旁开各一寸半,其募穴为关元穴(位于脐下三寸)。

以上是新撰之文。

心者南方火。心主血,其色赤,故以夏王于南方,应火行。万物洪盛,垂枝布叶,皆下垂如曲,故名曰钩。心王之时,太阳用事,故草木茂盛,枝叶布舒,皆下垂曲,故谓之钩也。心脉洪大而长,洪则卫气实,实则气无从出。脉洪者卫气实,卫气实则腠理密,密则气无从出。大则荣气萌,萌洪相薄,可以发汗,故名曰长。荣者血也。萌当为明字之误耳。(此注可从)。血王故明且大也。荣明卫实,当须发动,通其津液也。长洪相得,即引水浆,溉灌经络,津液皮肤。夏热阳气盛,故其人引水浆,润灌肌肤,以养皮毛,犹草木须雨泽以长枝叶。太阳洪大,皆是母躯,幸得戊己,用牢根株。太阳夏火,春木为其母。阳得春始生,名曰少阳。到夏洪盛,名曰太阳,故言是母躯也。戊己土也,土为火子,火王即土相,故用牢根株也。阳气上出,汗见于头,五月枯萪,胞中空虚,医反下之,此为重虚也。月当为内,萪当为干,枯燥也,皆字误耳。内字似月,由来远矣,遂以传焉。人头者,诸阳之会。夏时饮水浆,上出为汗,先从头流于身躯,以实其表,是以五内干枯。燥则胞中空虚,津液少也。胞者膀胱,津液之府也。愚医不晓,故反下之,令重虚也。脉浮有表无里,阳无所使。阳盛脉浮,宜发其汗,而反下之,损于阴气。阳为表,阴为里。经言:阳为阴使,阴为阳守,相须而行。脉浮,故无里也。治之错逆,故令阴阳离别,不能复相朝使。不但危身,并中其母。言下之不但伤心,并复中肝。

右四时经。

【语译】 心的生理特性与南方气候火热之象相类似(心主血,其色红赤,故认为心气夏季旺于南方,归属于五行中之火行)。夏日炎热的气候下,万物生长旺盛,枝繁叶茂,呈下垂而弯曲之象,所以把心脉取象类比为钩(心旺盛之时,正当阳气极盛的夏令,这时草木茂盛,树叶繁茂舒展而树枝被压得呈下垂弯曲之象,心脉的脉气来时有来得快、去得慢的感觉,故将心脉喻为钩),夏季,心与万物盛长之气相应,其脉来洪盛,形大且长。脉洪是卫气充实,卫气充实则精气不外泄(脉洪的人卫气充实,卫气充实则腠理致密,腠理致密则精气不外泄)。脉大是营阴充盛,充实的营阴与充实的卫气相互作用,可以发汗宣通荣卫,所以叫做长脉(营阴是血液的主要成分。"萌"字当为"明"之误。血旺则脉盛,致使脉形宽大。营阴充盛而卫气充实,应当发汗,使津液流通)。长而洪大之脉同时出现,说明气候炎热,阳气正盛,应当饮水以充养经络,滋润皮肤(夏日气候炎热,阳气极盛,所以人们饮水以滋润灌溉肌肤,滋养皮毛,好像草木依赖雨露滋润以生长枝叶一样)。夏天阳气极盛,称为"太阳",人体为了适应这种气候,在脉象上反映为脉见洪大。夏天的阳盛和洪大脉是在其母少阳春天阳气初生的基础上发展而来的,但还需得到脾土的资助,好像茂盛的大树需得土壤培植,以牢固其根基一样(夏属火,阳气极盛,称作"太阳",春天木之气为夏天火气之母,阳气在春天开始生发,这初生之阳称为"少阳","少阳"之气由春及夏,逐渐充盛,到了夏天阳气达到极盛,称为"太阳",所以说春天是夏天盛阳之母。戊己属土,土为火之子,火旺则土来资助,所以说用土牢其根基)。人体阳气向上行,蒸腾体内阴液外出,所以汗出于头部。五月是阳气旺盛的时候,阳盛则更致汗出而使津液枯燥,亦使膀胱中津液空虚,医者不知这个道理,反用下法,犯虚虚之戒则加重人体津液亏损程度(原注说"五月"的"月"字当为"内"字,"薜"当为"干",枯燥之意,皆为字误。"内"的字形与"月"相似,两字误认由来已久,于是误传至今。人的头部,是诸阳经交会的部位,夏天饮水,津液随阳气上出为汗,汗从头部流向身体躯干部,以滋润体表。因而导致体内五脏五腑枯燥,胞中亦空虚,这是因为体内津液少的缘故。胞,指膀胱,是津液汇聚之处。愚医不知晓这一道理,反用下法进一步耗伤其津液,导致虚上加虚)。阴津受损则阴虚于内,阴虚不能为阳之守,则阳气浮越于外,所以脉象虚浮。这种虚浮之脉,浮取(轻取)时应指尚有力,重按中空无力,所以说:"有表无里"。人体阴阳相互依存,阴津亏损严重则阳气亦失去其正常生理功能(阳盛则脉浮,浮脉多主表证,治宜发汗,反用下法治疗,则损伤了阴津。阳主表,阴主里。《内经》说:阳在外为阴的护卫,阴在内为阳的内守,是相互依存关系。阴虚不能为阳之守,阳气浮越于外,故脉象虚浮。由于治疗上的错误,导致了阴阳离别,使之失去了相互依存关系),这不但危及本脏自身,并且伤及其母脏(这是说由于误用了下法,不但伤了心脏,并且又损伤了肝脏)。

以上为论四时脉象之文。

黄帝问曰:夏脉如钩,何如而钩?岐伯曰:夏脉心也,南方火也,万物之所以盛长也,故其气来盛去衰,故曰钩。反此者病。黄帝曰:何如而反?岐伯曰:其气来盛去亦盛,此谓太过,病在外;其来不盛去反盛,此谓不及,病在中。黄帝曰:夏脉太过与不及,其病皆何如?岐伯曰:太过则令人身热而肤痛,为浸淫[1];不及则令人烦心,上见咳唾,下为气泄。帝曰:善。

注[1] 浸淫 此指浸淫疮。初起如粟米,瘙痒,搔破流黄水,蔓延迅速,浸淫成片。

【语译】 黄帝问道:夏天的脉象如钩,怎样才算钩脉呢?岐伯答:夏天之脉应于心,心应南方之火。夏天是万物生长茂盛的季节,所以脉气来时充盛,去时轻微,脉形如钩,故称为钩脉。与此相反的即为病脉。黄帝问:怎样是与之相反的脉象?岐伯答:其脉气来时充盛,去时也充盛,这叫做大过,主病在表;其脉气来时不充盛,去时反而充盛的,这叫做不及,主病在里。黄帝问:夏天之脉太过与不及,其所主的疾病都是怎样的?岐伯答:夏脉太过则使人身体发热而肌肤疼痛,发为浸淫疮;夏脉不及则使人心烦,上见咳嗽吐痰,下为矢气下泄。黄帝说:讲得好。

心脉来累累如连珠,如循琅玕[1]曰平。夏以胃气为本。心脉来喘喘[2]《甲乙》作累累。连属,其中微曲,曰心病。心脉来前曲后居,如操带钩,曰心死。

真心脉至,坚而搏,如循薏苡子,累累然[3],其色赤黑不泽,毛折,乃死。

夏胃微钩曰平,钩多胃少曰心病,但钩无胃曰死。胃而有石曰冬病,石甚曰今病。

注[1] 琅玕 似玉的美石。此指脉满而盛,似珠形中手,圆润柔滑。

[2] 喘喘　急速的样子。

[3] 累累然　连续不断的样子。

【语译】　心脉来时连续不断,有如连串的珠子,好似循摸美石那样圆润柔滑,是正常脉象叫做平脉。夏天之脉以胃气为根本。心脉来时急促(《甲乙》作"累累")连续而至,数至之中有一至略低陷不应指,叫做心的病脉。心脉来时屈曲,去则端直,有如操持衣带之钩一样坚硬,全无柔和之象,叫做心的死脉。

心的真脏脉到来时,脉象坚硬而搏指,有如循摸在一串薏苡子上那样短而坚实,连续不断,病人面色赤黑而不润泽,毫毛枯折,就会死亡。

夏天有胃气的脉象表现为带有柔和之象的微钩脉是正常脉象,叫做平脉;钩象明显而缺少柔和之胃气的,叫做心的病脉;只见钩象而毫无柔和之胃气的,叫做心的死脉。脉有胃气而兼见沉石之脉,到了冬天就会生病;如果脉沉石较甚的,现时就会发病。

心藏脉,脉舍神,怵惕思虑则伤神,神伤则恐惧自失,破䐃[1]脱肉,毛悴色夭,死于冬。

夏心火王,其脉洪《千金》作浮大而洪。大而散,名曰平脉。反得沉濡而滑者,是肾之乘心,水之刻火,为贼邪,大逆,十死不治。一本云:日、月、年数至二[2],忌壬癸。反得大而缓者,是脾之乘心,子之扶母,为实邪,虽病自愈。反得弦细而长者,是肝之乘心,母之归子,为虚邪,虽病易治。反得浮《千金》浮作微。涩而短者,是肺之乘心,金之陵火,为微邪,虽病即差。

心脉来累累如贯珠滑利,再至,曰平;三至,曰离经,病;四至,脱精;五至,死;六至,命尽。手少阴脉也。

注[1]　䐃(jiǒng 窘)　肘膝后肌肉丰满处。

　[2]　日、月、年至二　地二生火,二为火的生数。此句的大意是说:用甲子纪日、纪月、纪年的干支数逢丙丁时,对心火有利。

【语译】　心主血脉,神居于血脉之中。惊恐思虑大过则伤神,神伤则心怯恐惧,不能主宰自持,全身消瘦,大肉尽脱,皮毛憔悴,气色枯晦,死于冬天。

夏天心火当旺,其脉象洪大而舒散(《千金》作"浮大而洪"),称为平脉。反而切得沉濡而滑的脉象,是肾来乘心,水来克火,这是贼邪,为大逆之证。绝大多数不治而死(另一本说:用甲子纪日、纪月、纪年的干支逢丙丁时,对心火有利,而忌壬癸)。如果反而切得大而缓的脉象,是脾来乘心,子气扶助母气,这是实邪,即使有病也会自行痊愈。反而切得弦细而长的脉象,是肝来乘心,母气资助子气,这是虚邪,即使有病也易于治愈。反而切得浮涩而短的脉象,是肺来乘心,金反侮火,这是微邪,即使有病也会很快痊愈。

心脉来时连续不断,有如连贯之珠那样滑动流利,一呼一吸脉各动二次的,叫做平脉;各动三次的,叫做离经,主有病;各动四次的,为精气丧失;各动五次的,为死脉;各动六次的,为生命尽绝。这是手少阴经的脉象。

心脉急甚,为瘛疭;微急,为心痛引背,食不下。缓甚,为狂笑;微缓,为伏梁[1],在心下,上下行,时唾血。大甚,为喉介[2];微大,为心痹[3]引背,善泪出。小甚,为善哕;微小,为消瘅。滑甚,为善渴;微滑,为心疝[4]引脐,少腹鸣。涩甚,为瘖[5];微涩,为血溢,维厥[6],耳鸣,巅疾。

手少阴气绝则脉不通。少阴者,心脉也。心者,脉之合也。脉不通则血不流,血不流则发色不泽,故其面黑如漆柴者,血先死。壬笃癸死,水胜火也。

心死脏,浮之脉实,如豆麻击手,按之益躁疾者,死。

右《素问》、《针经》、张仲景。

注[1] 伏梁 五积之一,为心之积。证见积块伏于脐上心下,其大如臂。因其形状有如屋梁,故称"伏梁"。

[2] 介 阻隔梗塞之意。

[3] 心痹 五脏痹之一。因血脉不通,出现心烦心悸,突发气喘,咽干噯气,易于惊恐等证。

[4] 心疝　此指小肠疝气。由心经受寒,出现少腹隆起作痛,内有形块等证。

[5] 瘖(yīn 音)　失音。

[6] 维厥　四肢厥冷。维,即四维,此指四肢。

【语译】　心脉急甚的,为筋脉抽搐;心脉微急的,为心痛牵引背部,食不能下。心脉缓甚的,为发狂傻笑;心脉微缓的,为伏梁病,发于心下,上下行走,时而唾血。心脉大甚的,为喉中如有物梗阻;心脉微大的,为心痹,牵引到背部,易出泪水。心脉小甚的,为易作呃逆;心脉略小的,为消渴。心脉滑甚的,为易于口渴;心脉微滑的,为心疝,牵引到脐部,少腹鸣响。心脉涩甚的,为失音;心脉微涩的,为血外溢,四肢厥冷,耳鸣及头部疾患。

手少阴经脉经气竭绝,则血脉不通。少阴为心的经脉,心合于脉。脉不通则血液不能顺利流行,血流不畅则毛发之色不润泽,所以其面色黑如漆柴,这是血先死的征象。到了壬日会加重,癸日就会死亡,这是水气克胜火气的缘故。

心脏的死脉,浮取则脉坚实,有如豆麻的种子搏击于指下,重按之更加躁动急疾的,主死证。

以上为《素问》、《针经》、张仲景之文。

脾胃部第三

【提要】　本篇分三部分:①论脾胃相合及其与季节关系,并用五行学说概括其生理功能及其内外联系。②通过自然界土养育万物的作用及土的特性,分析脾土的生理功能、脾脉的特征、脾的病理变化及其所宜的治法等。③指出脾的正常、异常现象,同时论述了脾的生理、病理、传变及诊断。

脾象土,与胃合为腑。胃为水谷之府。其经足太阴,太阴,脾之脉也。与足阳明为表里。阳明胃脉。其脉缓。缓,脾脉之大形也。其相夏三月,火王土相。王季夏六月,废秋三月,囚冬三月,死春三月。其王日戊己,王时食时、日昳;困日壬癸,困时人定、夜半;其死日甲乙,死时平旦、日出。并木时也。其神意,其主味,其养肉,其候口,其声歌,其色黄,其臭香,其液涎,其味甘,其宜辛,其恶酸。脾俞在背第十一椎,募在章门;季肋端是。胃俞在背第十二椎,募在太仓[1]。

右新撰。

注[1] 太仓 中脘穴之别名。

【语译】 脾的生理特性与五行中生养万物的土的特性相似,脾与胃在生理功能上有相互配合依赖的关系,故胃为脾之府(胃为水谷之府),其经脉是足太阴经(足太阴经脉入属脾脏),与足阳明经相表里(足阳明经脉入属胃府)。脾的正常脉象为缓脉(缓脉是脾脉的主要脉形),脾气得助于夏季三个月(夏季火气旺盛,火能生土,所以脾气得助于夏);脾气旺盛于季夏即农历六月;脾气衰废于秋季三个月;脾气囚禁于冬季三个月;脾气衰亡于春季三个月。脾的旺日是戊日、己日,旺时是食时、日昳;困日是壬日、癸日,困时是人定、夜半;其死日是甲日、乙日,死时是平旦、日出(都是属木的时辰)。精神意识活动中的"意"属于脾的生理功能;脾主味;肌肉的营养来自脾,脾开窍于口,因此口可候察脾的病变;在五声中脾为歌,在五色中脾为黄色,在五臭中脾为香,在五液中脾为涎,在五味中脾为甘味;其所喜的味是辛味,所恶的味是酸味。脾的俞穴在背部第十一椎棘突下旁开一寸半,其募穴是章门穴(位于季肋端部);胃俞穴在背部第十二椎棘突下旁开一寸半,其募穴为太仓穴(即中脘穴)。

以上是新撰之文。

脾者土也,敦而福。敦者,厚也,万物众色不同,脾主水谷,其气微弱,水谷不化。脾为土行,王于季夏。上性敦厚,育养万物,当此之时,草木备具,枝叶茂盛,种类众多,或青、黄、赤、白、黑色,各不同矣。故名曰得(得通德)。福者广,土生养万物,当此之时,脾则同禀诸脏,故其德为广大。万物悬根住茎,其叶在巅,蜎蜚蠕动,蚑蟜喘息[1],皆蒙土恩。悬根住茎,草木之类也。其次则蛾蚋几微之虫,因阴阳气变化而生者也。喘息,有血脉之类也。言普天之下，草木昆虫，无不被蒙土之恩福也。**德则为缓，恩则为迟，故令太阴脉缓而迟，尺寸不同。**太阴脾也，言脾王之时脉缓而迟。尺寸不同者，尺迟而寸缓也。**酸咸苦辛，大—作太。沙—作涉，又作妙。而生，互行其时，而以各行，皆不群行，尽可常服。**肝酸、肾咸、心苦、肺辛涩，皆四脏之味也。脾主调和五味以裹四脏，四脏受味于脾，脾王之时，其脉沙（一作涉，又作妙），达于肌肉之中，互行人身躯，乃复各行，随其四肢，使其气周匝，荣诸脏腑，以养皮毛，皆不群行至一处也。故言尽可常服也。**土寒则温，土热则凉。**冬阳气在下，土中温煖。夏阴气在下，土中清凉。脾气亦然。**土有一子，名之曰金，怀挟抱之，不离其身，金乃畏火，恐热来熏，遂弃其母，逃归水中，水自金子，而藏火神，闭门塞户，内外不通，此谓冬时也。**阳气在中，阳为火行，金性畏火，故恐熏之，金归水中而避火也。母子相得益盛，闭塞不通者，言水气充实，金在其中，此为强固，火无复得往刻之者，神密之类也。**土亡其子，其气衰微，水为洋溢，浸渍为池。**—作其地。**走击皮肤，面目浮肿，归于四肢。**此为脾之衰损。土以防水，今土弱而水强，故水得陵之而妄行。**愚医见水，直往下之，虚脾空胃，水遂居之，肺为喘浮。**脾胃已病，宜扶养其气，通利水道。愚医不晓而往下之，此为重伤，水气遂更陵之，上侵胸中，肺得水而浮，故言喘浮。**肝反畏肺，故下沉没。**肺金肝木，此为相刻，肺浮则实，必复刻肝，故畏之沉没之下。**下有荆棘，恐伤其身，避在一边，以为水流。**荆棘，木之类，肝为木，今没在下，则为荆棘。其身，脾也。脾为土，土畏木，是以避在一边，避木也。水流者，水之流路也。土本刻水，而今微弱，又复触木，无复制水，故水得流行。**心衰则伏，肝微则沉，故令脉伏而沉。**心火肝木，火则畏水而木畏金，金水相得，其气则实，刻于肝心，故令二脏衰微，脉为沉伏也。**工医来占[2]，固转[3]孔穴，利其溲便，遂通水道，甘液下流。亭其阴阳，喘息则微，汗出正流。肝著其根，心气因起，阳行四肢，肺气亭亭[4]，喘息则安。**转孔穴者，诸脏之荣井转治其顺。甘液，脾之津液。亭其阴阳，得复其常所，故荣卫开通，水气消除，肝得还著其根株。肝心为母子，肝著则心气得起，肺气平调，故言亭亭，此为端好之类。**肾为安声，其味为咸。**肺主声，肾为其子，助于肺，故言安声。咸，肾味也。**倚坐母败，汻臭如腥。**金为水母，而归水中，此为母往从子，脾气反虚，五脏犹此而相刻贼，倚倒致败宅【疑作则】汻臭而腥，故云然也。**土得其子，则成为山；金得其母，名曰丘矣。**

右四时经。

注[1] 蜎蜚(yuān fěi 冤匪)蠕动，蚑蟩(qí qú 歧渠)喘息　蜎，蚊子的幼虫，即
"孑孓"。蜚，一种有害的小飞虫。蚑，即"长蚑"，又称"蟏蛸"，一种长脚的蜘蛛。
蟩，即"蟪蛄"，为昆虫纲、革翅昆虫的通称。全句泛指自然界所有动物的生命活动。

[2] 占　诊候。此为诊察测候疾病。

[3] 转　转动，此指针刺运针。

[4] 亭亭　安静的样子。此言肺气安定调和之状。

【语译】　脾之生理特性与土的特性相似，土性敦厚而造福
万物，养育着种类众多、色彩不一的万物(脾主吸收水谷精微，
如果脾气微弱，则运化水谷的功能减弱而水谷不化。脾在五行
属土，其气旺于季夏，即农历六月。五行中土的特性为敦厚，能
养育万物，当土气旺盛之季夏时节，草木得土气而生长旺盛，枝
繁叶茂，不仅种类繁多，而且青、黄、赤、白、黑色彩纷纭)，所以
称之为土德，这是因为受土之福泽者为数众多(土能生长万物，
当土气旺盛之时，脾则供给各脏腑以营养，所以说它功德广
大)。诸凡万物草木之类，不论是悬根而生，或住茎而长，其叶
亦随之而生；所有动物的生命活动，都是受土的福泽("悬根住
茎"，是指草木类的植物。其次所说的蚊蛾蟓蚋一类体形极小
的昆虫，也是由天地阴阳之气变化所生。"喘息"，是指有血脉
的虫类，这几句话的含义是，普天之下的草木昆虫，无不承蒙土
之恩惠而生存)。由于土具有厚德载物和赐恩于万物的特点，
土之德性表现为和缓而不急，土之恩惠表现为徐迟而不疾，所以
太阴脾经的脉象亦表现为和缓而迟，而且尺部脉和寸部脉的脉
形不一样(太阴经脉属脾。德则为缓，恩为迟，是说脾气旺盛之
时，其脉应说是缓和而迟与土的特性一样。尺、寸两部脉象不
同，是说尺部脉迟而寸部脉缓)。酸、咸、苦、辛之味各有利于某
一脏腑，都是禀受脾土之气而化生。所以脾旺之时诸味调和而
流行全身，但诸味各沿着相应路径流行，以营养各对应的脏腑，
并不集中营养某一脏而引起该脏脏气的偏颇失调，所以五味可

以常服（酸味入肝、咸味入肾，苦味入心，辛涩入肺，这是与四脏对应之味，脾主调和五味，使之均衡地营养四脏，故四脏从脾获得味的滋养。脾旺之时，脾之经脉输布五味，使之涉（"涉"一作"沙"）达于肌肉之中，交互流行于人身躯干，然后返回到各相应经脉，循行四肢环周全身，并营养诸脏腑，滋养皮毛。但是五味并不停集于人体某一部位，所以说，五味都可以常常服用）。冬天天气寒冷之时，土中反而温暖；夏天天气炎热之时，土中反而清凉（冬天阳气在下，故土中温暖；夏天阴气在下，故土中清凉。脾气亦是这样）。在五行相互关系中，土为金之母，金为土之子。土与金之关系，就好比母子关系，土终日将金抱于怀中，而不让它离开自己身边。可是金性畏火，怕火热熏灼，于是弃其母土，而就其子水，逃于水中以躲避火。水为金之子，具有收藏火神的作用。人身阳气闭藏于肾水之中，就好像隆冬时节，闭门塞户，内外不通，阳热之气不得外泄一样（阳气存在于人体之内，其在五行属性为火，金生来畏惧火，故害怕火热熏灼而逃于水中躲避。这样，金与水母子之间相互资助而更加昌盛。所谓"闭塞不通"，就是说水气充实，金在水中，互相资助而强固，火就不能去克金，阳气因而固密）。金入水中，土失其子，则其气衰微而失去制水能力，而水又得到金的资助而强盛。水盛则反而侮土，好像河湖泛滥，淹没地面而成水池一样（"池"一作"其地"）。泛滥的大水、满溢肌肤，则引起头面、眼睑、四肢浮肿（这是脾土衰弱所致，土本来是防水的，现在土弱而水强，故水反侮土而妄行泛滥）。庸医一见水肿，不加辨证，而只知用下法治疗，以致脾胃之气更加虚亏，水湿更加泛滥而上侵胸中，导致肺脏受水气凌迫而上浮，引起喘咳气促（病因脾胃之气受损，其治疗应以扶益脾胃正气为主，辅以利水消肿。庸医不了解这一道理，只知见水泻水，这样就更加损耗了脾胃之气，使脾失去运化水湿的功能，致使水湿更加泛滥而上侵胸中，肺受水凌迫而上浮，于是引起喘促，所以称之"喘浮"）。肺受水侵而邪实，肺实

必克肝,故肝脏畏肺克而沉没于下(肺金对肝木是相克关系,肺
受水迫而上浮,则邪气实,肺实必克肝,所以肝畏肺克而沉没于
下)。肝木下沉就好像低矮下垂的荆棘,脾土恐被肝木刺伤而
躲避于一旁,使脾失去其正位。水因此失去脾土的克制,于是水
湿流行泛滥而变生诸证(荆棘与木同类。肝属木,今沉没于下
则成为荆棘。"其身"指脾。脾属土,土畏木克,所以躲避一旁
以逃避木克。"水流",其义为水之流行道路。土本克水,而今
其气微弱,又遭木克,则更加不能制水,故水湿得以流行泛滥)。
水湿内盛,侵犯心火,故心气衰微而脉伏;心火衰则肺金实,肺金
实则克肝木,故肝气衰微而脉沉,因此脉伏而沉(心属火而肝属
木,心火畏水克而肝木畏金克。今水盛而金实,乘克心火和肝
木,故使心肝二脏脏气衰微,脉象因而沉伏而不显)。如果是技
术高明的医生来诊治,就会审证求因,用针刺有关穴位,以通利
大小便,使水道通调,脾的输布津液功能正常,水湿向下流行;再
调和其阴阳使之平衡,喘息就会减轻,使汗液排泄正常,肝木得
以还著其根,得到脾土的滋养;心气得以振起,而推动阳气,使阳
气得以通行四肢;肺气得以还其安定调和而肃降,喘息自然会停
止而人体安宁("转孔穴"义为调治诸脏之营卫使之和顺。"甘
液"指脾之津液。阴阳平衡,恢复其正常状态,故营卫运行正
常。水湿消除则肝脏功能恢复正常,就像自然界中水湿消退,则
树木的根系就会牢固地扎根于土壤之中一样。肝心两脏为母子
关系,肝脏功能恢复正常,则心气亦得以恢复正常。肺气平调,
所以形容为"亭亭",这里是端正安好的意思)。肾为肺之子,子
能助母,使肺发音正常。肾味为咸(肺主发声、肾为其子,故肾
能助肺发音,使发音正常,故文中用"安声"二字。咸为肾味)。
总之,上述病证的主要病机是由于母脏失去其子脏之气的资助
而衰败,以致污秽腥臭(金为水之母,因畏火之克而逃归于水
中,是金母就子水;与此同时,金之母脾土则因失去其子脏肺金
的资助而其气反虚,水反侮土,五脏由此相互克伐,于是相互间

失去资助而导致脏气衰败,以致污秽腥臭。所以文中说"倚坐母败,泻臭如腥")。脾土若获得其子脏肺金之气的资助,则土气盛大如山;肺金也只有得其子脏脾土的扶助,才能形成丘陵。

以上是论四时脉象的经文。

黄帝曰:四时之序,逆顺之变异也,然脾脉独何主? 岐伯曰:脾者土也,孤脏以灌四傍者也。曰:然则脾善恶可得见乎? 曰:善者不可得见,恶者可见。曰:恶者何如? 曰:其来如水之流者,此谓太过,病在外;如鸟之喙,此谓不及,病在中。太过则令人四肢沉重不举;其不及,则令人九窍壅塞不通,名曰重强。

【语译】 黄帝问:肝心肺肾的脉象可随春夏秋冬四时的更替次序而出现正常或异常的变化,各不相同,但唯独未论及脾脉,那么,脾脉究竟主何时令呢? 岐伯答:脾在五行属土,位居人体中央,主管输送水谷精微以滋养肝心肺肾四脏,故称为孤脏。黄帝问:那么脾脏的正常与异常脉象可以观察到吗? 岐伯回答:正常的脾脉体现于四时常脉中有柔软和缓之象而不能单独出现。而脾脏的病脉是可以观察到的。黄帝问:脾脏的病脉怎样呢? 岐伯答:如脉来时好像水流汹涌而至的,这叫作太过,主病在外;如脉来时如鸟的嘴巴那样坚锐而短的,这叫作不及,主病在里。脾脉太过则使人四肢沉重不举;脾脉不及则使人九窍壅塞不通,名叫"重强"。

脾脉来而和柔相离,如鸡足践地,曰平。长夏以胃气为本。脾脉来实而盈数,如鸡举足,曰脾病。脾脉来坚兑(兑通锐)如鸟之喙,如鸟之距,如屋之漏,如水之溜[1],曰脾死。

真脾脉至,弱而乍疏乍散,一作数。色青黄不泽,毛折,乃死。

长夏胃微濡弱,曰平;弱多胃少,曰脾病;但代[2]无胃,曰死。濡弱有石,曰冬病;石甚,曰今病。

注[1] 溜 水流的样子。

　　[2] 代 此指软弱之极而无胃气的脉象。

【语译】 正常的脾脉来时,应来去从容和缓柔利,节律均匀分明,好像鸡足踏地那样从容轻缓,这就是脾的平脉。脾主长夏,长夏以胃气为本,也就是说脾的脉象最根本的就是应该有胃气。如果脉来时坚实而盈满急数,如同鸡举足奔跑一样急疾,而缺少柔和从容之象,这是脾的病脉。如果脉来时好似鸟的嘴、鸟类的足距一样坚锐不柔和,或是像屋漏滴水那样时滴时止不规则,或像水流一样流逝不返,这都是无胃气的脉象,为脾的死脉。

脾脏真气衰绝的真脏脉,脉来时搏动微弱无力,忽慢忽散(一说作"数"),快慢不匀。如果病人的面色呈现青黄而不润泽的木来乘土、精气衰败之象,以及营气衰败不能润养皮毛而致毫毛枯焦之象,这种病人的预后不良,接近灭亡。

长夏有胃气的脉象表现为微觉软弱而柔和,这是健康无病的标志,所以称为平脉;如果脉搏弱象明显而缺少柔和的胃气,主脾病,称为病脉;如果濡弱的脉象之中全无柔和之胃气,主病情危重,称为死脉;如果濡弱的脉象之中兼见有坚硬而沉的石脉,到了冬天就会发病;如果脉搏沉石之象十分明显,则现时就会发病。

脾藏荣,荣舍意。愁忧不解则伤意,意伤则闷乱,四肢不举,毛悴色夭,死于春。

六月季夏建未[1],坤未之间土之位[2],脾王之时。其脉大阿阿[3]而缓,名曰平脉。反得弦细而长者,是肝之乘脾,木之刻土,为贼邪,大逆,十死不治。反得浮《千金》浮作微。涩而短者,是肺之乘脾,子之扶母,为实邪,虽病自愈。反得洪大而散者,《千金》作浮大而洪。是心之乘脾,母之归子,为虚邪,虽病易治。反得沉濡而滑者,是肾之乘脾,水之陵土,为微邪,虽病即差。

脾脉苌苌[4]而弱,《千金》苌苌作长长。来疏去数,再至,曰平;三至,曰离经,病;四至,脱精;五至,死;六至,命尽。足太阴脉也。

注[1] 六月季夏建未 季,末。六月为夏令三个月中的末月,故称"季夏"。一年中北斗星的斗纲旋转一周,分别指向十二辰,十二月由此建立,称之为"建",又称

"月建",其中以正月建寅,二月建卯、三月建辰……依次下推,六月则为建未。

　　[2]坤未之间土之位　坤为八卦之一,象征地。在"九宫"方位中,坤位居西南方属土。未为十二辰之一,其位偏于西南方,亦属土。土居中央而寄位于西南,故西南坤未之间为土之位。

　　[3]阿阿　柔和的样子。

　　[4]苌苌(cháng cháng 长长)　此谓脉长的样子。

【语译】　脾脏主藏营气,而精神活动中的意念是寄附于营气之中的,忧愁过度而长期得不到解除就会伤意,意念受伤便会郁闷烦乱,四肢因缺乏营气的营养而无力举动,皮毛因缺乏营气的营养而憔悴且色泽不荣。到了木旺克土的春季,则病情急剧恶化而死亡。

　　六月是夏令最末一个月所以叫做季夏,这时北斗的斗纲指向未位,西南方坤、未之间是土之位,因此,季夏是脾土当旺的时候,此时脉大而柔软和缓是正常脉象,故称之为平脉。如果反而出现弦细而长的脉象,这是肝病传脾,即木来克土之象,是病邪横逆,传变反常,称之为贼邪,主病情严重,无治愈希望,所以说"大逆,十死不治"。假如反而出现浮(《千金》"浮"作"微")涩而短的脉象,这是肺来乘脾,脾土之子肺金之气来扶助母气,这是实邪,即使有病也会自然痊愈。假如反而出现洪大而散的脉象(《千金》作"浮大而洪"),这是心来乘脾,母气心火资助子气脾土,这是虚邪,即使有病也容易治疗。假如反而出现沉濡而滑的脉象,这是肾来乘脾,水反侮土之象,这是微邪,即使有病也会很快痊愈。

　　脾脉来时,脉形长直(《千金》"苌苌"作"长长")而搏动无力,脉来时略慢,去时稍快,此时的脉率若是一呼一吸各动二次的,则为正常脉象,即平脉;若是一呼一吸各动三次的,则脉率背离常度,叫做离经,为病脉;若是各动四次的,则为精气脱失之脉;若是各动五次的,则为危险脉象;若是各动六次的,为生命尽绝。这是足太阴经的脉象。

　　脾脉急甚,为瘛疭;微急,为膈中满,食饮入而还出,后沃沫。

缓甚,为痿厥;微缓,为风痿,四肢不用,心慧然[1]若无病。大甚,为击仆;微大,为痞气[2],腹裹大脓血,在肠胃之外。小甚,为寒热;微小,为消瘅。滑甚,为癞癃;微滑为虫毒蛕【蛕同蛔】,肠鸣热。涩甚,为肠㿉;微涩,为内溃,多下脓血也。

足太阴气绝,则脉不营其口唇。口唇者,肌肉之本也。脉不营则肌肉濡,肌肉濡则人中满,人中满则唇反,唇反者肉先死。甲笃乙死,木胜土也。

脾死脏,浮之脉大缓,一作坚。按之中如覆杯,絜絜[3]状如摇者,死。一云黎黎状如炙肉。

右《素问》、《针经》、张仲景。

注[1] 慧然　清楚明了的样子。

[2] 痞气　五积之一,为脾之积。证见胃脘部积块,大如覆盘。

[3] 絜絜(jié jié 结结)　此谓脉坚结不和的样子。

【语译】　脾脉急甚的,主病四肢抽搐;微急的,主病膈中胀满,饮食进入而还复吐出,大便下泄多泡沫。缓甚的,主病肢体痿弱无力和厥冷;微缓的,主风邪所致的痿病,其症状为四肢痿弱不用,心中却清晰明了,好像无病一样。大甚的,主突然仆倒的卒中病;微大的,主痞气病,腹中裹有大量脓血,在肠胃之外。小甚的,主病寒热;略小的,主病消渴。滑甚的,主病癫疝、小便癃闭;微滑的,主蛔虫之类的寄生虫为病,肠鸣而热。涩甚的,主病脱肛;微涩的,主肠内溃疡,大便泄出大量脓血。

足太阴经脉经气竭绝,则其经脉不能营润其口唇,口唇为肌肉之本。其经脉不能营养肌肉,则肌肉软弱,肌肉软弱则人中肿满,人中肿满则口唇外翻,口唇外翻是肉先死的征象。到了甲日会加重,乙日会死亡,这是木气克胜土气的缘故。

脾脏的死脉,浮取之脉大而缓慢(一作"坚"),重按之里面好像覆着的杯子一样,坚结不和,动摇不定的(另一说法是:黎黎状如炙肉),主死证。

以上为《素问》、《针经》、张仲景之文。

肺大肠部第四

【提要】 本篇分三部分:①论肺大肠相合及其与季节的关系,并用五行学说概括其生理功能及其内外联系。②从肺与时令的相应关系出发,论述其脉象、病机以及人体阴阳之气在秋令的正常状态等。③指出秋令肺脉的正常,异常脉象,论述了肺的生理、病理、传变及诊断。

肺象金,与大肠合为腑。大肠为传导之腑也。其经手太阴,手太阴肺脉也。与手阳明为表里。手阳明大肠脉也。其脉浮。浮,肺脉之大形也。其相季夏六月,季夏土王金相。其王秋三月,废冬三月,囚春三月,死夏三月。夏火王金死。其王日庚辛,王时晡时、日入;其困日甲乙,困时平旦、日出;其死日丙丁,死时禺中、日中。其神魄,其主声,其养皮毛,其候鼻,其声哭,其色白,其臭腥,其液涕,其味辛,其宜咸,其恶苦。肺俞在背第三椎,或云第五椎也。募在中府;直两乳上下【疑作二】肋间。大肠俞在背第十六椎,募在天枢。侠脐傍各一寸半。

右新撰。

【语译】 肺的生理特性与金的特性相类似,肺与大肠在生理功能上有相互配合和依赖的关系(大肠为传导之府)。肺的经脉是手太阴经(手太阴经脉入属肺,故又称作手太阴肺经),手太阴经与手阳明经相表里(手阳明经入属大肠,故又称作手阳明大肠经)。肺的正常脉象是浮脉(浮脉是肺脉的主要脉形)。肺的经气得助于季夏,即农历六月(季夏脾土之气旺盛,脾土能生肺金,所以肺的经气得助于季夏);肺的经气旺盛于秋季的三个月;衰废于冬季的三个月;囚禁于春季的三个月;衰亡于夏季的三个月(夏季火气旺盛,火能克金,故衰亡于夏季)。肺的旺日是庚日、辛日,旺时是晡时、日入;其困日是甲日、乙日,困时是平旦、日出;其死日是丙日、丁日,死时是禺中、日中。精神意识活动中的"魄"属于肺的生理功能,其所主为声,其所养为皮毛,肺开窍于鼻,故鼻可候肺之功能正常与否。在五声中肺主哭,在五色中肺为白色,五臭中肺为腥气,五液中肺为涕,五味中肺为辛味。其所喜的是咸味,所恶的是苦味。肺的俞穴位于背部第三椎(有人说是第五椎)棘突下旁开一寸半,其募穴是中府穴(位于两乳头正上方第一、二肋之间)。大肠的俞穴位于背部第十六椎棘突下旁开一寸半,其募穴是天枢穴(位于脐左右旁开各寸半处)。

以上为新撰之文。

肺者西方金,万物之所终。金性刚,故王西方,割断万物,万物是以皆终于秋也。宿叶落柯[1],萎萎枝条,其杌[2]然独在。其脉为微浮毛,卫气迟,萎萎者,零落之貌也,言草木宿叶得秋随风而落,但有枝条杌然独在。此时阳气则迟,脉为虚微如毛也。荣气数。数则在上,迟则在下,故名曰毛。诸阳脉数,诸阴脉迟。荣为阴,不应数,反言荣气数,阴得秋节而升转在阳位,故一时数而在上也。此时阴始用事,阳即下藏,其气反迟,是以肺脉数散如毛也。阳当陷[3]而不陷,阴当升而不升,为邪所中。阴阳交易,则不以时定,二气感激,故为风寒所中。阳中邪则卷,阴中邪则紧,卷则恶寒,紧则为栗,寒栗相薄,故名曰疟。弱则发热,浮乃来出。卷者,其人拘卷也。紧者,脉紧也。此谓初中风寒之时,脉紧,其人则寒,寒止而脉更微弱,弱则其人发热,热止则脉浮,浮者,疟解王脉出也。且中且发,暮中暮发。言疟发皆随其初中风邪之时也。脏有远近,脉有迟疾,周有度数,行有漏刻。脏,谓人五脏,肝心脾肺肾也。心肺在膈上,呼则其气出,是为近。呼为阳,其脉疾。肾肝在膈下,吸则其气入,是为远也。吸为阴,其脉迟。度数,谓经脉之长短。周身行者,荣卫之行也,行阴阳各二十五度,为一周也,以应漏下百刻也。迟在上,伤毛采[4];数在下,伤下焦。中焦有恶则见,有善则匿。秋则阳气迟,阴气数。迟当在下,数当在上,随节变,故言伤毛采也。人之皮毛,肺气所行。下焦在脐下,阴之所治也,其脉应迟,今反数,故言伤下焦。中焦,脾也,其平善之时脉常自不见,衰乃见耳,故云有恶则见也。阳气下陷,阴气则温。言阳气下陷,温养诸脏。阳反在下,阴反在巅,故名曰长而且留。阴阳交代,各顺时节,人血脉和平,言可长留竟一时。

右四时经。

注[1] 柯(kē 科）草木之枝茎。

[2] 杌(wù 误）树木无枝叶。

[3] 陷 此为下降、潜藏之意。

[4] 毛采 皮毛之色泽。

【语译】 肺的生理功能与五行中位于西方的金相似,肺之脏气旺于秋季,故其功能又与万物结束生长而成熟的秋季相类似(金具有刚强的特性,而旺于西方,金的刚强之气能够结束万物的生长,所以万物到了秋季金气旺盛的季节就停止了生长),这时草木之残叶下落,枝条凋零,单独剩下光秃秃的树干。秋季的正常脉象表现为微浮如毛。这和秋季人的卫气运行迟缓("萎萎",零落的样子。以上是说草木的残叶到了秋季随风而落,只剩下光秃秃的枝干。此时人体的阳气受气候的影响,运行亦变得迟缓,因此,脉来虚微如毛),营气运行急数有关。营阴运行急数则脉浮于上,卫阳运行迟缓则沉于下,所以脉呈毛脉之象(凡阳脉应脉行急数,阴脉应脉行迟缓。营属阴,不应该运行急数,为什么这里反而说"营阴运行急数"? 这是因为到了秋季阴阳的升降发生了变化,阴气由在下而转为上升到阳位,所以营阴的运行亦变为急数而位居于上。此时,阴开始起主导作用,而阳则下藏于内,因之阳气运行反而变得迟缓了,所以肺脉相应呈急数而散大的毛脉)。如果秋季之时,阳气应下藏而不下藏,阴气当上升而不上升,这就是被邪气所伤(这是由于阴与阳不按时令变化交换主次升降地位,反而相应阻遏了对方,所以被风寒所伤)。阳分受邪则病人身体蜷缩,阴分中邪则病人脉紧。身体蜷缩的同时则恶寒,脉紧则病人战栗,恶寒与战栗相兼,所以称之为疟疾。寒战之后,脉象由紧转弱,而病人出现发热,热止之后脉象又由弱转浮("卷",指病人身体蜷缩;"紧"指病人脉紧。这是说病人初感风寒之时,脉紧而恶寒,寒战之后,脉更微弱,这时病人发热,热退之后则脉浮。脉浮是正胜邪退,疟症解除而恢复秋季的旺脉)。疟疾发作的时间和感邪的时间相一致,若是早晨感受病邪的,则于早晨发作;若是傍晚感受病邪的,则于傍晚发作(这是说疟发时间随病人初次感受风邪的时间而定)。五脏在人体中的位置有高下远近之分,脉气的运行也有快慢的不同,但经脉长短有一定的度数,可用漏水计时的刻度来算营卫运行全身的度数("脏"指人体心肝脾肺肾五脏。心肺位于膈上,呼则其气出于鼻、口,鼻、口距心肺位置近,呼气时气是由里出表,故呼属阳,心肺之脉气运行快而脉疾;肾肝位于膈下,吸则其气从鼻、口入,鼻、口距肾肝位置远,吸气时气是由表入里,故吸属阴,肝肾之脉气运行慢而脉迟。"度数",指经脉的长短,"周行全身",是指营卫之气周行全身。营卫之气环绕全身循行,白天和夜晚各二十五周次,一昼夜运行五十周次是一个大的周期,所需时间正符合漏水计时的一百刻度)。若上部见迟脉,主肺气受伤而皮毛色泽改变;若下部见数脉,主下焦受伤;中焦有病则脾脉有异常改变;中焦正常无病则脾脉隐藏包含于四时平脉之中(在秋天,人的正常生理是阳气运行迟缓,阴气运行急数。迟、应当呈现于下部;数,应当呈现于上部。脉象应随季节变化而呈相应改变。上部应见数脉,如今反见迟脉,所以说主皮毛受损。人之皮毛是肺气所濡养。下焦指脐以下部位,属阴分范围,其脉应迟,今反见数脉,所以说主下焦受伤。中焦乃脾之所属,脾脏正常则脉无明显特征,脾气衰弱则可见到异常脉象,所以说"有恶则可见")。阳气下存,则阴气得其温养(这是指阳气内入,温养诸脏)。阳气反在而在下,阴气反而在上,这是人体阴阳气血与时令变化相适应的正常表现,生命活动就可以长久正常,所以称之为长而且留(阴阳双方各顺应季节变化而交换其上下部位,这是人体血脉平和之象,所以说长而且留)。

以上是论四时脉象的经文。

黄帝问曰:秋脉如浮,何如而浮?岐伯对曰:秋脉肺也,西方金也,万物之所以收成也。故其气来轻虚而浮,其气【前二字疑衍】来急去散,故曰浮。反此者病。黄帝曰:何如而反?岐伯曰:其气来毛而中央坚,两傍虚,此谓太过,病在外;其气来毛而微,此谓不及,病在中。黄帝曰:秋脉太过与不及,其病何如?岐伯曰:太过则令人气逆而背痛温温《内经》温温作愠愠。然[1];不及则令人喘,呼吸少气而咳,上气见血,下闻病音[2]。

注[1] 温温然　气蕴积不舒的样子。

　[2] 病音　指喘息的声音。一说指。"矢气",亦通。此姑从前说。

【语译】　黄帝问道:秋天的脉象如浮,怎样出现浮脉的,岐伯回答说:秋天之脉主应肺脏,肺在五方中属西方,在五行中属金。秋天是万物收成的季节,因此,脉气来时也表现为轻虚而浮,来时略为急速,去时稍见舒散,所以叫做浮。与此脉象相反的为病脉。黄帝曰:怎样是与之相反的脉象?岐伯答:其脉气来时虽浮软如毛,然而中央坚硬,两旁虚弱,这就叫做太过,主病在表;其脉气来时浮软而微弱,这就叫做不及,主病在里。黄帝问:秋天之脉太过与不及,其所主的疾病怎样?岐伯答:秋脉太过则使人肺气上逆背部疼痛而郁闷不舒;秋脉不及则使人喘息,呼吸少气而咳嗽,气逆咳血,喉下胸中可闻到喘鸣声。

　　肺脉来厌厌聂聂[1],如落榆荚,曰肺平。秋以胃气为本。《难经》云:厌厌聂聂,如循榆叶,曰春平脉。蔼蔼如车盖,按之益大,曰秋平脉。肺脉来不上不下,如循鸡羽,曰肺病。《巢源》无不字。肺脉来如物之浮,如风吹毛,曰肺死。

　　真肺脉至,大而虚,如以毛羽中人肤,色赤白不泽,毛折,乃死。

　　秋胃微毛,曰平;毛多胃少,曰肺病;但毛无胃,曰死。毛而有弦,曰春病;弦甚,曰今病。

注[1] 厌厌聂聂　翩翩之状。此言脉来轻浮的样子。

【语译】　正常的肺脉来时轻浮而虚软,好似榆荚飘落下来一样,这是肺的平脉。秋天之脉以胃气为根本。(《难经》说:脉来轻浮,好似抚摩在榆树叶上一样,这是春天肺的平脉;脉来轻浮,好似车的顶盖一样轻软,重按则脉形更大,这是秋天肺的平脉)。肺脉来涩滞不畅,好像循摸在鸡羽上一样,叫做肺的病脉。肺脉来时如水上浮物那样空虚无根,如风吹草那样散乱无绪,叫做肺的死脉。

肺的真脏脉到来时,大而空虚,好像毛羽着人皮肤一样。面色赤白而不润泽,毫毛枯折,就会死亡。

秋天有胃气的脉表现为微浮而柔和,叫做平脉;浮象明显而缺少柔和之胃气的,叫做肺的病脉;只见浮象而毫无柔和之胃气的,叫做肺的死脉。脉浮而兼弦的,到了春天会生病,如果弦象很明显的,现时就会发病。

肺藏气,气舍魄,喜乐无极则伤魄,魄伤则狂,狂者意不存人,皮革焦,毛悴色夭,死于夏。

秋金肺【前二字疑倒】王,其脉浮《千金》浮作微。涩而短,曰平脉。反得洪大而散者,《千金》作浮大而洪。是心之乘肺,火之刻金,为贼邪,大逆,十死不治。一本云:日、月、年数至四,忌丙丁。反得沉濡而滑者,是肾之乘肺,子之扶母,为实邪,虽病自愈。反得大而缓者,是脾之乘肺,母之归子,为虚邪,虽病易治。反得弦细而长者,是肝之乘肺,木之陵金,为微邪,虽病即差。

肺脉来汜汜[1],轻如微风吹鸟背上毛,再至,曰平;三至,曰离经,病;四至,脱精;五至,死;六至,命尽。手太阴脉也。

注[1] 汜汜(fàn fàn 饭饭) 轻浮的样子。

【语译】 肺主藏气,魄居于气之中。若喜乐无度则伤魄,魄受伤则发狂,发狂的不辨亲疏,旁若无人,皮肤干焦,毫毛憔悴,气色枯晦,死于夏天。

秋天肺金当旺,其脉象浮(《千金》"浮"作"微")涩而短,称之为平脉。反而切得洪大而散(《千金》作"浮大而洪")的脉象,是心来乘肺,火来克金,这是贼邪,为大逆之证,绝大多数不治而死(另一版本说:用甲子纪日、月、年时的干支逢庚辛时对肺有利;而忌丙丁)。如果反而切得沉濡而滑的脉象,是肾来乘肺,子气扶助母气,这是实邪,即使有病也会自然痊愈。反而切得大而缓的脉象,是脾来乘肺,母气资助子气,这是虚邪,即使有病也易于治愈。反而切得弦细而长的脉象,是肝来乘肺,木反侮金,这是微邪,即使有病也很快痊愈。

肺脉来时轻浮柔和,有如微风吹鸟背上的毛羽,一呼一吸脉各动二次的,叫做平脉;各动三次的,叫做离经,主有病;各动四次的,为精气丧失;各动五次的,为死脉;各动六次的,为生命尽绝。这是手太阴经的脉象。

肺脉急甚,为癫疾;微急,为肺寒热,怠堕,咳唾血,引腰背胸,苦鼻息肉不通。缓甚,为多汗;微缓,为痿偏风,一作漏风【此注可以】。头以下汗出不可止。大甚,为胫肿;微大,为肺痹[1],引胸背,起腰内。小甚,为殟泄;微小,为消瘅。滑甚,为息贲[2],上气;微滑,为上下出血。涩甚,为呕血;微涩,为鼠瘘[3],在颈支掖【掖通腋】之间,下不胜其上,其能[4]喜酸。

手太阴气绝则皮毛焦,太阴者,行气温皮毛者也。气弗营则皮毛焦,皮毛焦则津液去,津液去则皮节伤,皮节伤者则爪爪字一作皮。枯毛折,毛折者则气气字一作毛。先死。丙笃丁死,火胜金也。

肺死藏,浮之虚,按之弱如葱叶,下无根者,死。

右《素问》、《针经》、张仲景。

注[1] 肺痹　五脏痹之一,以烦满喘而呕等为主证。

[2] 息贲　五积之一,为肺之积。证见右胁下积块,大如覆杯。因其令人呼吸喘息而气逆上奔,故称"息贲"。息,呼吸。贲,有奔意。

[3] 鼠瘘　瘰疬溃破后,流脓清稀,久不收口,形成窦道或瘘管,称为"鼠瘘"。

[4] 能(tài态)　指形态。

【语译】　肺脉急甚的,为癫疾;微急的,为肺有寒热,肢体困倦,咳嗽唾血,咳引腰背与胸部,苦于鼻息肉阻塞而鼻窍不通。

93

缓甚的,为多汗;微缓的,为痿病,半身不遂(一作漏风),头以下汗出不可止。大甚的,为足胫浮肿;微大的,为肺痹,牵引胸背,起于腰内。小甚的,为泄泻完谷不化;略小的,为消渴。滑甚的,为息贲病,气逆上奔;微滑的,为上部及下部出血。涩甚的,为呕吐;微涩的,为鼠瘘,病发于颈部及肢腋之间,下肢痿弱难于支持上部身躯的重量,其病形表现易为肢体痿软。

手太阴经脉经气竭绝,则皮毛焦枯。手太阴经脉,是行气以温润皮毛的。肺气不能营养皮毛,则皮毛焦枯,皮毛焦枯则表明津液耗失,津液耗失则皮肤肉节失养而受到损伤,皮肤肉节受伤则爪甲干枯、毫毛焦折。毫毛焦折则表明气已先死。到了丙日会加重,丁日会死亡,这是火气克胜金气的缘故。

肺脏的死脉,浮取时脉见虚弱,重按之则脉见软弱,有如按在葱叶上一样,底下无根的,主死证。

以上为《素问》、《针经》、张仲景之文。

肾膀胱部第五

【提要】 本篇分三部分:①论肾膀胱相合及其与季节的关系,并用五行学说概括其生理功能及其内外联系。②从肝与时令的相应关系出发,论述其脉象、病机及治则。③指出冬令肾脉的正常、异常脉象,同时论述了肾的生理、病理、传变及诊断。

肾象水,与膀胱合为腑。膀胱为津液之府。其经足少阴,足少阴肾脉也。与足太阳为表里。足太阳膀胱脉也。其脉沉。沉,肾脉之大形也。其相秋三月,秋金王水相。其王冬三月,废春三月,囚夏三月,其死季夏六月。其王日壬癸,王时人定、夜半;其困日丙丁,困时禺中、日中;其死日戊己,死时食时、日昳。其神志,肾之所藏者志也。其主液,其养骨,其候耳,其声呻,其色黑,其臭腐,其液唾,其味咸,其宜酸,其恶甘。肾俞在背第十四椎,募在京门;膀胱俞在背第十九椎,募在中极。横骨上一寸,在脐下五寸前陷者中。

右新撰。

【语译】 肾的生理特性与"水"的特性相类似,肾与膀胱在生理功能上有相互配合、依赖的关系,故膀胱为肾之府(膀胱蓄藏津液故称津液之府),肾的经脉是足少阴经(足少阴经脉入属肾脏)。足少阴经与足太阳经相表里(足太阳经脉入属膀胱)。肾以沉脉为正常脉象(沉脉是肾脉的主要脉形)。肾气得助于秋季的三个月(秋季金气旺盛,金能生水,所以肾气得助于秋);旺盛于冬季的三个月;衰废于春季的三个月;囚禁于夏季的三个月;衰亡于季夏,即农历六月。其旺日是壬日、癸日,旺时是人定、夜半;其囚日是丙日、丁日,其困时是禺中、日中;其死日是戊日、己日,死时是食时、日昳。精神意识活动中的"志"属于肾的生理功能(肾藏志)。肾主液,肾液能滋养骨骼的生长,肾开窍于耳,故肾的精气盛衰可以从耳来诊候。在五声中肾为呻,五色中肾为黑,五气中肾为腐,五液中肾为唾,五味中肾为咸。其所喜之味为酸,所恶之味为甘。肾的俞穴在背部第十四椎棘突下旁开一寸半处,肾的募穴是京门穴。膀胱的俞穴在背部第十九椎棘突下旁开一寸半处,膀胱的募穴是中极(位于耻骨联合上一寸、脐下五寸四陷部位的正中处)。

以上是新撰之文。

肾者北方水,万物之所藏。冬则北方用事,王在三时之后,肾在四脏之下,故王北方也。万物春生、夏长、秋收、冬藏。百虫伏蛰[1],冬伏蛰不食之虫,言有百种也。阳气下陷,阴气上升。阳气中出,阴气烈为霜,遂不上升,化为雪霜,猛兽伏蛰,蜾虫[2]匿藏。阳气下陷者,谓降于土中也。其气犹越而升出,阴气在上寒盛,阳气虽升出而不能自致,因而化作霜雪。或谓阳气中出是十月则霜降。猛兽伏蛰者,盖谓龙蛇冬时而潜处。蜾虫,无毛甲者,得寒皆伏蛰,逐阳气所在,如此避冰霜,自温养也。其脉为沉。沉为阴,在里,不可发汗,发则蜾虫出,见其霜雪。阳气在下,故脉沉,温养于脏腑,此为里实而表虚,复从外发其汗,此为逆治,非其法也。犹百虫伏蛰之时,而反出土见于冰霜,必死不疑。逆治者死,此之谓也。阴气在表,阳气在脏,慎不可下,下之者伤脾,脾土弱即水气妄行。阳气在下,温养诸脏,故不可下也。下之既损于阳气,而脾胃复伤。土以防水,而今反伤之,故令水得盈溢而妄行也。**下之者,如鱼出水,蛾人汤。**言治病逆,则杀人,如鱼出水,蛾入汤火之中,立死。**重客在里,慎不可熏,熏之逆客,其息则喘。**重客者,犹阳气也,重者,尊重之貌也。阳位尊处于上,今一时在下,非其常所,故言客也。熏谓烧针及以汤火之辈熏发其汗,如此则客热从外入,与阳气相薄,是为逆也。气上熏胸中,故令喘息。**无持客热,令口烂疮。**无持者,无以汤火发寒其汗也。熏之则火气入里为客热,故令其口生疮。**阴脉且解,血散不通,正阳遂厥,阴不往从。**血行脉中,气行脉外,五十周而复会,如环之无端也,血为阴,气为阳,相须而行。发其汗,使阴阳离别,脉为解散,血不得通。厥者,逆也,谓阳气逆而不复相朝使。治病失所,故阴阳错逆,可不慎也。**客热狂入,内为结胸。**阴阳错乱,外热狂入,留结胸中也。**脾气遂弱,清溲痢通。**脾主水谷,其气微弱,水谷不化,下痢不息。清者,厕也。溲从水道出,而反清溲者,是谓下痢至厕也。

　　右四时经。

注[1] 蛰(zhé 哲) 动物冬眠。

[2] 蜾(guǒ 果)虫 一种细腰蜂。此泛指小虫。

【**语译**】 肾在五行属水,位应北方。旺于万物潜藏之冬季(冬天,北方的寒冷气候当令,肾旺在春暖夏热秋凉之后。肾位于心肺肝脾四脏之下,故应于北方,旺于冬季。万物的生长规律是春生、夏长、秋收、冬藏)。百虫蛰伏不出(冬季进入冬眠不食状态的虫类,据说有上百种)。此时,阳气下潜,阴气上升。阳气虽然下潜,但有时还会升出;阴气太盛就会凝结为霜雪,就不会上升。这时猛兽、昆虫都随着阳气的潜藏而伏匿、蛰藏("阳气下陷",指阳气潜藏于土中。但阳气有时还会外越而升出。阴气在上则寒盛,阳气虽升出,然而却不能使阴寒消散,阴气因而化作霜雪。有人说"阳气中出"的含义是指十月就降霜。"猛兽伏蛰"的含义是龙、蛇在冬季都蛰伏而进入冬眠状态;昆虫中无绒毛、甲壳者,到了寒冷的季节都蛰伏而进入冬眠状态,都是为了追逐阳气的潜藏处所,以躲避冰霜,用阳气来温养躯体)。人应冬季阳气潜藏,故肾脉见沉。沉脉属阴,主里,故不可发汗。

如果发其汗，则是逆治，这就好比在昆虫冬眠之时令其出土，遇见冰霜，就难存活一样(冬天阳气潜藏，故脉象沉。这时阳气在里温养脏腑，是为里实而表虚，表虚若再从体表发汗，这是逆治，不是正确的治法。这好比是在多种昆虫蛰伏冬眠之时，让它们离开土中的巢穴，暴露于严寒冰霜之下一样，必死无疑。逆治者死，说的就是这种情况)。冬季，阴气在表而阳气在里，慎不可用下法。若用下法则伤及脾土，脾土衰弱则会引起水气妄行(阳气潜藏于内而滋养诸脏腑，故不可用下法。若使用下法，既损伤阳气，又损伤脾胃。脾土是用来运化体内水气的，而今反损伤了脾土，所以使得水气泛溢而妄行)。因此，冬天用下法，就好比是让鱼儿离开水和飞蛾落入沸水中一样(这是说治病不当则杀人，如同鱼儿离开水和飞蛾落入沸水、火中一样，会立即死去)。阳气潜藏于里，还当慎用烧针熏熨法治疗，误用则迫使阳气外越，致生喘息("重客"，在此比喻为阳气。"重"，尊重的样子，以此说明阳气在人体中作用的重要。阳气在人体生命活动中起着重要作用，位居上部，今因季节原因而一时潜藏，这并非它经常所在之处，所以称之为"客"。"熏"，指烧针以及用沸水、火等熏而发汗。如果用熏法治疗，则火热之气从外入内，逼迫体内阳气，所以这是不正确的治法。火热之气上熏于胸中，则导致喘息)。也不可用熏蒸方法发汗，因其助长火热之气内侵，可使口腔生溃疡("无持"，是指勿用沸水和火熏蒸发汗，熏之则导致火热之气入里而成为外来邪热，从而引起口舌溃疡)。误汗则使阳气逆乱导致阴脉中阴阳离散。这样，血因失去阳气之统摄而流散或瘀阻不通，而阳气则因运行逆乱而失去阴血之承载(血行于脉中，气行于脉外，周流不息、各循行五十周次后再作总的会合，如圆环一样终而复始而无始端。血属阴，气属阳，相互协同而运行。熏蒸发汗则气血失调，阴阳离别，脉道失和而血行瘀阻。"厥"，逆乱的意思，指阳气运行逆乱而不与阴血相配合，若进一步发展为阴阳相互关系破裂则无法医治。所以对阴阳失调,不可不慎防)。邪热入内,留于胸中,则成为结胸证(机体阴阳失调,邪热则入内而留结于胸中)。误下伤脾,脾气虚弱,则下利而小便清(脾主运化水谷,脾气微弱,水谷不化则下利不止。"清",指厕所。溲从小道排出到体外。而反清溲者,是指下利而去厕所)。

以上是论四时脉象的经文。

黄帝曰:冬脉如营[1],何如而营?岐伯对曰:冬脉肾也,北方水也,万物之所以合藏,故其气来沉以搏,《甲乙》作濡。故曰营。反此者病。黄帝曰:何如而反?岐伯曰:其气来如弹石者,此谓太过,病在外;其去如数[2]者,此谓不及,病在中。黄帝曰:冬脉太过与不及,其病皆如何?岐伯曰:太过则令人解㑊[3],脊脉痛而少气,不欲言;不及则令人心悬如病饥,眇中清[4],脊中痛,少腹满,小便黄赤。

注[1] 如营 此指脉沉如营垒深藏。

[2] 如数 此指非实热所致之数脉。

[3] 解㑊 指肢体困倦懈怠、懒于动作的病证。

[4] 眇(miǎo 秒)中清 眇,指季肋下挟背两傍空软处;清,寒冷。

【语译】 黄帝问道:冬天的脉象如营阴内守,怎样出现如营之脉的呢?岐伯回答:冬天的脉主应肾脏,肾应五方中之北方、在五行中属水。冬天是万物潜藏的季节,人应冬季潜藏之气,故脉来沉而搏指(《甲乙》作濡),所以说冬脉如营阴之内守。如果与这种脉象相反,那就是病脉。黄帝问:怎样才是相反的脉象呢?岐伯回答:其脉气来时坚硬不软如以指弹石的,这就叫做太过,主病在表;如果脉气去时急速,这就叫做不及,主病在里。黄帝问:冬天太过与不及的脉象,会出现哪些相应的病变呢?岐伯答:冬脉太过,则使人肢体困倦懈怠无力、脊背经脉疼痛、少气懒言;冬脉不及则使人心中悬怯空虚,有好像饥饿一样的感觉,季肋下空软处有清冷感,脊骨疼痛,少腹胀满,小便黄赤。

肾脉来喘喘累累如钩,按之而坚,曰肾平。冬以胃气为本。肾脉来如引葛,按之益坚,曰肾病。肾脉来发如夺索,辟辟[1]如弹石,曰肾死。

真肾脉至,搏而绝,如以指弹石,辟辟然,色黄黑不泽,毛折,乃死。

冬胃微石,曰平;石多胃少,曰肾病;但石无胃,曰死。石而有钩,曰夏病;钩甚,曰今病。

凡人以水谷为本,故人绝水谷则死,脉无胃气亦死。所谓无胃气者,但得真脏脉,不得胃气也。所谓脉不得胃气者,肝不弦,肾不石[2]也。

注[1]　辟辟　急促而不均匀的样子。

[2]　肝不弦,肾不石　指春令肝脉不见微弦,冬令肾脉不见微石。此为五脏不得胃气滋养所致。

【语译】　肾脉来时略急而连续不断,沉石之中略有曲回如钩之象,按之而坚,叫做肾的平脉。冬天之脉以胃气为根本。肾脉来时沉紧搏指,有如牵引着的葛藤,重按之更为坚劲,叫做肾的病脉。肾脉来时如牵拉争夺着的绳索一样绷紧坚搏,急促而乱,圆硬如以指弹击石头之状,叫做肾的死脉。

肾的真脏脉到来时,搏击坚劲而时有中止断绝,好像用手指弹击石头一样坚硬,脉来急促而乱,面色黄黑而不润泽,毫毛枯折,就会死亡。

冬天有胃气的脉象表现为柔和而微沉石,叫做平脉;沉石明显而缺少柔和之胃气,叫做肾的病脉;只见沉石而毫无柔和之胃气,叫做肾的死脉。脉沉石之中兼见有钩象,到了夏天就会生病;如果钩象很明显,现时就会发病。

人的生命活动以水谷饮食为根本,所以人断绝了水谷饮食就会死亡,脉中没有胃气也会死亡。所谓脉无胃气,是指只见到有真脏脉,而不见和缓柔利的胃脉。所谓脉中不得胃气的脉,如春天肝脉不见微弦,冬天肾脉不见微石之类。

肾藏精,精舍志。盛怒而不止则伤志,伤志【前二字疑倒】则善忘其前言,腰脊痛,不可以俛仰屈伸,毛悴色夭,死于季夏。

冬肾水王,其脉沉濡而滑,曰平脉。反得大而缓者,是脾之乘肾,土之刻水,为贼邪,大逆,十死不治。一本云:日、月、年数至一,忌戊己。反得弦细而长者,是肝之乘肾,子之扶母,为实邪,虽病自愈。反得浮《千金》作微。涩而短者,是肺之乘肾,母之归子,为虚邪,虽病易治。反得洪大而散者,《千金》作浮大而洪。是心之乘肾,火之陵水,为微邪,虽病即差。

肾脉沉细而紧,再至,曰平;三至,曰离经,病;四至,脱精;五至,死;六至,命尽。足少阴脉也。

【语译】 肾贮存五脏六腑精气,精神思维活动中的记忆、决心等"志"的功能,是寓于肾精之中的。如果大怒不止,就会损伤志,志受伤则记忆力减退,容易忘记过去所说的话,伤志则肾精亦伤而出现腰脊痠痛、不能任意地俯仰屈伸,若病久精气进一步耗损,则毛发憔悴、面色枯槁不润,死于季夏六月。

冬令肾水当旺,此时脉见沉濡而滑,这是正常脉象,称为平脉。若反而出现大而缓的脉象,这是脾病传肾,即土来克水之象,这是病邪横逆的贼邪,为大逆之证,绝大多数不治而死(另一版本说:用甲子纪日、月、年时的干支逢壬、癸时对肾有利;而忌戊、己)。如果反而出现弦细而长的脉象,是肝来乘肾,子气扶助母气,这是实邪,即使有病也会自然痊愈。如果反而出现浮(《千金》作"微")涩而短的脉象,是肺来乘肾,母气资助子气,这是虚邪,即使有病也易于治愈。如果反而出现洪大而数的脉象(《千金》作"浮大而洪"),是心来乘肾,即火反侮水之象,这是微邪,即使有病也会很快痊愈。

肾脉来时沉细而紧,一呼一吸脉各动二次的,叫做平脉;各动三次的,叫做离经,主有病;各动四次的,为精气丧失;各动五次的,为死脉;各动六次的,为生命尽绝。这是足少阴经的脉象。

肾脉急甚,为骨痿[1]、癫疾;微急,为奔豚[2]、沉厥[3],足不收,不得前后。缓甚,为折脊;微缓,为洞下,洞下者食不化,入咽还出。大甚,为阴痿;微大,为石水[4],起脐下以至少腹肿,垂垂然[5],上至胃管,死不治。小甚,为洞泄;微小,为消瘅。滑甚,为癃、癫;微滑,为骨痿,坐不能起,目无所见,视见黑花。涩甚,为大痈;微涩,为不月水,沉痔。

足少阴气绝则骨枯。少阴者,冬脉也,伏行而濡骨髓者也。故骨不濡则肉不能著骨也,骨肉不相亲则肉濡而却,肉濡而却故齿长而垢,《难经》垢字作枯。发无泽。发无泽者骨先死,戊笃己死,土胜水也。

肾死脏,浮之坚,按之乱如转丸,益下入尺中者,死。

右《素问》、《针经》、张仲景。

注[1] 骨痿 痿证之一。由肾气热所致,证见腰脊痿软不举,下肢痿弱无力,齿枯面黑等。

[2] 奔豚 又称贲豚,五积之一,为肾之积。因其证见气从少腹向上冲突至胸咽,有如豚(猪)之奔突,故称奔豚。

[3] 沉厥 指足部沉重厥冷的病证。

[4] 石水 水肿病之一,以脉沉、腹水、少腹肿满为主证。

[5] 垂垂然 下垂的样子。

【语译】 肾脉急甚的,为骨痿、癫病;微急的,为奔豚,沉厥,足不能收,大、小便不通。缓甚的,为脊骨疼痛如折;微缓的,为大便泻下完谷不化的洞下病,洞下者饮食不得消化,食物下咽即还复吐出。大甚的,为阴痿;微大的,为石水,从脐下至小腹肿胀而下垂,进一步发展,肿胀可上至胃脘,则病重难治。小甚的,为洞泄;微小的,为消渴。滑甚的,为癃闭、癫疝;微滑的,为骨痿;坐着不能站起,目视不明,视物昏黑而花。涩甚的,为发大痈肿;微涩的,为经闭、内痔。

足少阴经脉经气竭绝,则骨枯槁。足少阴为冬藏之脉,其脉深伏于内而行,以濡养骨髓。所以,骨髓得不到肾的濡养则肌肉不能附着于骨,骨肉不能相附亲和则肌肉软弱萎缩,肌肉软缩则牙龈亦缩,故牙齿显得较长而浊暗无泽(《难经》垢字作枯),毛发亦无光泽。毛发无光泽是骨先死的征象。到了戊日会加重，己日会死亡，这是土气克胜水气的缘故。

肾脏的死脉，浮取之脉见坚硬，重按之脉见节律紊乱，有如转动之丸，并深入下至尺中的，主死证。

以上为《素问》、《针经》、张仲景之文。

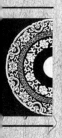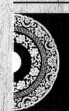

脉经卷第四

朝散大夫守光禄卿直秘阁判登闻检院上护军臣林亿等类次

辨三部九候脉证第一

【提要】 本篇首先概括三部九候脉象的概念、主候范围及其意义,进而全面论述三部九候在诊断一般病证和特殊、危重病证的意义和原理。

经[1]言:所谓三部者,寸、关、尺也;九候者,每部中有天、地、人也。上部主候从胸以上至头,中部主候从膈以下至气街[2],下部主候从气街以下至足。

浮、沉、牢、结、迟、疾、滑、涩,各自异名,分理察之,勿怠观变。所以别三部九候,知病之所起,审而明之,针灸亦然也。故先候脉寸中。寸中,一作寸中于九。浮在皮肤,沉细在里。昭昭天道[3],可得长久。

注[1] 经 此指《难经·十八难》。

[2] 气街 即气冲穴。

[3] 昭昭天道 此指明辨三部九候的脉象。昭昭,明晰;天道,自然规律。

【语译】 医经说:所谓三部脉象,是指寸部、关部和尺部;九候脉象,是指寸、关、尺每部中有浮取、中取和沉取,分别合于天、地、人。上部寸脉主候范围从胸以上至头,中部关脉主候范围从膈以下至气街,下部尺脉主候范围从气街以下至足。

浮脉、沉脉、牢脉、结脉、迟脉、疾脉、滑脉、涩脉,各有不同名称,分清脉理观察它,不要疏忽了观察它的变化。因此辨别三部九候,就能知道疾病发生的部位,详审思考就能明白。针灸辨证也是同样的道理。故诊病要先候脉于寸口("寸中",一作"寸中于九"),大凡浮脉,病在皮肤;沉脉、细脉,病在里部。若能明辨三部九候脉象变化的规律,就可使人健康长寿。

上部之候,牢、结、沉、滑,有积气在膀胱。微细而弱,卧引里急,头痛,咳嗽,逆气上下。心膈上有热者,口干渴燥。病从寸口,邪入上者,名曰解。

脉来至,状如琴弦,苦少腹痛,女子经月不利,孔窍生疮;男子病痔,左右胁下有疮。上部不通者,苦少腹痛,肠鸣。寸口中虚弱者,伤气,气不足。大如桃李实,苦痹也。寸口直上者,逆虚也。如浮虚者,泄利也。

【语译】 上部寸脉,见牢、结、沉、滑,是有积气在膀胱。若见微细而弱,卧时出现牵引里急,头痛,咳嗽,呼吸不利,是肺气失宣,升降失利。心膈上有热的,会口干燥渴。病情与寸口脉相适应,而且病邪侵入上部的,是病情缓解的预兆。

脉象来时,状如琴弦,患少腹疼痛,于女子则月经不通利,阴道生疮;于男子则患痔疮,左右胁下有痛疮。上部寸脉不通的,患少腹疼痛,肠鸣。寸口中部之关脉虚弱的,为气分受伤,中气不足。腹中有癥块,如桃李核大,是气血闭阻不通。寸口脉直上的,是虚损逆证。寸口脉浮虚的,是泄泻下利。

中部脉结[1]者,腹中积聚。若在膀胱、两胁下,有热。脉浮而大,风从胃管入,水胀[2]干呕,心下澹澹[3],如有桃李核。胃中有寒,时苦烦、痛、不食,食即心痛、胃胀、支满、膈上积。胁下有热,时寒热淋露。脉横[4]出上者,胁气[5]在膀胱,病即著。右横关入寸口中者,膈中不通,喉中咽难。刺关元,入少阴。

注[1] 脉结 此指脉气结聚不舒利。

　[2] 水胀 水肿病之一。初起眼睑微肿,渐至足胫肿,腹胀大,腹如裹水之状,按之随手而起。

[3] 澹澹（dàn dàn 但但） 水液震荡的样子。

[4] 脉横 指脉象阔大充满。

[5] 胁气 指胁迫正气的邪气。

【语译】 中部之关脉结的，是腹中有积聚。若积聚在膀胱及两胁下，是有热。脉浮而大，风邪从胃脘部侵入，出现水胀，干呕，心下有水液震荡之感，又如有桃李核梗阻之不适。若胃中有寒，则经常心烦、腹痛、不能食，食即心口痛、胃胀、支满、膈上积滞不舒。若两胁下有热，经常会恶寒发热，汗出淋漓。脉象宽大充满而超过寸部的，是胁迫膀胱之气的病邪附著不解。右手脉宽大充满，从关部入到寸口中的，是膈中满闷不通，喉中吞咽困难。可刺关元穴，从少阴论治。

下部脉者，其脉来至浮大者，脾也。与风集合，时上头痛，引腰背；小滑者，厥[1]也，足下热，烦满，逆上抢心，上至喉中，状如恶肉[2]，脾伤也。病少腹下，在膝、诸骨节间，寒清不可屈伸；脉急如弦者，筋急，足挛结者，四肢重；从尺邪入阳明者，寒热也。大风[3]邪入少阴，女子漏白下赤，男子溺血，阴萎不起，引少腹痛。

注[1] 厥 此指热厥证。

[2] 恶肉 身中忽有肉突出如乳头状或鸡冠状的病证。

[3] 大风 此指风邪之甚者。

【语译】 下部之尺脉结，脉来浮大的，是脾病。与风邪集合，可经常巅顶头痛，并痛引腰背；脉小而滑的，则为厥证，证见足下热，烦满，逆气上冲于心，而至喉中，病状如有恶肉，这是脾伤。若病在少腹之下，在膝与诸骨节之间，则局部寒冷，屈伸困难；脉急如弦，筋脉拘急，足挛结的，四肢沉重；风邪从尺部入于阳明的，是寒热证。大风之邪从尺部入于少阴，在女子则漏下赤白，在男子则尿血，阴痿不起，并引少腹疼痛。

人有三百六十脉，法三百六十日。三部者，寸、关、尺也。尺脉为阴，阴脉常沉而迟；寸、关为阳，阳脉俱浮而速。气出为动，

105

入为息。故阳脉六息七息十三投[1]，阴脉八息七息十五投，此其常也。

二十八脉[2]相逐上下，一脉不来，知疾所苦。尺胜治下，寸胜治上，尺寸俱平治中央。

脐以上阳也，法于天；脐以下阴也，法于地。脐为中关，头为天，足为地。

注[1] 投 至。指脉搏跳动的次数。

[2] 二十八脉 指二十八条经脉，即手足十二经脉及任、督、阴跷、阳跷脉。

【语译】 人有三百六十脉，比象三百六十日。脉的三部，指寸部、关部和尺部。尺脉为阴，阴脉常沉而迟；寸脉和关脉为阳，阳脉俱浮而数。气从鼻孔呼出为动，吸入为息。所以阳脉在六息或七息时间内跳动至十三次，阴脉在八息或七息时间内跳动至十五次，这是阴脉阳脉的正常情况。

人体二十八条经脉，相互奔走运行，有上有下，某一脉气不来，就可察知疾病情况。尺脉偏胜的治下焦，寸脉偏胜的治上焦，尺脉和寸脉均正常的治中焦。

脐以上是阳的部位，比象于天；脐以下是阴的部位，比象于地。脐为中央，头在上为天，足在下为地。

有表无里，邪之所止，得鬼病[1]。何谓有表无里？寸尺为表，关为里，两头有脉，关中绝不至也。尺脉上不至关为阴绝[2]，寸脉下不至关为阳绝[3]。阴绝而阳微，死不治。三部脉或至或不至，冷气在胃中，故令脉不通也。

注[1] 鬼病 此指寸尺有脉而关脉不来的阴绝和阳绝之死证。

[2] 阴绝 此指肾气衰绝。肾为阴脏，为尺脉所主。肾气衰绝则尺脉上不至关。

[3] 阳绝 此指心肺气机衰绝。心肺位高，为阳脏，为寸脉所主。心肺气绝则寸脉下不至关。

【语译】 脉象出现有表无里，是邪气停聚，得了危重的死证。何谓有表无里？寸尺为表，关为里，寸、尺两头有脉，关脉断绝不至。尺脉之气上行不能至关,为阴绝;寸脉之气下行不能至关,为阳绝。阴绝而阳微,是难治之死证。寸、关、尺三部脉或至或不至,是冷寒之气凝滞胃中,所以使脉气不通。

上部有脉,下部无脉,其人当吐,不吐者,死。上部无脉,下部有脉,虽困无所苦,所以然者,譬如人之有尺,树之有根,虽枝叶枯槁,根本将自生,木有根本,即自有气,故知不死也。

寸口脉平而死者,何也?然:诸十二经脉者,皆系于生气之原[1]。所谓生气之原者,非{疑衍}谓十二经之根本也,谓肾间动气[2]也。此五脏六腑之本,十二经之根,呼吸之门[3],三焦之原[4],一名守邪之神也。故气者,人根本也,根绝则茎枯矣。寸口脉平而死者,生气独绝于内也。肾间动气,谓左为肾,右为命门。命门者,精神之所舍,原气之所系也,一名守邪之神。以命门之神固守,邪气不得妄入,人即死矣。此肾气先绝于内,其人便死。其脉不复,反得动病也。

注[1] 生气之原 人体生命气机之源泉。生气,即元气,生命之气。

[2] 肾间动气 两肾间所藏之生化气机。此指气冲之脉。起于两肾之间,能温煦脏腑气血经络,人体的气化、呼吸、御邪均与此有关。

[3] 呼吸之门 肾间动气起于两肾间,挟任脉,上咽喉,通喘息,是呼吸之关键。肾为气之根,呼吸之气,其根在肾。故谓肾间动气为呼吸之门。

[4] 三焦之原 三焦气机之源泉。三焦,原气之别,主持诸气,为水谷之道路,气之所始终,其府在气冲。故谓肾间动气为三焦之原。

【语译】 寸部有脉,尺部无脉,这种病人应当有呕吐,不见呕吐的是死证。寸部无脉,尺部有脉,病情虽像危重但不会紧急,所以如此,因人之有尺脉就像树之有根本,虽然枝叶枯槁了,生存的树根仍将使枝叶自生,树木有其根本,即自然有其生气,故知道不会死亡。

寸口脉正常而死亡的,是何原因?答:凡十二经脉,皆连属于生气之原,所谓生气之原,是指十二经之根本,是指两肾间所藏之动气。这是五脏六腑之本,十二经之根,呼吸气机之关键,三焦气化之源泉,又有守御外邪之功能,故称为"守邪之神"。所以,肾间动气是人之根本,根本衰绝则茎枯萎。寸口脉正常而死亡的,是生气独绝于内的结果。("肾间动气"说的是位于左侧的肾和位于右侧的命门。命门是人体精神意识等生命活动的根本,人的原气即系于此。肾间动气又称作"守邪之神",这是因为命门有神气固守,可以使外邪不能侵入,侵入人就会死。寸口脉平而死者,是因肾间动气先绝于内,所以其人便死,因此,人死而脉不复来)。

岐伯曰:形盛脉细,少气不足以息者,死;形瘦脉大,胸中多气者,死。形气相得者,生;参伍不调者,病。三部九候皆相失者,死。上下左右之脉相应如参舂[1]者,病甚;上下左右相失不可数者,死。中部之候虽独调,与众脏相失者,死;中部之候相减者,死。目内陷者,死。

注[1] 参舂 参差不齐,如舂杵之上下,轻重不一,节律不匀。

【语译】 岐伯说:形体壮盛而脉反细,气短不足以息的,主死证;形体消瘦而脉反大,胸中气胀的,主死证。形体与脉气相符的,有生机;形体与脉气错杂不协调的,是有病。三部九候均不符的,是死证。左右手之寸脉、关脉,相对照如参差不齐如舂杵的,是病重;左右手之寸脉、关脉不符,无法计其至数的,是死证。中部关脉虽独自调和,而与其他各脏脉气不符的,是死证。中部关脉与寸、尺相比特别微弱的,是死证。目内陷的,是死证。

黄帝曰:冬阴夏阳奈何? 岐伯曰:九候之脉,皆沉细悬绝[1]者,为阴,主冬,故以夜半死;盛躁喘【喘通揣】数者,为阳,主夏,故以日中死。是故寒热者,平旦死;热中及热病[2]者,日中死;病风者,以日夕死;病水者,以夜半死;其脉乍数乍疏乍迟乍疾者,以日乘四季死[3];形肉以脱,九候虽调,犹死。

七诊虽见,九候皆顺者,不死。所言不死者,风气之病及经月之病,似七诊之病而非也,故言不死。若有七诊之病,其脉候亦败者,死矣。

必发哕噫,必审问其所始病与今之所方病,而后各切循其脉,视其经络浮沉,以上下逆顺循之。其脉疾者,不病;其脉迟者,病;脉不往来者,死;皮肤著^[4]者,死。

注[1] 悬绝 指脉极度虚细,空泛无根。

[2] 热中及热病 此指阴虚阳盛的内热证及伤寒类的热性病。

[3] 日乘四季死 一日之中应四时之序而死。一年十二个月,分为四季;一日十二时辰,以应四季,即卯、辰、巳应春;午、未、申应夏;酉、戌、亥应秋;子、丑、寅应冬。此指辰、戌、丑、未四时中死亡。

[4] 皮肤著 皮肤枯槁着骨。

【语译】 黄帝说:冬为阴,夏为阳,脉象与病情如何?岐伯说:九候之脉,皆沉细悬绝的,为阴,主冬,所以在半夜死;脉盛躁揣数的,为阳,主夏,所以在中午死。恶寒发热的,日出时死;内热所致热病的,中午死;风邪所伤的,傍晚死;水邪所伤的,半夜死;其脉来忽而数密,忽而稀疏,忽而迟缓,忽而急疾的,辰、戌、丑、未时死。若形肉已脱,九候之脉虽然调和,仍然是死证。

七种不同死期的危重脉证虽然已出现,而九候之脉均能顺应四时的,不死。所说不死的道理,是风气所致之病及月经之病,好像七种不同死期之危重脉证,其实不是,所以说不死。如果出现有七种不同死期之危重脉证,其脉象、病候均败露的,是死证。

若出现哕噫,必须询问其起病情况和目前病证情况,然后分别按部切循其脉,据其经络之浮沉,从寸至尺反复来回地循按它。其脉数的,不病;其脉迟的,为病;脉不往来的,是死证;皮肤干枯,消瘦着骨的,是死证。

两手脉,结上部者,濡;结中部者,缓;结三里者,豆起。弱反在关,濡反在巅,微在其上,涩反在下。微即阳气不足,沾热^[1]汗出;涩即无血,厥而且寒。

注[1] 沾热 虚盛发热。

【语译】 两手脉气,结聚于寸部的,见濡脉;结聚于关部的,见缓脉;结聚于手三里的,有豆状之突起。由于脉气结聚不能舒利,弱脉反而出现于关部,濡脉反而出现于寸部,微脉在寸部,涩脉反在尺部。脉微即阳气不足,虚盛发热而汗多;脉涩即阴血亏竭,四肢厥冷而且恶寒。

黄帝问曰:余每欲视色、持脉,独调[1]其尺,以言其病,从外知内,为之奈何?岐伯对曰:审其尺之缓、急、小、大、滑、涩,肉之坚脆,而病形变定矣。调之何如?对曰:脉急者,尺之皮肤亦急;脉缓者,尺之皮肤亦缓;脉小者,尺之皮肤减而少;脉大者,尺之皮肤亦大;脉滑者,尺之皮肤亦滑;脉涩者,尺之皮肤亦涩。凡此六变[2],有微有甚。故善调尺者,不待于寸;善调脉者,不待于色。能参合行之,可为上工。

注[1] 调(diào 吊) 测度。此为诊察之意。

[2] 六变 此指出现急、缓、小、大、滑、涩等六种脉象时皮肤之相应变化。

【语译】 黄帝问:我经常想用望色、按脉的方法,或者单独诊察尺肤,来说明所患疾病,从外在表现测知内在变化,如何才行?岐伯回答说:只要审察尺肤的缓、急、小、大、滑、涩,肌肉坚实或脆弱,病体的变化就能判定了。如何诊察病体的变化呢?回答说:脉急的,尺部皮肤亦急;脉缓的,尺部皮肤亦缓;脉小的,尺部皮肤亦瘦减;脉大的,尺部皮肤亦大;脉滑的,尺部皮肤亦滑;脉涩的,尺部皮肤亦涩。这六种变化,有轻有重。故善于诊察尺肤变化的,不用诊候寸口脉象;善于诊候脉象变化的,不用观察面部五色表现。只要能将尺脉尺肤情况综合分析,作出正确诊断,即可成为高明的医生。

尺肤滑以淖泽[1]者,风也;尺内弱,解㑊安卧脱肉者,寒热也;尺肤涩者,风痹也;尺肤粗如枯鱼之鳞者,水痰饮也;尺肤热甚,脉盛躁者,病温也,其脉盛而滑者,汗且出;尺肤寒甚,脉小一作急。者,泄少气;尺肤炟然[2],炟然,《甲乙》作热炙人手。先热后寒者,寒热也;尺肤先寒,久持之而热者,亦寒热也;尺炟然热,人迎大者,尝夺血;尺紧人迎脉小甚,则少气;色白有加者,立死。

注[1] 淖(nào 闹)泽 湿润而有光泽。

[2] 炟(xuàn 选)然 火盛的样子。在此形容热势之盛。

【语译】　尺部皮肤滓泽的,是风病;尺部内侧肌肤松软无力,精神懈怠,喜卧,肌肉瘦削如脱的,是寒热证;尺部皮肤枯涩的,是风痹;尺部皮肤粗糙,如干枯之鱼鳞的,是水邪所致之痰饮;尺部皮肤热甚,脉势盛大躁动的,是温病;病人脉势盛而滑的,是汗将出;尺部皮肤寒冷,脉又小的(一作"急"),是泄泻与短气;尺部皮肤热甚灼手("烜然"《甲乙》作热灸人手),而且先热后寒的,是寒热证;尺部皮肤先觉寒冷,久按之而觉热的,亦是寒热证;尺部皮肤热甚寸口脉大的,曾经失血;尺部皮肤紧急而寸口脉很小,则为气虚;皮肤苍白逐渐加重的,会马上死亡。

肘所独热者,腰以上热;肘前独热者,膺前热;肘后独热者,肩背热;肘后粗以下三四寸,肠中有虫;手所独热者,腰以上热;臂中独热者,腰腹热;掌中热者,腹中热;掌中寒者,腹中寒;鱼上白肉有青血脉者,胃中有寒。

【语译】　肘部皮肤独热的,腰以上热;肘前部皮肤独热的,胸膺前热;肘后部皮肤独热的,肩背部热;肘后部皮肤粗糙,下达三四寸的,肠中有虫;手单独发热的,腰以上热;手臂中部皮肤独热的,腰部、腹部热;手掌心热的,腹中有热;手掌心寒的,腹中有寒;鱼际上白肉处有青色血脉的,胃中有寒。

诸浮、诸沉、诸滑、诸涩、诸弦、诸紧,若在寸口,膈以上病;若在关上,胃以下病;若在尺中,肾以下病。

寸口脉滑而迟,不沉不浮,不长不短,为无病。左右同法。

寸口太过与不及,寸口之脉,中手短者,曰头痛;中手长者,曰足胫痛;中手促上击者,曰肩背痛。

寸口脉浮而盛者,病在外;寸口脉沉而坚者,病在中。

寸口脉沉而弱者,曰寒热一作气,又作中。及疝瘕少腹痛。

寸口脉沉而弱,发必堕落。

寸口脉沉而紧,苦心下有寒,时痛,有积聚。

寸口脉沉,胸中短气。

寸口脉沉而喘者,寒热。

寸口脉但实者,心劳。

寸口脉紧或浮,膈上有寒,肺下有水气。

脉紧而长过寸口者,注病[1]。

脉紧上寸口者,中风。风头痛亦如之。《千金翼》云:亦为伤寒头痛。

脉弦上寸口者,宿食;降[2]者,头痛。

脉来过寸入鱼际者,遗尿。

脉出鱼际,逆气喘息。

寸口脉,潎潎[3]如羹上肥,阳气微;连连如蜘蛛丝,阴气衰。

寸口脉偏绝,则臂偏不遂;其人两手俱绝者,不可治。两手前部阳绝者,苦心下寒毒,喉[4]中热。

注[1] 注病 此指传染病,如劳瘵之属。

　[2] 降 从高处而下。此指弦脉向下延伸。

　[3] 潎潎(pì pì 澼澼) 在水中浮游的样子。此喻脉象极其轻浮。

　[4] 喉 咀,即口。

【语译】 凡是浮脉、沉脉、滑脉、涩脉、弦脉、紧脉,若在寸口,是膈以上病;若在关部,是胃以下病;若在尺部,是肾以下病。

寸口脉滑而迟,不沉不浮,不长不短,为无病。左右两手同样适用这一法则。

诊候寸口脉太过与不及,如果寸口的脉象应指而短的,为头痛;应指而长的,为足胫痛;应指急促而搏击有力的,为肩背痛。

寸口脉浮而势盛的,病在表;寸口脉沉而坚硬的,病在里。

寸口脉沉而弱的,为寒热证(寒,一作气,又作中)及疝气、瘕聚、少腹疼痛。

寸口脉沉而弱,头发必脱落。

寸口脉沉而紧,心下有寒,经常疼痛,并有积聚。

寸口脉沉,主胸中气不足。

寸口脉沉而揣动的,主寒热证。

寸口脉来去盛,按之有力的,主心劳。

寸口脉，或紧或浮，主膈上有寒邪，肺下有水饮，痰饮。

脉紧而长，超过寸口的，是注病。

脉紧而上出寸口的，是太阳中风。风邪所致之头痛，脉象也如此。（《千金翼》云：亦为伤寒头痛）。

脉弦而上出寸口的，是宿食；脉弦而下出寸口的，是头痛。

脉来超过寸部，而且入鱼际的，主遗尿。

脉来超出鱼际，是气逆喘息。

寸口脉，极其轻浮散大无力，如羹上漂浮的油脂，是阳气衰微；极其细长，软而无力，像蜘蛛丝，是阴气衰竭。

寸口脉，如一只手见消失，则臂手偏估不遂；若病人两手寸口脉均消失的，则无法治疗。两手寸脉不能下至关的，患心下寒毒之病，口中有热。

关上脉浮而大，风在胃中，张口肩息，心下澹澹，食欲呕。

关上脉微浮，积热在胃中，呕吐蚘虫，心健忘。

关上脉滑而大小不匀，《千金》云：必吐逆。是为病方欲进，不出一二日复欲发动。其人欲多饮，饮即注利。如利止者，生；不止者，死。

关上脉紧而滑者，蚘动。

关上脉涩而坚，大而实，按之不减有力，为中焦实，有伏结在脾，肺气塞，实热在胃中。

关上脉襜襜[1]大，而尺寸细者，其人必心腹冷积，癥瘕结聚，欲热饮食。

关上脉时来时去、乍大乍小、乍疏乍数者，胃中寒热，羸劣[2]不欲饮食，如疟状。

注[1] 襜襜（chān chān 搀搀） 摇动的样子。

　　[2] 羸（léi 雷）劣　瘦弱。

【语译】 关上脉浮而大，风邪在胃中，呼吸时张口抬肩，心下悸动有水液震荡的感觉，进食后就想呕吐。

关上脉微浮，积热在胃中，呕吐蛔虫，记忆力减退。

关上脉滑而大小不匀(《千金》云:必吐逆),是病情开始发展,或不超过一二日就会复发。病人欲多饮水,而饮水后就会发生倾注样泄泻。如泄泻停止的,有生机;泄泻不止的,是死证。

关上脉紧而滑者,是蛔虫扰动。

关上脉,涩而坚,大而实,按之还是有力,为中焦实证,有伏结之邪在脾,肺气壅塞,实热留积于胃中。

关上脉动摇阔大,而尺脉、寸脉细的,病人必然心腹部有冷积、症瘕积聚,想饮食热的东西。

关上脉时来时不来、忽大忽小、忽迟忽数的,是胃中有寒热,其人形体瘦弱无力,不欲饮食,如疟疾之状。

尺脉浮者,客阳[1]在下焦。

尺脉细微,溏泄,下冷利。

尺脉弱,寸强,胃络脉伤。

尺脉虚小者,足胫寒,痿痹脚疼。

尺脉涩,下血不利,多汗。《素问》又云:尺涩脉滑谓之多汗。

尺脉滑而疾,为血虚。

尺脉沉而滑者,寸白虫[2]。

尺脉细而急者,筋挛,痹不能行。

尺脉粗,常热者,谓之热中,腰胯疼,小便赤热。

尺脉偏滑疾,面赤如醉,外热则病。

注[1] 客阳　外来的阳邪。

[2] 寸白虫　即绦虫。因寸寸成节而色白,故名。

【语译】　尺脉浮的,外来阳邪侵袭于下焦。

尺脉细微,大便溏泄,下冷利。

尺脉弱而寸脉强,胃络脉有所伤。

尺脉虚小的,足胫部寒,肢体萎软无力、麻痹疼痛,两脚疼痛。

尺脉涩,大便下血不通利,汗多。(《素问》又云:尺涩脉滑谓之多汗)。

尺脉滑而疾,为血虚。

尺脉沉而滑的,有寸白虫。

尺脉细而急的,筋脉挛急,痹阻而不能行走。

尺脉粗大,肌肤常热的,称为内热症,腰部和大腿内侧疼痛,小便黄赤而热。

尺脉一侧滑疾,面赤如醉,是外来热邪所致之病。

平杂病脉第二

【提要】 本篇评述各种杂病的脉象,以及部分杂病脉证的预后和治则。

滑为实、为下。又为阳气衰。数为虚、为热。浮为风、为虚。动为痛、为惊。

沉为水、为实。又为鬼疰[1]。弱为虚、为悸。

迟则为寒,涩则少血,缓则为虚,洪则为气,一作热。紧则为寒,弦数为疟。

疟脉自弦。弦数多热,弦迟多寒。微则为虚,代散则死。

弦为痛痹,一作浮为风疰[2]。偏弦为饮,双弦则胁下拘急而痛,其人涩涩恶寒。

注[1] 鬼疰(zhù 住) 病死后会传注给别人的疾病。
　　[2] 风疰 由体虚感受风邪而出现痛无定处的病症。

【语译】 滑脉为实证(又为下焦阳气不足)。数脉为虚证、为热证。浮脉为外感风证、为虚证。动脉为痛证、为惊风。

沉脉为水气病、为实证(又为死后传染他人的鬼疰)。弱脉为虚证、为心悸证。

迟脉则为寒证,涩脉则为血虚,缓脉则为虚证,洪脉则为气盛(一作热证),紧脉则为寒证,弦数脉为疟疾。

疟证的主脉是弦。其中弦数的多为热证,弦迟的多为寒证。微脉则为虚证,代脉和散脉则为死证。

弦脉为痛痹(一作浮为痛无定处的风痹),一边手出现弦脉则为水饮,双手出现弦脉则胁下拘急而痛,病人会涩涩恶寒。

脉大,寒热在中。

伏者,霍乱。

安卧,脉盛,谓之脱血。

凡亡汗、肺中寒饮、冷水[1]咳嗽、下利、胃中虚冷,此等其脉并紧。

浮而大者,风。

浮大者,中风,头重、鼻塞。

浮而缓,皮肤不仁,风寒入肌肉。

滑而浮散者,摊缓风。

滑者,鬼疰。

涩而紧,痹病。

浮洪大长者,风眩癫疾。

大坚疾者,癫病。

注[1] 冷水　此指寒水之邪。

【语译】 脉大,是寒热邪气在中。

脉伏的,是霍乱。

病人嗜卧,脉搏来势极盛,是脱血的现象。

凡是大汗淋漓不止、肺中寒饮水邪咳嗽、下痢、胃中虚冷,这类病人脉象皆紧。

脉浮而大的,是风证。

脉浮大的,是太阳中风,见头痛、鼻塞。

脉浮而缓的,是皮肤不仁,为风寒邪气入侵肌肉所致。

脉滑而浮散的,是瘫痪中风证。

脉滑的,是鬼疰病。

脉涩而紧的,是痹病。

脉浮洪大长的,是风邪所致的目眩及头部疾患。

脉大坚而疾的,是癫痫病。

弦而钩,胁下如刀刺,状如蜚尸^[1],至困不死。

紧而急者,遁尸^[2]。

洪大者,伤寒热病。

浮洪大者,伤寒。秋吉,春成病。

浮而滑者,宿食。

浮滑而疾者,食不消,脾不磨。

短疾而滑,酒病。

浮而细滑,伤饮。

注[1] 蜚(fēi 非)尸 指严重之危症。蜚通"飞"。指病忽然而至,如飞走之疾。

[2] 遁尸 胸腹胀痛之急重病症。其状腹痛胀急,不能气息,上冲心胸,旁攻两胁,或磈块涌起,或挛引腰脊。

【语译】 脉弦而来盛去衰,来疾去迟,胁下痛如刀刺,病状如飞尸,忽然而至,看去很危险,极度困倦,但不会死亡。

脉紧而急的,是遁尸证。

脉洪大的,是伤寒热病。

脉浮洪大的,是伤寒。秋季出现为顺,春季出现为病。

脉浮而滑的,是宿食。

脉浮滑而疾的,是食积不消,脾不运化。

脉短疾而滑的,是酒食所伤之病。

脉浮而细滑的,是伤饮之病。

迟而涩,中寒,有癥结。

驶而紧,积聚,有击痛。

弦急,疝瘕小腹痛,又为癖病^[1]。一作痹病。

迟而滑者,胀。

盛而紧,曰胀。

弦小者,寒癖。

沉而弦者,悬饮,内痛。

弦数,有寒饮,冬夏难治。

紧而滑者,吐逆。

117

小弱而涩,胃反[2]。

注[1] 癖(pǐ 痞)病　由水饮之邪停滞不散而成之积聚,在两胁之间,时痛时止。

[2] 胃反　又称反胃、翻胃。为朝食暮吐、暮食朝吐,或食已即吐之病症。

【语译】　脉迟而涩,是中焦有寒,腹中有癥瘕结聚。

脉数而紧,是腹中积聚,有叩击痛。

脉弦急,是疝瘕,小腹痛,又主癖病(一作痹病)。

脉迟而滑的,是腹胀。

脉盛而紧的,称为胀病。

脉弦小的,是寒癖。

脉沉而弦的,是悬饮,内有疼痛。

脉弦数,为有寒饮,冬、夏季发病的,难以治疗。

脉紧而滑的,是呕吐呃逆。

脉小弱而涩,是胃反。

迟而缓者,有寒。

微而紧者,有寒。

沉而迟,腹脏有冷病。

微弱者,有寒,少气。

实紧,胃中有寒,苦不能食。时时利者,难治。一作时时呕稽留难治。

滑数,心下结,热盛。

滑疾,胃中有热。

缓而滑,曰热中。

沉一作浮。而急,病伤寒,暴发虚热。

【语译】　脉迟而缓的,有寒邪。

脉微而紧的,有寒邪。

脉沉而迟,是腹内脏器有沉寒痼冷之病。

脉微弱的,是内有寒邪之气虚证。

脉实紧,是胃中有寒,饮食不进。又经常下利的,难治。
(一作时时呕不止,难治)。

脉滑数,是心下有结聚,为热盛。

脉滑而急促,是胃中有热。

脉缓而滑,称为热中。

脉沉(一作浮)而急,是患伤寒,暴发虚热。

浮而绝者,气急。

辟大而滑,中有短气。

浮短者,其人肺伤,诸气微少。不过一年死。法当嗽也。

沉而数,中水。冬不治自愈。

短而数,心痛,心烦。

弦而紧,胁痛,脏伤有瘀血。一作有寒血。

沉而滑,为下重,亦为背膂痛。

脉来细而滑,按之能虚,因急持直者,僵仆,从高堕下,病在内。

【语译】 脉浮而极微细的,有气急症。

脉偏大而滑,是胸中短气。

脉浮短的,是病人肺气损伤,各种气机微弱衰少。不超过一年死。按证候规律应当有咳嗽。

脉沉而数,是中染水毒之邪。病发于冬季则不治自愈。

脉短而数,是心痛、心烦。

脉弦而紧,是胁痛,为内脏损伤并有瘀血(一作有寒血)。

脉沉而滑,是下肢沉重,亦为背脊疼痛。

脉来细而滑,按之形态虚弱,是因急骤持重起立引起的,或因卒然昏仆倒地,或因从高处跌落,其病在内。

微浮,秋吉,冬成病。

微数,虽甚不成病,不可劳。

浮滑疾紧者,以合百病[1],久易愈。

阳邪来,见浮洪;阴邪来,见沉细;水谷来,见坚实。

脉来乍大乍小、乍长乍短者,为祟[2]。

脉来洪大嫋嫋[3]者,社祟[4]。

脉来沉沉泽泽[5]，四肢不仁而重，土祟。

脉与肌肉相得，久持之至者，可下之。

弦小紧者，可下之。

紧而数，寒热俱发，必下乃愈。

弦迟者，宜温药。

紧数者，可发其汗。

注[1] 合百病　此指脉证相符合的各种病证，如浮、滑、疾、紧之阳脉，见于相应之阳证。

[2] 祟（suì 岁）　鬼神为害。此指病证变化莫测。

[3] 嬲嬲（niǎo niǎo 鸟鸟）　柔软的样子。

[4] 社祟　土地神为害。此指病证多变。下文《土祟》义同。社，土地神，亦称后土。

[5] 沉沉泽泽　沉伏而散软。沉沉，深邃的样子；泽泽，松散的样子。

【语译】　脉微浮，秋季出现为顺，冬季出现为病。

脉微数，邪虽甚而尚未出现疾病，不可过劳，以防病发。

脉浮滑疾紧的，是脉证相合，病虽久仍易治愈。

阳邪致病，脉见浮洪；阴邪致病，脉见沉细；食滞致病，脉见坚实。

脉来忽大忽小、忽长忽短的，为祟病。

脉来洪大，而有柔软摆动之感的，是社祟。

脉来沉伏散软，四肢麻木不仁而重，是土祟。

脉来沉伏于肌肉之间，久按才觉应指的，可用下法治疗。

脉弦小而紧的，可用下法治疗。

脉紧而数，恶寒发热均出现，必须用下法才能治愈。

脉弦迟的，宜用温药治疗。

脉紧数的，可以发汗。

诊五脏六腑气绝证候第三

【提要】　本篇论述脏腑及其相合部分的气机衰绝证候和

预后。

病人肝绝，八日死。何以知之？面青，但欲伏眠，目视而不见人，汗一作泣。出如水不止。一曰二日死。

病人胆绝，七日死。何以知之？眉为之倾。

病人筋绝，九日死。何以知之？手足爪甲青，呼骂不休。一曰八日死。

病人心绝，一日死。何以知之？肩息，回视，立死。一曰目亭亭，一日死。

病人肠绝，一云小肠。六日死。何以知之？发直如干麻，不得屈伸，白汗[1]不止。

病人脾绝，十二日死。何以知之？口冷，足肿，腹热，胪胀[2]，泄利不觉，出无时度。一曰五日死。

病人胃绝，五日死。何以知之？脊痛，腰中重，不可反复。一曰腓肠平，九日死。

病人肉绝，六日死。何以知之？耳干，舌皆肿，溺血，大便赤泄。一曰足肿，九日死。

病人肺绝，三日死。何以知之？口张，但气出而不还。一曰鼻口虚张短气。

病人大肠绝，不治。何以知之？泄利无度，利绝则死。

病人肾绝，四日死。何以知之？齿为暴枯，面为正黑，目中黄色，腰中欲折，白汗出如流水。一曰人中平，七日死。

病人骨绝，齿黄落，十日死。

诸浮脉无根者，皆死。已上五脏六腑为根也。

注[1] 白汗　自汗。

[2] 胪(lú 庐)胀　腹部胀满。

【语译】　病人肝气衰绝，到第八天就要死亡。怎么知道呢？面部发青，只喜欢俯卧，眼睛看不见人，汗（一作泣）出很多，如水流不止。（一种说法：到第二天死亡）。

病人胆气衰绝，到第七天就要死亡。怎么知道呢？眉毛倾斜。

病人筋脉之气衰绝,到第九天就要死亡。怎么知道呢?手足指(趾)甲发青,呼叫咒骂不止(一种说法:到第八天死亡)。

病人心气衰绝,得病一天就要死亡。怎么知道呢?呼吸时抬肩耸背,目上视或斜视,这就会很快死亡。(一种说:目亭亭,第一天死亡)。

病人肠(一云小肠)之气衰绝,到第六天就要死亡。怎么知道呢?头发硬直枯槁如干麻,肢体不能屈伸,自汗不止。

病人脾气衰绝,到第十二天就要死亡。怎么知道呢?口冷,足肿,腹部有热,腹部胀满,大便泄利失禁,无一定时间规律。(一曰:到第五天死亡)。

病人胃气衰绝,到第五天就要死亡。怎么知道呢?脊柱疼痛,腰部重坠,身体不能转侧。(一曰:腓肠部平,到第九天死亡)。

病人肉绝,到第六天就要死亡。怎么知道呢?耳干,全舌皆肿胀,小便有血,大便红赤泄利。(一曰:足肿,到第九天死亡)。

病人肺气衰绝,到第三天就要死亡。怎么知道呢?口张大,只有呼气而无吸气。(一曰鼻口扇动短气)。

病人大肠之气衰绝,无法治愈。怎么知道呢?泄泻不止,至无物可泻时就会死亡。

病人肾气衰绝,到第四天就要死亡。怎么知道呢?牙齿突然干枯,面色纯黑,眼睛发黄,腰痛如将要折断,自汗出而多如流水。(一曰人中平,到第七天死亡)。

病人骨气衰绝,牙齿发黄而脱落,到第十天就要死亡。

出现各种浮脉而且无根的,都是死证。因为各种浮脉都以五脏六腑为根。

诊四时相反脉证第四

【提要】 本篇主要论述四时出现的相反脉，及其预后与时令的关系。

春三月木王，肝脉治，当先至，心脉次之，肺脉次之，肾脉次之。此为四时王相，顺脉也。

到六月土王，脾脉当先至而反不至，反得肾脉，此为肾反脾也，七十日死。何谓肾反脾？夏，火王，心脉当先至，肺脉次之，而反得肾脉，是谓肾反脾。期五月、六月，忌丙丁[1]。

脾反肝，三十日死。何谓脾反肝？春，肝脉当先至而反不至，脾脉先至，是谓脾反肝。期正月、二月，忌甲乙。

肾反肝，三岁死。何谓肾反肝？春，肝脉当先至而反不至，肾脉先至，是谓肾反肝也。期七月、八月，忌庚辛。

肾反心，二岁死。何谓肾反心？夏，心脉当先至而反不至，肾脉先至，是谓肾反心也。期六月，忌戊己。臣亿等按《千金》云：此中不论肺金之气，疏略未谕，《指南》又推五行，亦颇颠倒，待求《别录》也。

注[1] 忌丙丁 忌逢丙丁之年、月、日、时。丙丁属火，火生土。五月火旺，心脉当先至，六月土旺，脾脉当先至，今皆反得肾脉，为水乘其火、水侮其土，脉逆四时，故忌属火之丙丁。下文"忌甲乙"、"忌庚辛"、"忌戊己"等皆同理类推。

【语译】 春季三个月，木气当令旺盛，是肝脉所主，故肝脉当先出现于春季。同样道理，心脉则先出现于春季之后的夏季，肺脉则先出现于夏季之后的秋季，肾脉则先出现于秋季之后的冬季。这是春、夏、秋、冬四时当令脏气应时的脉象，属于顺脉。

到了六月，土气当令旺盛，脾脉当先出现而不出现，反而先出现肾脉，这是肾水反侮脾土，七十日死。什么叫肾水反侮脾土？夏季，火气当令旺盛，心脉当先出现，肺脉其次才出现，今反而出现肾脉，这就叫肾水反侮脾土。病期在火旺的五月和土旺的六月，则忌逢属火的丙丁年、月、日、时。

脾土反侮肝木,三十日死。什么叫脾土反侮肝木?春季,肝脉当先出现而不出现,反而脾脉先出现,这就叫脾士反侮肝木。病期在木旺的正月、二月,则忌逢属木的甲乙年、月、日、时。

肾水反肝木,三年死。什么叫肾水反肝木?春季,肝脉当先出现而不出现,反而肾脉先出现,这叫做肾水反肝木。病期在金旺的七月、八月,则忌逢属金的庚辛年、月、日、时。

肾水反心火,二年死。什么叫肾水反心火?夏季,心脉当先出现而不出现,反而肾脉先出现,这叫肾水反心火。病期在火旺的六月,则忌逢属土的戊己年、月、日、时。

诊损至脉[1]第五

【提要】 本篇首先论述损脉与至脉的概念、分类、证候和治则,进而结合天人相应学说,讨论经脉长度、经脉运行情况与证候预后的关系。

脉有损至,何谓也?然:至之脉,一呼再至曰平,三至曰离经,四至曰夺精,五至曰死,六至曰命绝,此至之脉也。何谓损?一呼一至曰离经,二呼一至曰夺精,三呼一至曰死,四呼一至曰命绝,此损之脉也。至脉从下上,损脉从上下也。

注[1] 损至脉 次数减少与增加的异常脉象。此指迟脉、数脉类而言。

【语译】 脉有损和至,说的是什么?答:至之脉象,一次呼气脉动两次,称为平脉;脉动三次,称为离经;脉动四次,称为夺精;脉动五次,称为死脉;脉动六次,称为命绝。这些就是至脉的现象。什么叫损脉?一次呼气脉动一次,称为离经;两次呼气脉动一次,称为夺精;三次呼气脉动一次,称为死脉;四次呼气脉动一次,称为命绝。这些就是损脉的现象。出现至脉的疾病,从下而上传变;出现损脉的疾病,从上而下传变。

损脉之为病奈何?然:一损损于皮毛,皮聚而毛落;二损损于血脉,血脉虚少,不能荣于五脏六腑也;三损损于肌肉,肌肉消瘦,食饮不为肌肤;四损损于筋,筋缓不能自收持;五损损于骨,骨痿不能起于床。反此者,至之为病也。从上下者,骨痿不能起于床者,死;从下上者,皮聚而毛落者,死。

【语译】 出现损脉的病症表现如何?答:一损,损于皮毛,表现皮肤皱缩、毛发脱落;二损,损于血脉,表现血脉虚少,不能荣养五脏六腑;三损,损于肌肉,表现肌肉消瘦,饮食物之精微不能濡养肌肤;四损,损于筋脉,表现筋脉弛缓,不能自主收缩、支持;五损,损于骨,表现骨萎无力,不能起床。与这些现象相反的,就是至脉的病症。从上而下传变的损脉病症,骨萎不能起床的,是死症;从下而上传变的至脉病症,皮肤皱缩、毛发脱落的,是死症。

治损之法奈何?然:损其肺者,益其气;损其心者,调其营卫;损其脾者,调其饮食,适其寒温;损其肝者,缓其中;损其肾者,益其精气。此治损之法也。

【语译】 治损脉病症的方法如何?答:肺脏虚损的,补益其肺气;心脏虚损的,调和其营卫;脾脏虚损的,调理其饮食,适宜其寒温;肝脏虚损的,用甘药和缓其中;肾脏虚损的,补益其精气。这些就是治疗损脉病症的方法。

脉有一呼再至,一吸再至;一呼三至,一吸三至;一呼四至,一吸四至;一呼五至,一吸五至;一呼六至,一吸六至;一呼一至,一吸一至;再呼一至,再吸一至;呼吸再至。脉来如此,何以别知其病也?然:脉来一呼再至,一吸再至,不大不小,曰平。一呼三至,一吸三至,为适得病。前大后小,即头痛目眩;前小后大,即胸满短气。一呼四至,一吸四至,病适欲甚。脉洪大者,苦烦满;沉细者,腹中痛;滑者,伤热;涩者,中雾露。一呼五至,一吸五至,其人当困。沉细即夜加,浮大即昼加,不大小虽困可治,其有大小者为难治。一呼六至,一吸六至,为十死脉也。沉细夜死,浮大昼死。一呼一至,一吸一至,名曰损。人虽能行,犹当_{一作独}未。着床,所以然者,血气皆不足故也。再呼一至,再吸一至,名曰无魂[1]。无魂者,当死也,人虽能行,名曰行尸[2]。

注[1] 无魂　指阳气竭绝。
[2] 行尸　活着而无用的人。此指阳气竭绝,濒于死亡的人。

【语译】　脉搏跳动,有一次呼气脉动两次,一次吸气也脉动两次;有一次呼气脉动三次,一次吸气也脉动三次;有一次呼气脉动四次,一次吸气也脉动四次;有一次呼气脉动五次,一次吸气也脉动五次;有一次呼气脉动六次,一次吸气也脉动六次;有一次呼气脉动一次,一次吸气也脉动一次;有两次呼气脉动一次,两次吸气也脉动一次;有呼气和吸气之间脉动两次。脉搏跳动出现这些情况,如何辨别测知其病症呢? 答:脉搏在一次呼气时脉动两次,一次吸气时也脉动两次,脉形不大不小,叫做平脉。一次呼气脉动三次,一次吸气也脉动三次,是刚刚发生的疾病。关前之寸脉大而关后之尺脉小,是头痛目眩;关前之寸脉小而关后之尺脉大,是胸中烦满,呼吸短促。一次呼气脉动四次,一次吸气也脉动四次,是病情即将发展。脉洪大的,是烦躁满闷;脉沉细的,是腹中疼痛;脉滑的,是伤于热邪;脉涩的,是雾露之邪所伤。一次呼气脉动五次,一次吸气也脉动五次,这个病人一定困倦。如脉沉细,病情则在夜间加重;脉浮大,则在白天加重;脉象没有大小不一的变化,病人虽然困倦,尚可治愈;脉象有大小不一变化的,为难以治疗。一次呼气脉动六次,一次吸气也脉动六次,必定是死脉。这时如脉沉细,则夜晚死;脉浮大,则白天死。一次呼气脉动一次,一次吸气也脉动一次,称为损脉。出现损脉的病人虽然还能行走,仍然应当卧床,所以如此,是血气皆不足之故。两次呼气脉动一次,两次吸气也脉动一次,称为无魂之脉。出现无魂之脉的,濒于死亡,这时,病人虽然尚能行走,也无异于尸体的移动,叫做行尸。

扁鹊曰:脉一出一入曰平,再出一入少阴,三出一入太阴,四出一入厥阴。再入一出少阳,三入一出阳明,四入一出太阳。脉出者为阳,入者为阴。

故人一呼而脉再动,气行三寸,一吸而脉再动,气行三寸。呼吸定息,脉五动。一呼一吸为一息,气行六寸。人十息,脉五十动,气行六尺。二十息,脉百动,为一备之气,以应四时。

天有三百六十五日,人有三百六十五节。昼夜漏下水百刻[1]。一备之气,脉行丈二尺。一日一夜行于十二辰,气行尽则周遍于身,与天道相合,故曰平。平者,无病也,一阴一阳是也。脉再动为一至,再至而紧即夺气。一刻百三十五息,十刻千三百五十息,百刻万三千五百息。二刻为一度,一度气行一周身[2],昼夜五十度。

注[1] 刻 古代计时单位。昼夜分为一百刻,一刻相当于十四分二十四秒。

[2] 一度气行一周身 《难经·二十三难》:"凡脉长一十六丈二尺,此所谓十二经脉长短之数也。"一呼一吸为一息,气行六寸,一刻一百三十五息,气行八丈一尺,二刻为一度,气行一十六丈二尺,刚好运行了人身经脉一周次,故谓"一度气行一周身"。

【语译】 扁鹊说:脉搏一次跳动的时间相当于一次休歇的时间,这种脉象称为平脉。而脉搏两次跳动的时间相当于一次休歇的时间,为阴气初盛的少阴脉;脉搏三次跳动的时间相当于一次休歇的时间,为阴气正盛的太阴脉;脉搏四次跳动的时间相当于一次休歇的时间,为阴极而尽的厥阴脉。脉搏两次休歇的时间相当于一次跳动的时间,为阳气初盛的少阳脉;脉搏三次休歇的时间相当于一次跳动的时间,为阳气正盛的阳明脉;脉搏四次休歇的时间相当于一次跳动的时间,为阳气旺盛的太阳脉。脉动过程的阴阳分类是,跳动的为阳,休歇的为阴。

本来,人在一次呼气的时间而脉动两次,脉气循经运行三寸;一次吸气的时间,脉动也是两次,脉气也运行三寸。而呼吸的一息既尽,换息未起之际,脉搏还可出现第五次搏动。一呼一吸为一息,脉气运行六寸。人十息,脉动五十次,脉气运行六尺。二十息,脉动一百次,为一个运行完备的脉气,以应春、夏、秋、冬四时。

天有三百六十五日,人有三百六十五节。一昼夜,计时的漏壶所滴下的水刚好到一百刻的标志。一个运行完备的脉气,脉气运行一丈二尺。一日一夜,脉气不停地运行于十二个时辰,当脉气运行完全时,则环周走遍于一身,和自然规律相合,所以称为平脉。出现平脉的,无病,是阴阳平衡的一阴一阳现象。一次呼气脉动两次,为一至之脉;一次呼气脉动四次的再至之脉而且脉紧,即是精气严重耗损。人的呼吸,一刻时间有一百三十五息,十刻时间有一千三百五十息,一百刻时间有一万三千五百息。二刻时间脉气运行为一度,一度脉气运行一周身,故一昼夜脉气运行共五十度。

脉三至者离经。一呼而脉三动,气行四寸半。人一息脉七动,气行九寸。十息脉七十动,气行九尺。一备之气,脉百四十动,气行一丈八尺,一周于身,气过百八十度[1],故曰离经。离经者病,一阴二阳是也。三至而紧则夺血。

注[1] 气过百八十度 脉气运行超过了一百八十度。平人一息脉五动,气行六寸,两刻则气行一周,合十六丈二尺。今一息脉七动,气行九寸,两刻则气行二十四丈三尺,超过经脉周身十六丈二尺之半,一周身为三百六十度,故谓"气过百八十度"。下文有关气度之数,均以同法推算。

【语译】 一次呼气或一次吸气脉动三次的,是叫离经的脉象。一次呼气脉动三次,脉气运行四寸半。人一息脉动七次,脉气运行九寸。十息脉动七十次,脉气运行九尺。二十息是一个运行完备之脉气,脉动一百四十次,脉气运行一丈八尺。两刻时间,脉气运行人一周身后,还超过了半周,合一百八十度,所以称为离经。离经之脉是病脉,是阳盛于阴,一阴二阳的结果。如果一次呼气或一次吸气脉动三次,而且脉象又紧,则表示阴血耗损。

脉四至则夺精。一呼而脉四动,气行六寸。人一息脉九动,气行尺二寸。人十息脉九十动,气行一丈二尺。一备之气,脉百八十动,气行二丈四尺,一周于身,气过三百六十度,再遍于身,不及五节【前四字疑衍】，一时之气而重至。诸脉浮涩者，五脏无精，难治。一阴三阳是也。四至而紧则夺形。

【语译】 一次呼气或一次吸气，脉动四次，是精气严重耗损。一次呼气脉动四次，脉气运行六寸。人一息脉动九次，脉气运行一尺二寸。人十息脉动九十次，脉气运行一丈二尺。二十息一个运行完备之脉气，脉动一百八十次，脉气运行二丈四尺。二刻时间脉气运行人身一周，还超过三百六十度，再遍身运行了一周，这是一时之间的脉气重复到达。左、右手的寸、关、尺脉均浮而涩的，是五脏没有精气，难以治疗。这是阳盛阴亏，一阴三阳的结果。如果一次呼气或一次吸气脉动四次，而且脉象又紧，则表示形体严重亏损。

脉五至者，死。一呼而脉五动，气行六寸半。当行七寸半【此注可从】。人一息脉十一动，气行尺三寸。当行尺五寸【此注可从】。人十息脉百一十动，气行丈三尺。当行丈五尺【此注可从】。一备之气，脉二百二十动，气行二丈六尺。当行三丈【此注可从】。一周于身三百六十五节，气行过五百四十度。再周于身，过百七十度[1]。一节之气而至此。气浮涩，经行血气竭尽，不守於中，五脏痿痹，精神散亡。脉五至而紧则死，三阴一作二。三阳是也，虽五犹末[2]，如之何也。

注[1] 过百七十度 一呼五动之脉，十息气行一丈五尺。两刻时间，其气该行四十丈五尺，合人身经脉长两倍半，合常人经脉环周运行的两个半周角九百度。如果按"一周于身"及"再周于身"的两次正常环周运行，合七百二十度，则超过一百八十度。故此处该为"过百八十度"。

[2] 虽五犹末 虽然五脏还没有痿消。五，指五脏。末，作无、没有解。

【语译】 一次呼气或一次吸气，脉动五次的，是死脉。一次呼气而脉动五次，脉气运行六寸半（当行七寸半）。人一息脉动十一次，脉气运行一尺三寸（当行一尺五寸）。人十息脉动一百一十次，脉气运行一丈三尺（当行一丈五尺）。二十息是一个运行完备的脉气，脉动二百二十次，脉气运行二丈六尺（当行三丈）。二刻时间运行一周身三百六十五节后，脉气运行超过了五百四十度。若按再次运行一周身计算，还超过一百八十度。这时，人体每一节所得到之脉气就处于这种状态。如果脉气出现浮而涩，是经脉运行过程之血气竭尽，精气不能内守于中，因而出现五脏所主部位的痿软消瘦，精神失守而散亡。如果一次呼气或一次吸气脉动五次，而且脉象又紧，则为死脉，这是三阴（一作二）三阳竭绝的结果，虽然五脏形体还没有痿消，也是无济于事的。

脉一损一乘者，人一呼而脉一动，人一息而脉再动，气行三寸。十息脉二十动，气行三尺。一备之气，脉四十动，气行六尺。不及周身百八十节。气短不能周遍于身，苦少气，身体懈堕矣。

【语译】 脉象一损一乘的，是一次呼气而脉动一次，人一息而脉动二次，脉气运行三寸。人十息脉动二十次，脉气运行三尺。二十息一个运行完备之脉气，脉动四十次，脉气运行六尺。二刻时间脉气运行半周身，未能到达周身中余下的一百八十度。由于脉气短少而不能周遍于身，所以感到气不足，身体疲懈懒惰。

脉再损者，人一息而脉一动，气行一寸五分。人十息脉十动，气行尺五寸。一备之气，脉二十动，气行三尺，不及周身二百节[1]。疑。气血尽，经中不能及，故曰离经。血去不在其处，小大便皆血也。

注[1] 不及周身二百节 疑当作"不及周身二百七十四节"。再损之脉，二十息中气行三尺。二刻则气行四丈五寸，仅运行人身四分之一周，约尚有二百七十四节未及，若仅言其大数，则谓不及周身二百节。

【语译】 再损的脉象，是人一息而脉动一次，脉气运行一寸五分。人十息脉动十次，脉气运行一尺五寸。二十息一个运行完备之脉气，脉动二十次，脉气运行三尺。二刻时间，脉气仅运行人身四分之一周，尚有身中二百余节未能到达。（疑）由于气血亏竭，经脉运行不能到达，故称为离经。若血液外溢而离越经脉,则小便大便皆出血。

脉三损者,人一息复一呼而脉一动。十息脉七动,气行尺五寸。_{当行尺五分【此注可从】。}一备之气,脉十四动,气行三尺一寸。_{当行二尺一寸【此注可从】。}不及周身二百九十七节,故曰争[1]。气行血留,不能相与俱微。气闭实则胸满。脏枯而争于中,其气不朝,血凝于中,死矣。

注[1] 争　竞争。此指气血相逆。

【语译】　脉象三损的,是二呼一吸脉动一次。十息脉动七次,脉气运行尺五寸(当行一尺五分)。二十息一个运行完备的脉气,脉动十四次,脉气运行三尺一寸(当行二尺一寸)。二刻时间,脉气只运行二丈八尺三寸五分,尚有二百九十七度未能到达,所以为气血相逆。气虽行而血留滞,两者彼此不能协调,而致气血皆微。若气机闭实不通,则胸部满闷。若脏腑枯槁,气血相逆于中,则脉气不能使血流注,血凝于中,就会死亡。

脉四损者,再息而脉一动。人十息脉五动,气行七寸半。一备之气,脉十动,气行尺五寸。不及周身三百一十五节,故曰亡血。亡血者,忘_{【忘通妄】}失其度,身羸疲,皮裹骨。故气血俱尽,五脏失神,其死明矣。

【语译】　脉象四损的,是两次呼吸脉动一次。人十息脉动五次,气行七寸半。二十息一个运行完备的脉气,脉动十次,脉气运行一尺五寸。二刻时间,脉气运行尚有三百一十五度未能到达,所以称为亡血。亡血的,是血气妄行,失其常度。出现身体瘦弱疲乏,皮包着骨。所以气血皆告亏竭,五脏失于藏神,其死亡征象就明显地表现出来。

脉五损者,人再息复一呼而脉一动。人十息脉四动,气行六寸。一备之气,脉八动,气行尺二寸。不及周身三百二十四节,故曰绝。绝者,气急,不下床,口气寒,脉俱绝,死矣。

【语译】　脉象五损的,是两次呼吸加一次呼气脉动一次。人十息脉动四次,脉气运行六寸。二十息一个运行完备的脉气,脉动八次,脉气运行一尺二寸。二刻时间,脉气运行尚有三百二十四度不能到达,故称为绝。出现绝象的,呼吸急促,不能下床,口气寒,脉气全绝,是死证了。

岐伯曰:脉失四时者为至启[1],至启者,为损至之脉也。

损之为言,少阴主骨为重,此志损[2]也;饮食衰减,肌肉消者,是意损也;身安卧,卧不便利,耳目不明,是魂损也;呼吸不相通,五色不华,是魄损也;四肢皆见脉为乱,是神损也。

注[1] 至启 损至脉的开始。

[2] 志损 肾气亏损。《素问·宣明五气》:"五脏所藏:心藏神,肺藏魄,肝藏魂,脾藏意,肾藏志。"下文之"意损"、"魂损"、"魄损"、"神损"皆同理,分别指脾、肝、肺、心的脏气亏损。

【语译】 岐伯说:脉象不与四时相应的,称为至启。所谓至启,是指损脉和至脉。

就亏损而言,足少阴肾所主之骨沉重,这是志损;饮食衰减、肌肉消瘦的,是意损;身体喜欢安卧,而卧下又感不适,听力和视力减退,是魂损;呼气和吸气不相通畅,面部五色不现光华,是魄损;四肢皆出现脉象混乱,是神损。

大损三十岁,中损二十岁,下损十岁。损,各以春、夏、秋、冬。平人,人长脉短者,是大损,三十岁;人短脉长者,是中损,二十岁;手足皆细,是下损,十岁;失精气者,一岁而损。男子,左脉短,右脉长,是为阳损,半岁;女子,右脉短,左脉长,是为阴损,半岁。

春,脉当得肝脉,反得脾、肺之脉,损;夏,脉当得心脉,反得肾、肺之脉,损;秋,脉当得肺脉,反得肝、心之脉,损;冬,脉当得肾脉,反得心、脾之脉,损。

【语译】 大的亏损,影响寿命三十年;中的亏损,影响寿命二十年;小的亏损,影响寿命十年。各种亏损,都以春、夏、秋、冬的异常脉象表现出来。评估人的亏损情况,人高而脉短的,是大损,影响寿命三十年;人矮而脉长的,是中损,影响寿命二十年;

手足四肢的脉皆细的,是下损,影响寿命十年;耗失精气的,减寿一年。男子,左手脉短,右手脉长,是阳损,影响寿命半年;女子,右手脉短,左手脉长,是阴损,影响寿命半年。

春天,脉象应出现肝脉,反而出现脾脉和肺脉,这是脉损的表现;夏天,脉象应出现心脉,反而出现肾脉和肺脉,是脉损的表现;秋天,脉象应出现肺脉,反而出现肝脉和心脉,是脉损的表现;冬天,脉象应出现肾脉,反而出现心脉和脾脉,是脉损的表现。

当审切寸口之脉,知绝不绝。前后去[1]为绝。掌上相击,坚如弹石,为上脉虚尽,下脉尚有,是为有胃气。上脉尽,下脉坚如弹石,为有胃气。上下脉皆尽者,死;不绝不消者,皆生。是损脉也。

注[1] 去 消除。此有隐没之意。

【语译】 对于损脉,还应当审察寸口的脉象,判断脉气是绝还是不绝。关前的寸脉和关后的尺脉皆隐没不现的为绝。寸脉向掌侧伸长,而且脉来击指,坚硬如弹出的石子,为寸脉之气虚竭浮越,下部脉气尚存,这种情况为脉有胃气。寸脉之气虚竭,尺脉坚硬如弹石,亦为有胃气。上部寸脉和下部尺脉之脉气皆耗竭的,是死脉;脉气不竭绝、脉搏不消失的,都有生机。这是损脉的情况。

至[1]之为言,言语音深远,视愦愦[2],是志之至也;身体粗大,饮食暴多,是意之至也;语言妄见,手足相引,是魂之至也;茏葱[3]华色,是魄之至也;脉微小不相应,呼吸自大,是神之至也。是至脉之法也。死生相应,病各得其气者生,十得其半也。黄帝曰:善。

注[1] 至 至脉。此指盛实太过的脉证。
[2] 视愦愦 视觉昏乱不清。
[3] 茏(lóng 龙)葱 青翠茂盛的样子。

【语译】 出现至脉,病人说话的声音深沉,视觉昏乱,这是志之太过;若身体粗大,饮食突然大量增加,这是意之太过;病人说看见幻影,而且手足抽搐,是魂之太过;面色青翠而有光泽,是魄之太过;脉微小而彼此不协调,呼吸自动增强,是神之太过。这是出现至脉的病证规律。如果危候的死脉和有生机的脉象能够相应,病情能够各自得到相应脉气调养的,就有生机,这样,十成中将有五成获愈的希望。黄帝说:讲得好。

诊脉动止投数疏数死期年月第六

【提要】　本篇主要论述各种代脉的表现、预后及其治疗等问题,同时指出代脉是脏气衰败的表现。

脉一动一止,二日死。一经云:一日死。二动一止,三日死。三动一止,四日死,或五日死。四动一止,六日死。五动一止,五日死,或七日死。六动一止,八日死。七动一止,九日死。八动一止,十日死。九动一止,九日死,又云十一日死。一经云:十三日死,若立春死。十动一止,立夏死。一经云:立春死。十一动一止,夏至死。一经云:立夏死;一经云:立秋死。十二、十三动一止,立秋死。一经云:立冬死。十四、十五动一止,立冬死。一经云:立夏死。二十动一止,一岁死,若立秋死。二十一动一止,二岁死。二十五动一止,立冬死。一经云:一岁死,或二岁死。三十动一止,二岁若三岁死。三十五动一止,三岁死。四十动一止,四岁死。五十动一止,五岁死。不满五十动一止,五岁死。

【语译】　脉搏每跳动一次就间歇一次,二日死(另一经说:一日死)。每跳动二次就间歇一次,三日死。每跳动三次就间歇一次,四日死,或五日死。每跳动四次就间歇一次,六日死。每跳动五次就间歇一次,五日死,或七日死。每跳动六次就间歇一次,八日死。每跳动七次就间歇一次,九日死。每跳动八次就间歇一次,十日死。每跳动九次就间歇一次,九日死,有的说十一日死(另一经说:十三日死,或立春死)。每跳动十次就间歇一次,立夏死(另一经说:立春死)。每跳动十一次就间歇一次,夏至死(另一经说:立夏死;又一经说:立秋死)。每跳动十二次或十三次就间歇一次,立秋死(另一经说:立冬死)每跳动十四次或十五次就间歇一次,立冬死(另一经说:立夏死)。每跳动二十次就间歇一次,一年死,或立秋死。每跳动二十一次就间歇一次,二年死。每跳动二十五次就间歇一次,立冬死(另一经说:一年死,或二年死)。每跳动三十次就间歇一次,二年或三年死。每跳动三十五次就间歇一次,三年死。每跳动四十次就间歇一次,四年死。每跳动五十次就间歇一次,五年死。跳动不满五十次就间歇一次,五年死。

脉来五十投而不止者,五脏皆受气[1],即无病。《千金方》云:五行气毕,阴阳数同,荣卫出入,经脉通流,昼夜百刻,五德相生。

脉来四十投而一止者,一脏无气[2],却后四岁春草生而死。

脉来三十投而一止者,二脏无气,却后三岁麦熟而死。

脉来二十投而一止者,三脏无气,却后二岁桑椹赤而死。

脉来十投而一止者,四脏无气,岁中死。得节不动,出清明日死,远不出谷雨死矣。

脉来五动而一止者,五脏无气,却后五日而死。

注[1] 五脏皆受气　五脏均能得到脉气的充养。《太素》卷十四人迎脉口诊注:"五十动者,肾脏第一,肝脏第二,脾脏第三,心脏第四,肺脏第五,五脏各为十动,即五脏皆受于气也。"

[2] 一脏无气　此指肾气衰竭。《难经·十一难》:"经言脉不满五十动而一止,一脏无气者……肾气先尽也。"据此,下文"二脏无气"、"三脏无气"、"四脏无气"、"五脏无气"分别指肝、脾、心、肺气之衰竭。

【语译】　脉来五十次而无一次间歇的,五脏都得到脉气的充养,即无病(《千金方》说:五十为五的倍数,故脉动五十次而无一次歇止,是五行之气完备,人体阴阳平衡的征象。这时,人体经脉流通,营卫之气内外出入,一昼夜漏水下百刻,运行周身五十周,五脏精气随着气血有规律地昼夜运行而相互资生)。

脉来四十次而有一次间歇的,是一脏无气,往后四年春草生长时死。

脉来三十次而有一次间歇的,是二脏无气,往后三年麦熟时死。

脉来二十次而有一次间歇的,是三脏无气,往后二年桑椹赤时死。

脉来十次而有一次间歇的,是四脏无气,半年内死。如逢节气病情没有变动,则清明日后死,最迟也不会超过谷雨节死。

脉来五次而有一次间歇的,五脏无气,往后五日死。

脉一来而久住者,宿病在心,主[1]中治。

脉二来而久住者,病在肝,枝[2]中治。

脉三来而久住者,病在脾,下[3]中治。

脉四来而久住者,病在肾,间[4]中治。

脉五来而久住者,病在肺,支[5]中治。

五脉病,虚羸人得此者,死,所以然者,药不得而治,针不得而及。盛人可治,气全故也。

注[1] 主　此指心经。《素问·灵兰秘典论》:"心者,君主之官。"

　[2] 枝　此指肝经。《难经·十五难》:"肝,东方木也。"木多枝叶。故以"枝"代肝。

　[3] 下　此指脾经。脾属土,《素问·五常政大论》:"五运回转……其不足奈何?……土曰卑监"。卑是低,监是下。故以"下"指代脾。

　[4] 间　此指肾经。因肾有肾间动气,故以"间"指代肾。

　[5] 支　此指肺经。支,通"枝"。《难经·十五难》:"肺,西方金也,万物之所终,草木华叶,皆秋而落,其枝独在。"故以"支"指代肺。

【语译】　脉来一次而出现较久间歇的,有久病在心,应从心经治疗。

脉来二次而出现较久间歇的,病在肝,应从肝经治疗。

脉来三次而出现较久间歇的,病在脾,应从脾经治疗。

脉来四次而出现较久间歇的,病在肾,应从肾经治疗。

脉来五次而出现较久间歇的,病在肺,应从肺经治疗。

五脏之脉皆出现病象,虚衰瘦弱的人出现这种脉象的,是死证,所以如此,是药物不能发挥治疗作用,针刺不能到达病所。如果正气强盛的人,则有治愈的希望,这是五脏精气健全之故。

诊百病死生决第七

【提要】 本篇主要讨论内、外、妇等科二十多种急、慢性疾病的死生脉象及其预后。

诊伤寒,热盛,脉浮大者,生;沉小者,死。

伤寒,已得汗,脉沉小者,生;浮大者,死。

温病,三四日以下,不得汗,脉大疾者,生;脉细小难得者,死不治。

温病,穰穰[1]大热,其脉细小者,死。《千金》穰穰作时行。

温病,下利,腹中痛甚者,死不治。

温病,汗不出,出不至足者,死;厥逆汗出,脉坚强急者,生;虚缓者,死。

注[1] 穰穰(ráng ráng 襀襀) 丰盛的样子。在此形容热势之盛。

【语译】 诊察伤寒病,热势旺盛,脉浮大的,生;脉沉小的,死。

伤寒病,已发汗,脉沉小的,生;脉浮大的,死。

温病,三四天以后,还没发汗,脉大而急数的,生;脉细小而难以触及的,是不治的死证。

温病,出现来势极盛的穰穰高热,病人的脉细小的,死(《千金》"穰穰"作"时行")。

温病,下利,腹中痛甚的,是不治的死证。

温病,汗不出,或出而不至足的,死;如四肢厥冷而汗出,脉坚强有力,而且紧急的,生;脉虚弱缓慢的,死。

温病,二三日,身体热,腹满,头痛,食饮如故,脉直而疾者,八日死。四五日,头痛,腹痛而吐,脉来细强,十二日死。八九日,头不疼,身不痛,目不赤,色不变,而反利,脉来牒牒[1],按之不弹手,时大,心下坚,十七日死。

热病,七八日,脉不软—作喘。不散—作数。者,当瘖。瘖后三日,温【温通蕴】汗不出者,死。

热病,七八日,其脉微细,小便不利,加暴口燥,脉代,舌焦干黑者,死。

注[1] 牒牒(dié dié 谍谍)　重叠的样子。在此形容脉搏快,一动未了又复再来。牒,通"叠"。

【语译】　温病,二三日,身体热,腹胀满,头痛,饮食照常,脉直而快的,八日死。四五日,头痛,腹痛而吐,脉来细而有力,十二日死。八九日,头不痛,身不痛,目不赤,面色不变,反见下利,脉来快而有连续重叠之感,按之不觉弹手,有时又忽然增大,并觉心下坚满,十七日死。

热病,七八日,脉不软(一作"喘")不散(一作"数")的,一定会声哑,声哑之后三日,汗液蕴留不出的,死。

热病,七八日,病人的脉微细,小便不利,又突然出现严重口干,脉代,舌焦干而黑的,死。

热病,未得汗,脉盛躁疾,得汗者,生;不得汗者,难差。

热病,已得汗,脉静安者,生;脉躁者,难治。

热病,已得汗,常大热不去者,亦死。大,一作专。

热病,已得汗,热未去,脉微躁者,慎不得刺治。

热病,发热,热甚者,其脉阴阳皆竭,慎勿刺。不汗出,必下利。

【语译】　热病,未发汗,脉势盛而躁动急数,这时若能得汗的,生;不能得汗的,难以好转。

热病,已发汗,脉安静的,生;脉躁动的,难治。

热病,已发汗,仍常常大热不退的,也是死证。("大",一作"专")。

热病,已发汗,热未退,脉微躁的,应慎重处理,不能随便用针刺治疗。

热病,发热,热得很厉害的,病人的脉象尺脉和寸脉都微细竭绝,应慎重处理,不要用针刺治疗。如果不能出汗,一定会下利。

诊人被风,不仁痿瘚[1],其脉虚者,生;坚急疾者,死。

诊癫病,虚则可治,实则死。

癫疾,脉实坚者,生;脉沉细小者,死。

癫疾,脉搏大滑者,久自已。其脉沉小急实,不可治;小坚急,亦不可疗。

诊头痛、目痛,久视无所见者,死。久视,一作卒视(此注可从)。

诊人心腹积聚,其脉坚强急者,生;虚弱者,死。又实强者,生;沉者,死。其脉大,腹大胀,四肢逆冷,其人脉形长者,死。腹胀满,便血,脉大时绝,极下血,脉小疾者,死。

心腹痛,痛不得息,脉细小迟者,生;坚大疾者,死。

注[1] 瘚(jué 厥) 跌仆。此指行走困难。

【语译】 诊察被风邪所伤的病人,若见其感觉、运动迟钝、肢体痿软无力,走路困难,其脉象虚弱的,生;坚而急疾的,死。

诊察癫病,脉虚则有治愈希望,脉实则死。

癫痫病,脉实而坚的,生;脉沉而细小的,死。

癫痫病,脉搏手大而滑的,过一段时间可以自愈。病人的脉象沉小急实,则难以治疗;脉小坚急,也不易治疗。

诊得病人头痛、目痛,如果病人突然看不见东西的,死("久视",另一种说法为"卒视")。

诊得病人心腹积聚,脉象坚强有力而急数的,生;虚弱的,死;又脉实而强的,生;沉的,死。如果病人脉大,出现腹大而胀,四肢厥冷,他的脉形较长的,死;如果腹胀满,便血,脉虽大而有时不显,便血严重,脉小而疾的,死。

心腹痛,痛无休止,脉细小而迟的,生;脉坚大而疾的,死。

肠澼,便血,身热则死,寒则生。

肠澼,下白沫,脉沉则生,浮则死。

肠澼,下脓血,脉悬绝则死,滑大则生。

肠澼之属,身热,脉不悬绝,滑大者,生;悬涩者,死。以脏期之[1]。

肠澼,下脓血,脉沉小流连[2]者,生;数疾且大,有热者,死。

肠澼,筋挛,其脉小细安静者,生;浮大紧者,死。

洞泄,食不化,不得留,下脓血,脉微小迟者,生;紧急者,死。

泄注,脉缓时小结者,生;浮大数者,死。

䘌蚀阴疘[3],其脉虚小者,生;紧急者,死。

注[1] 以脏期之 以其他脏腑病变表现来察知其预后。

[2] 流连 水流动的样子。此指脉气流动不绝。

[3] 䘌(nì 匿)蚀阴疘(gāng 肛) 虫蚀肛门之病。此指肛瘘之类。䘌,咬人之虫;疘,同"肛"。

【语译】 痢疾,大便带血,发热的,死;恶寒的,生。

痢疾,大便带白沫,脉沉的,生;浮的,死。

痢疾,大便带脓血,脉细欲绝的,死;脉滑而大的,生。

痢疾类疾病,身热,脉不是细而欲绝,而是滑大的,生;脉沉细而涩的,死。可以根据其他脏腑病变之不同表现来察知其预后。

痢疾,大便带脓血,脉沉小而流动不绝的,生;脉数疾且大,身有热的,死。

痢疾,筋脉挛急,病人的脉细小而安静不躁的,生;脉浮大而紧的,死。

泄泻很多,泻出未经消化的东西,泄泻不止,或便带脓血,脉微小而迟的,生;脉紧急的,死。

泄泻如注,脉缓而时有小结的,生;脉浮大而数的,死。

虫蚀肛门之病,病人脉虚小的,生;脉紧急的,死。

咳嗽,脉沉紧者,死;浮直者,生;浮软者,生;小沉伏匿者,死。

咳嗽,羸瘦,脉形坚大者,死。

咳【疑脱嗽字】,脱形,发热,脉小坚急者,死;肌瘦下一本云不【此注可从】。脱形,热不去者,死。

咳而呕,腹胀且泄,其脉弦急欲绝者,死。

吐血、衄血,脉滑小弱者,生;实大者,死。

汗出若衄,其脉小滑者,生;大躁者,死。

唾血,脉紧强者,死;滑者,生。

吐血而咳,上气,其脉数,有热,不得卧者,死。

上气,脉数者,死。谓其形损故也。

上气,喘息低昂,其脉滑,手足温者,生;脉涩,四肢寒者,死。

上气,面浮肿,肩息,其脉大,不可治,加利必死。一作又甚。

上气,注液,其脉虚宁宁[1]伏匿者,生;坚强者,死。

注[1] 宁宁 安静的样子。此指缓和不躁。

【语译】 咳嗽,脉沉而紧的,死;脉浮而直的,生;脉浮而软的,生;脉细小沉伏不显的,死。

咳嗽,体弱形瘦,脉形坚大的,死。

咳嗽,形体瘦脱,发热,脉小而坚强急数的,死;肌肉虽然消瘦(一本,"下"作"不"),但未有形体瘦脱,而发热不退的,死。

咳嗽而且呕吐,腹胀而且泄泻,病人的脉象弦急欲绝的,死。

吐血,衄血,脉滑小而弱的,生;脉实大的,死。

汗出如衄血,病人脉象小而滑的,生;脉大而躁的,死。

唾血,脉紧而坚强的,死;脉滑的,生。

吐血而又咳嗽,呼吸喘促,病人脉数,有发热,不能平卧的,死。

呼吸喘促,脉数的,死。这是病人形体亏损所致。

呼吸喘促,气喘,呼吸时头一低一昂,病人脉滑,手足温暖的,生;脉涩,四肢冷的,死。

呼吸喘促,面浮肿,呼吸时抬肩耸背,脉大的,难以治疗,如又兼下利,则必定死亡(一本作"又甚")。

呼吸喘促,痰液停留,脉虚缓沉伏的,生;脉坚强的,死。

寒气上攻,脉实而顺滑者,生;实而逆涩则死。《太素》云:寒气暴上,脉满实何如?曰:实而滑则生,实而逆则死矣。其形尽满何如?曰:举形尽满者,脉急大坚,尽满而不应,如是者,顺则生,逆则死。何谓顺则生,逆则死?曰:所谓顺者,手足温也;谓逆者,手足寒也。

痟瘅,脉实大,病久可治;脉悬小坚急,病久不可治。

消渴,脉数大者,生;细小浮短者,死。

消渴,脉沉小者,生;实坚大者,死。

水病,脉洪大者,可治;微细者,不可治。

水病,胀闭,其脉浮大软者,生;沉细虚小者,死。

水病,腹大如鼓,脉实者,生;虚者,死。

卒中恶[1],吐血数升,脉沉数细者,死;浮大疾快者,生。

卒中恶,腹大,四肢满,脉大而缓者,生;紧大而浮者,死;紧细而微者,亦生。

注[1] 中恶(zhòng è 众饿) 卒中病之一。《病源》卷二十中恶候:"中恶者……卒中之也……其状卒然心腹刺痛,闷乱欲死。"

【语译】 寒邪之气上攻,脉实滑而顺的,生;脉实涩而逆的,死(《太素》说:寒气突然上攻,病人脉象充盈而实,其预后怎样?答:脉实而滑则预后好;脉实而逆则预后不好。脉形极盈满的,其预后怎样?答:轻取时脉形极盈满的,脉多呈紧、大而坚实有力,虽满盈但有时却应手不明显,如果病人脉象是这样,见到顺象则预后好,见到逆象则预后不好。什么叫做"顺则生,逆则死"呢?答:所谓"顺"是指手足温;所谓"逆"是指手足寒)。

消渴,脉象实大,病久仍可治愈;脉象极其细小而坚强急数,病久的,难以治疗。

消渴,脉数而大的,生;脉细小而浮短的,死。

消渴,脉沉而小的,生;脉实坚大的,死。

水肿病,脉洪大的,可以治疗;脉微细的,难以治愈。

水肿病,腹胀,二便不通,病人之脉浮大而软的,生;沉细而虚小的,死。

水肿病,腹胀大如鼓,脉实的,生;脉虚的,死。

突然发生中恶,吐血数升,脉沉细数者,死;浮大疾数的,生。

突然发生中恶,腹部胀大,四肢肿满,脉大而缓的,生;紧大而浮的,死;紧细而微的,也可以生。

病疽,腰脊强急、瘛疭者,皆不可治。

寒热,瘛疭,其脉代、绝者,死。

金疮,血出太多,其脉虚细者,生;数实大者,死。

金疮出血,脉沉小者,生;浮大者,死。

斫疮,出血一二石[1],脉来大,二十日死。

斫刺俱有,病多,少血,出不自止断者,其血止,脉来大者,七日死;滑细者,生。

从高顿仆,内有血,腹胀满,其脉坚强者,生;小弱者,死。

人为百药所中伤,脉浮涩而疾者,生;微细者,死;洪大而迟者,生。《千金》迟作速。

注[1] 出血一二石　此指出血甚多。

【语译】 疮疡病,出现腰脊强硬拘急、四肢抽搐的,均难以治疗。

寒热症,四肢抽搐,病人脉代、绝的,死。

金刃所伤,出血太多,伤者之脉虚细的,生;数而实大的,死。

金刃所伤出血,脉沉小的,生;浮大的,死。

刀斧砍伤,出血一、二石,脉来大,二十日死。

刀斧砍伤和利器刺伤同时存在,伤势较重,病情复杂,而出血不多,但血不能自止的,如果血止时,脉大的,七日死;脉滑而细的,生。

从高处跌仆后,内有瘀血,腹部胀满,伤者之脉象坚强的,生;小弱的,死。

病人是被各种药物所毒害,脉浮涩而数的,生;微细的,死;洪大而迟的,生。(《千金》"迟"作"速")。

人病甚而脉不调者,难差。

人病甚而脉洪者,易差。

人内外俱虚,身体冷而汗出,微呕而烦扰,手足厥逆,体不得安静者,死。

脉实满,手足寒,头热,春秋生,冬夏死。

老人脉微,阳羸阴强[1]者,生;脉焱大[2]加息—作如急。者,死。阴弱阳强,脉至而代,奇—作寄。月而死。

注[1] 阳羸阴强　指寸脉弱,尺脉强。

[2] 焱(yàn 彦)大　瞬间浮大无根,如火花之迅发迅消。焱,火花。

【语译】　病人的病情严重而脉不调和的,难以治愈。

病人的病情严重而脉洪的,容易治愈。

病人内外皆虚,身冷而汗出,微呕而烦扰,手足厥冷,身体躁动不安的,死。

脉实粗大有力,手足冷,头部热,若在春秋季则生,在冬夏季则死。

老人脉微,寸脉弱而尺脉强的,生;脉象好像火花一样瞬间浮大无根,又有间歇休止的(一作:似火花一样急速跳跃一阵),死。尺脉弱而寸脉强,脉来快而出现代脉的,逢单数的月(一作"寄")份死。

尺脉涩而坚,为血实气虚也。其发病腹痛、逆满、气上行,此为妇人胞中绝伤,有恶血,久成结瘕。得病以冬时,黍穄[1]赤而死。

尺脉细而微者,血气俱不足,细而来有力者,是谷气不充,病得节辄动,枣叶生而死。此病秋时得之。

左手寸口脉偏动,乍大乍小,不齐,从寸口至关,关至尺,三部之位,处处动摇,各异不同,其人病仲夏,得之此脉,桃花落而死。花,一作叶。

右手寸口脉偏沉伏,乍小乍大,朝来浮大,暮夜沉伏。浮大即太过,上出鱼际;沉伏即下不至关中。往来无常,时时复来者,榆叶枯落而死。叶,一作英。

　　右手尺部，脉三十初一止，有顷更还二十动一止，乍动乍疏，连连相因，不与息数相应，其人虽食谷犹不愈，蘩草[2]生而死。

　　左手尺部，脉四十动而一止，止而复来，来逆，如循直木，如循张弓弦，纭纭然[3]，如两人共引一索，至立冬死。《千金》作至立春而死。

注[1]　黍穄(shǔ jì属济)　禾稼之属，质粘者为黍，不粘者为穄。

　　[2]　蘩(fán 烦)草　有二解：一指白蒿，二指款冬。二义皆通。

　　[3]　纭纭(gēng gēng更更)然　绷紧的样子。

【语译】　尺脉涩而坚，为血实气虚。病人出现的病证是腹痛、胸满、气喘，这是妇人胞中有严重损伤，有瘀血内停，日久则成癥瘕。如果发病在冬季，则黍穄成熟时死。

　　尺脉细而微的，血气俱虚。脉细而有力的，是谷气不充。所得病每逢节气就会发作，到枣叶生时死。这种病多在秋季发生。

　　左手的寸口脉偏动，忽大忽小，节律不匀，从寸至关，从关至尺，三部之脉均动摇不定，彼此不同，如果这人疾病发生于夏历五月，出现这种脉象，到桃花落时死（"花"一本作"叶"）。

　　右手的寸口脉偏沉伏，忽小忽大，或早晨浮大，黄昏及夜晚沉伏。浮大即表示邪气太过，脉象可向上伸，出至鱼际；沉伏即正气不足，脉象可向下不至关中。如果往来无规则，反复出现的，到榆叶枯落时死（"叶"，一本作"荚"）。

　　右手尺部，脉跳动三十次歇止一次，不久即改变为跳动二十次歇止一次，如此忽而跳动，忽而疏落，反复出现，不能与呼吸次数相应，病人虽能进食而仍然不能好转，到蘩草生时死。

　　左手尺部，脉跳动四十次而歇止一次，歇止后复来，来时脉气不顺，脉形好像手循摸的直木，又好像循摸张开了的弓弦，极度绷紧，又好像两人共引一条绳索，至立冬时死（《千金》作"至立春而死"）。

145

诊三部脉虚实决死生第八

【提要】 本篇主要讨论两手寸口三部脉的虚实等病理变化,以判断各种疾病的生死预后。

三部脉调而和者,生。

三部脉废者,死。

三部脉虚,其人长病得之,死。虚而涩,长病亦死,虚而滑亦死,虚而缓亦死,虚而弦急,癫病亦死。

三部脉实而大,长病得之,死。实而滑,长病得之,生;卒病得之,死。实而缓亦生,实而紧亦生,实而紧急,癫痫可治。

三部脉强,非称其人病,便死。

三部脉羸,非其人—作脉。得之,死。

三部脉粗,长病得之,死;卒病得之,生。

三部脉细而软,长病得之,生;细而数亦生;微而紧亦生。

三部脉大而数,长病得之,生;卒病得之,死。

三部脉微而伏,长病得之,死。

三部脉软,—作濡。长病得之,不治自愈,治之死;卒病得之,生。

三部脉浮而结,长病得之,死;浮而滑,长病亦死;浮而数,长病风得之,生;卒病得之,死。

【语译】 寸、关、尺三部脉,协调而和缓的,生。

寸、关、尺三部脉衰败的,死。

寸、关、尺三部脉皆虚,久病的人出现这种脉象,死。脉虚而涩,久病的亦死;脉虚而滑,亦死;脉虚而缓,亦死;脉虚而弦急,出现癫病,亦死。

寸、关、尺三部脉,实而大,久病得之,死。实而滑,久病得之,生;突然发病得之,死。实而缓亦生。实而紧亦生。实而紧急,如属癫痫的可以治疗。

寸、关、尺三部脉强而有力,不符合这个病人的病情,便是死证。

寸、关、尺三部脉虚弱,如果不是见于虚弱的病人("人",一作"脉")得此脉,死。

寸、关、尺三部脉粗大,久病得此脉,死;突然发病得此脉,生。

寸、关、尺三部脉细而软,久病得此脉,生;细而数,亦生;微而紧,亦生。

寸、关、尺三部脉,大而数,久病得之,生;突然发病得之,死。

寸、关、尺三部脉微而沉伏,久病得之,死。

寸、关、尺三部脉软(一作"濡"),久病得之,不经治疗可以自愈,治不得法,反而死亡;突然发病得之,生。

寸、关、尺三部脉浮而结,久病得之,死;浮而滑,久病亦死;浮而数,久患风病得之,生;突然发病得之,死。

三部脉羝,长病得之,生;卒病得之,死。

三部脉弦而数,长病得之,生;卒病得之,死。

三部脉革,长病得之,死;卒病得之,生。

三部脉坚而数,如银钗股[1]蛊毒[2]病,必死;数而软,蛊毒病得之,生。

三部脉澈澈如羹上肥,长病得之,死;卒病得之,生。

三部脉连连如蜘蛛丝,长病得之,死;卒病得之,生。

三部脉如霹雳[3],长病得之,死。三十日死。

三部脉如弓弦,长病得之,死。

三部脉累累如贯珠,长病得之,死。

三部脉如水淹然[4]流,长病不治自愈,治之反死。一云:如水流者,长病七十日死;如水不流者,长病不治自愈。

三部脉如屋漏,长病十日死。《千金》云:十四日死。

三部脉如雀啄,长病七日死。

三部脉如釜中汤沸,朝得暮死,夜半得日中死,日中得夜半死。

三部脉急,切腹间,病又婉转腹痛,针上下差。

注[1] 银钗股　妇人用的银制条状首饰。此喻脉象之坚长。

[2] 蛊(gǔ估)毒　苛毒。《病源·蛊毒候》:"凡中蛊病,多趋于死,以其毒害势,故云蛊毒。"

[3] 霹雳(pī劈立)　响声很大的雷。此喻脉搏骤然有力,来去神速,有如雷电闪击。

[4] 淹然　迟缓的样子。此喻脉来缓和无力。

【语译】　寸、关、尺三部脉芤,久病得的,生;突然发病得的,死。

寸、关、尺三部脉弦而数,久病得的,生;突然发病得的,死。

寸、关、尺三部脉革,久病得的,死;突然发病得的,生。

寸、关、尺三部脉,坚而数,如银钗股那样坚长,患蛊毒病得的,必死;三部脉数而软,患蛊毒病得的,生。

寸、关、尺三部脉,浮细无力,如羹上漂浮之油脂,久病得的,死;突然发病得的,生。

寸、关、尺三部脉,极其纤细,如蜘蛛丝,久病得的,死;突然发病得的,生。

寸、关、尺三部脉,如雷电闪击,来去神速有力,久病得的,死,三十日死。

寸、关、尺三部脉,如弓弦紧张,久病得的,死。

寸、关、尺三部脉,如连串的珠子,久病得的,死。

寸、关、尺三部脉,如缓缓的流水,缓和无力,若是久病,不治可以自愈,而治疗不当,反而死亡(另一说:脉如水流者,久病见之,三十日死。脉如水不流者久病见之,不治亦自愈)。

寸、关、尺三部脉,如屋漏滴水,很久一次,节律不匀,若是久病,十日死。(《千金》说:十四日死)。

寸、关、尺三部脉,如雀啄食,急促而不匀,若是久病,七日死。

　　寸、关、尺三部脉,如锅中水沸,浮泛无根,早上出现则黄昏死,半夜出现则中午死,中午出现则半夜死。

　　寸、关、尺三部脉急,若按其腹部,病人又觉有辗转之腹痛,此时针刺腹痛处的上、下部穴位,病即可愈。

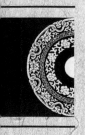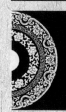

脉经卷第五

朝散大夫守光禄卿直秘阁判登闻检院上护军臣林亿等类次

张仲景论脉第一

【提要】　本篇以平脉为总纲,论述人体内营卫气血正常循行的情况。指出变化相乘,阴阳相干,便会出现相应的病脉,故可据以审察病邪之所在,判断脏腑的病变。

问曰:脉有三部,阴阳相乘。荣卫气血,在人体躬,《千金》作而行人躬。呼吸出入,上下于中,因息游布,津液流通。随时动作,效象形容,春弦秋浮,冬沉夏洪。察色观脉,大小不同,一时之间,变无经常,尺寸参差[1],或短或长。上下乖错[2],或存或亡。病辄改易,进退低昂[3]。心迷意惑,动[4]失纪纲,愿为缕陈[5],令得分明。

注[1] 参差(cēn cī 岑疵)　长短高低不齐。比喻脉来长短强弱不齐。

[2] 乖错　彼此分离错乱。

[3] 进退低昂　此指脉搏快慢沉浮的变化。

[4] 动　往往,常常。

[5] 缕陈　条分缕析,详细陈述。

【语译】　问道:脉有寸、关、尺三部,都受到阴阳的相互制约。荣卫气血在人体内(《千金方》作"运行于人体"),借助呼吸出入而循行于上下周身,随着呼吸而游行输布,津液便得以流通。脉象亦随着四时季节不同而变化,可以仿效事物的形象来形容、描述脉搏的不同表现,例如春季脉弦,秋季脉浮,冬季脉沉,夏季脉洪。诊察病人的气色和脉象,脉有大小的不同,就是一时之间,脉象也是经常变化的。尺寸之间,亦可出现参差不齐,有的是短脉,有的是长脉。在上下部,亦可彼此错乱,脉搏有时存在,有时消失。病情每有改变,脉的快慢沉浮亦随着发生变化,因此使人迷惑不解。诊脉时往往得不到要领,希望老师详细讲述,使我得以明白。

师曰:子之所问,道[1]之根源。脉有三部,尺寸及关。荣卫流行,不失衡铨[2]。肾沉心洪,肺浮肝弦。此自经常,不失铢分[3]。出入升降,漏刻周旋。水下二刻,臣亿等详水下二刻,疑。检旧本如此。脉一周身,旋复[4]寸口,虚实见焉。变化相乘,阴阳相干。风则浮虚,寒则紧弦,沉潜水滀[5],支饮急弦,动弦为痛,数洪热烦。设有不应,知变所缘。三部不同,病各异端。太过可怪,不及亦然。邪不空见,终必有奸[6],审察表里,三焦别分,知邪所舍,消息[7]诊看,料度[8]腑脏,独见若神。为子条记,传与贤人。

注[1] 道 法则,规律。

[2] 衡铨(quán 全) 秤量物体的器具。此为法度之意。衡,秤杆。铨,秤锤。

[3] 不失铢(zhū 朱)分 无丝毫差错。铢、分,古代重量单位,十黍为一铢,六铢为一分,二十四铢为一两。

[4] 旋复 循环往返。

[5] 水滀 此泛指水饮停留体内所引起的病证。

[6] 奸 乱。此指病变。

[7] 消息 犹如消长。此指疾病的进退变化。

[8] 料度(duó 夺) 预测、判断。

【语译】 老师答道:您所询问的,都是医学中的根本问题。所谓脉有三部,是指尺、寸及关部。如果荣卫气血的流行,不失其常度,则表现为肾脉沉,心脉洪,肺脉浮,肝脉弦,这是各脏的正常脉象,不应有丝毫的差错。而呼吸出入,阴阳升降,也是与漏刻相应,漏水每下二刻(按:原注"臣亿等详水下二刻,疑。检旧本如此，"据《难经》"漏下二刻"应为"漏下百刻"），脉就循环周身一次，再回流到寸口，根据寸口脉搏的变化，可以诊察到人体的虚实。如受病变影响，导致阴阳相互争斗而致偏盛偏衰，脉搏也就会发生相应的变化。中风病脉见浮虚，伤寒病脉见紧弦，沉潜脉是有水饮停蓄，支饮病则脉见急弦，动弦脉为痛证，数洪脉是烦热。假如脉与证不相符，就要知道其变化的缘故。寸、关、尺三部的脉象不同，病情也就表现各异。脉搏太过是异常，不及亦是异常，邪气是不会凭空出现的，终究有病变存在。故应审察邪气在表在里，还要分辨上中下三焦，从而知道病邪所在的部位。再详细诊察病情的进退变化的情况，以分析、判断脏腑的病情轻重，这样就能独具卓见，断病如神。我现在为您一条一条地记录于后，以便传授给有学问和有修养的人。

扁鹊阴阳脉法第二

【提要】　本篇论述三阴三阳的平脉及病脉。并从阴阳表里相乘的病机出发，列举多种病证加以说明。

脉，平旦曰太阳，日中曰阳明，晡时曰少阳，黄昏曰少阴，夜半曰太阴，鸡鸣曰厥阴，是三阴三阳时也。

【语译】　脉不仅随四时阴阳而变化，亦应一日中阴阳变化而改变。平旦寅时的脉象叫做太阳之脉；日中午时的脉象叫作阳明之脉；午后日晡申时的脉象叫做少阳之脉；黄昏戌时的脉象叫做少阴之脉；夜半子时的脉象叫做太阴之脉；鸡鸣丑时的脉象叫作厥阴之脉。以上是三阴三阳之脉所对应的时辰。

少阳之脉，乍小乍大，乍长乍短，动摇六分[1]。壬十一月甲子夜半，正月、二月甲子王。

太阳之脉，洪大以长，其来浮于筋上，动摇九分。三月、四月甲子王。

阳明之脉，浮大以短，动摇三分。大前小后，状如科斗[2]，其至跳。五月、六月甲子王。

少阴之脉紧细（此后疑脱而微二字），动摇六分。王五月甲子日中，七月、八月甲子王。

太阴之脉，紧细以长，乘[3]于筋上，动摇九分。九月、十月甲子王。

厥阴之脉，沉短以紧，动摇三分。十一月、十二月甲子王。

注[1] 动摇六分　谓脉搏搏动的幅度达到六成。

[2] 大前小后，状如科斗　大、小，指脉体的粗大与细小。前、后，指关前与关后，即寸部与尺部。科斗，即蝌蚪。因其体头大身小，故借以形容寸脉大尺脉小之状。

[3] 乘（chéng 承）　乘载之意。此指脉搏搏动的部位。

【语译】　少阳的脉象，表现为忽大忽小，忽长忽短，搏动的幅度达到六成。其经气旺盛开始于十一月份甲子日的子时，直到正月、二月甲子日，其气仍旺盛。

太阳的脉象，表现为洪大而长，脉来应指浮于筋的上面，搏动的幅度达到九成。其经气旺盛于三、四月份甲子日。

阳明的脉象，表现为浮大而短，搏动的幅度达到三成。脉搏寸大而尺小，形状如蝌蚪，脉来应指有跳动的感觉。其经气旺盛于五、六月份甲子日。

少阴的脉象，表现为紧细而微，搏动的幅度达到六成。其经气旺盛开始于五月份甲子日的午时，直到七月、八月甲子日，其气仍旺盛。

太阴的脉象，表现为紧细而长，脉来搏动于筋的上面，其幅度达到九成。其经气旺盛于九、十月份甲子日。

厥阴的脉象，表现为沉短而紧，搏动的幅度达到三成。其经气旺盛于十一、十二月份甲子日。

厥阴之脉急弦，动摇至六分已上。病迟脉（前二字疑衍）寒，少腹痛引腰，形喘者死。脉缓者可治，刺足厥阴入五分。

少阳之脉，乍短乍长，乍大乍小，动摇至六分已上。病头痛，胁下满,呕可治,扰即死。一作伛可治,偃即死。刺两季肋端足少阳也,入七分。

阳明之脉,洪大以浮,其来滑而跳,大前细后,状如科斗,动摇至三分已上。病眩头痛,腹满痛,呕可治,扰即死。刺脐上四寸、脐下三寸,各六分。

【语译】 厥阴的脉象,又急又弦,搏动幅度达到六成以上。出现寒冷病证,少腹疼痛牵引至腰部,出现喘息的,为危重之证。如果脉来缓和的还可以治疗,针刺足厥阴肝经的穴位,可刺入五分。

少阳的脉象,忽短忽长,忽大忽小,搏动幅度达到六成以上。其病状是头痛,胁下满闷。如果伴有呕吐的尚可治疗;伴有烦扰不安的就可能会死亡(另一本作"背曲可治,仰卧即死")。可针刺两侧季肋端足少阳胆经的(京门)穴位,宜刺入七分。

阳明的脉象,洪大而浮,脉来滑利而有跳动感,其脉形寸大尺小,像蝌蚪一样,搏动幅度达到三成以上。其病状是目眩头痛,腹部胀满疼痛。如果伴有呕吐的尚可治疗;伴有烦扰不安的就可能会死亡。可针刺脐上四寸的中脘和脐下三寸的关元,各刺入六分。

从二月至八月,阳脉在表;从八月至正月,阳脉在里。附[1]阳脉强,附阴脉弱。至[2]即惊,实则瘛疭[3]。细而沉,不瘛疭即泄,泄即烦,烦即渴,渴即腹满,满即扰,扰即肠澼,澼即脉代,乍至乍不至。大而沉即咳,咳即上气,上气甚则肩息,肩息甚则口舌血出,血出甚即鼻血出。

注[1] 附 增益。此有偏盛之意。

[2] 至 极。此指阴阳的极度偏盛。

[3] 瘛疭(chì zòng 翅纵) 俗称抽风。瘛,指筋急牵缩;疭,指筋缓纵伸。

【语译】 从二月至八月,阳脉行于表;从八月至正月,阳脉行于里。阳偏盛则脉强有力,阴偏盛则脉弱无力。阴或阳极度偏盛,就会出现惊恐,而阴阳俱实,则会发生抽风。如果脉象沉细,就不会发生抽风而出现泄泻,泄泻后就会出现心烦,心烦后就会出现口渴,口渴后就会出现腹部胀满,腹部胀满后就会出现躁扰不宁,躁扰后就会发生痫疾,患痫疾病便会出现代脉,表现为脉搏忽来忽不来。如果脉象沉大,就会发生咳嗽,咳则气逆上冲,气逆上冲厉害则出现抬肩喘息,喘息厉害则会口舌出血,口舌出血厉害则鼻部也会出血。

变出寸口,阴阳表里,以互相乘[1]。如风有道,阴脉乘阳[2]也。寸口中,前后溢[3]者,行风。寸口中,外实内不满[4]者,三风四温[5]。寸口者,劳风。劳风者,大病亦发,驶行汗出亦发。软风者,上下微微扶骨[6],是其诊[7]也。表缓腹内急者,软风也。猥雷实夹[8]者,飘风。从阴趋阳[9]者,风邪。一来调,一来速,鬼邪也。阴缓阳急者,表有风来入脏也。阴急者,风已抱阳[10]入腹。

注[1] 乘 此指盛衰的变化。

[2] 阴脉乘阳 沉迟之阴脉出现于寸关之阳部。阴,此指沉迟的脉象;阳,此指寸、关部。

[3] 前后溢 寸部与尺部脉势均盛大。前、后,指关前与关后,即寸部与尺部。

[4] 外实内不满 此指脉象浮取有力而沉取空虚。外、内,指浮取与沉取。

[5] 三风四温 或患风证,或患温证。三、四,表不定之词,或者之意。

[6] 上下微微扶骨 寸、尺脉重按近骨才略微应指。上、下,此指寸部与尺部。扶,近。

[7] 诊 证候。此仅指脉象变化。

[8] 猥(wěi 委)雷实夹 谓脉势突然增强,有如巨雷轰鸣,两侧脉管壁充实有力。猥,猝然。雷雹,喻脉势突变,强劲有力。夹,从左右相持,此指两侧脉管壁。

[9] 从阴趋阳 脉象由沉脉向浮脉转化。阴、阳,此指沉脉与浮脉。趋,趋向。

[10] 风已抱阳 言风邪已离开肌表。抱,有抛离之意。阳,指体表。

【语译】 脉象的变化出现在寸口,反映了阴阳盛衰、表里出入的相互演变。例如风病的脉象具有一定规律性,表现为阴脉乘袭于寸、关之阳部。寸口脉中,寸、尺部都满溢盛大的,是行风病。寸口脉中,浮取有力而沉取空虚的,则或患有风证,或患有温证。诊寸口脉,可以诊断劳风病。劳风病,在大病之时可以发病,疾行汗出后亦可发病。软风病,按其寸尺部近骨,脉仅略微应指。肌表和缓,腹内拘急的,是软风的症状。脉势突然增强,有如雷轰鸣般,两侧脉管壁充实有力的,是飘风病。脉由沉转向浮的,是风邪为病。脉来一时调和、一时疾速的,是鬼邪为病。脉来浮取急迫而沉取尚和缓的,是表有风邪入里、初犯内脏之征。若只是沉取急迫的,则为风邪已离开肌表侵入腹内的征象。

上逯逯[1],下宛宛[2],不能至阳,流饮[3]也。上下血微,阴强者,为漏僻[4];阳强者,酒僻也。伛偷不过[5],微反阳,澹浆[6]也。阴扶骨绝者,从寸口前顿趣[7]于阴,汗水也。来调四布者,欲病水也。

注[1]上逯逯(lù lù 录录) 寸部脉来迟缓。逯逯,迟缓的样子。

[2]下宛宛 尺部脉势深伏。宛宛,伏藏的样子。

[3]流饮 由水饮过多,水流走于肠胃之间致漉漉有声的病证。

[4]僻(pǐ 痞) 指宿食不消,积为痞块的病证。

[5]伛(yǔ 宇) 偷不过 脉势既不过弱亦不过强。伛,曲背。此为弱小之意。偷,盗。此为强暴之意。

[6]澹(dàn 淡)浆 痰饮的古称。澹,水摇动。

[7]趣 有急速之意。此指脉来急速。

【语译】 寸脉迟缓,尺脉深伏,搏动幅度达不到肌肤的,是流饮病。寸、尺脉因血微而呈现细脉,沉取有力的,是漏僻病;浮取有力的,则为酒僻病。脉势既不过弱亦不过强,但微脉反而出现在寸关部的,这是患有痰饮病。如果尺脉重按近骨仍微细欲绝,而从寸部沉取却立即感觉搏动急速的,便是汗水病。若脉来调和而有如雨露四布的,是将患水肿病的先兆。

阴脉不偷,阳脉伤,复少津。寸口中,后大前兑,至阳而实者,僻食。小过阳[1],一分者,七日僻;二分者,十日僻;三分者,十五日癖;四分者,二十日癖;四分中伏不过[2]者,半岁癖。

注[1] 小过阳 谓细小的病脉出现在寸、关部。过,过失。此作病患解。

[2] 中伏不过 谓脉气不甚深伏。中,内。此指脉位深沉。

【语译】 尺脉不强,而寸、关脉有损伤之象,为病中又有津液不足之证。寸口脉中,尺脉大而寸脉细小,但浮取则显现劲实有力的,为癖食病。若寸、关脉细小,其搏动的幅度达一成的,是患癖积已有七日;达二成的,是患癖积已十日;达三成的,是患癖积已十五日;达四成的,是患癖积已二十日。如果搏动幅度达到四成,但脉气不过于沉伏的,是患癖积已有半年。

敦敦[1]不至胃阴[2]一分,饮脯饵[3]癖也。外勾者,久癖也。内卷[4]者,十日以还。外强内弱者,裹大核也。并浮而弦者,汁核。并浮紧而数,如[5]沉,病暑食粥。一作微。有内紧而伏,麦饭若饼。寸口脉倚阳[6],紧细以微,瓜菜皮也;若倚如紧,荠藏菜也。赜赜[7]无数,生肉癖也;附阳[8]者,炙肉癖也。小倚生,浮大如故,生麦豆也。

注[1] 敦敦 独处不移的样子。比喻脉来迟缓。

[2] 胃阴 胃,此指右关脉;阴,此指沉取之脉。

[3] 脯饵(bǔ ěr 哺耳) 糖。

[4] 内卷 内,指沉取,卷言气势。比喻脉象坚实有力。

[5] 如 或者。

[6] 倚阳 偏于寸、关部。倚为偏倚,阳为阳部。此指寸、关部。

[7] 赜赜(zé zé 责责) 幽深的样子。此喻脉气深伏难寻之状。

[8] 附阳 谓脉虽沉伏而滑数有力。附,有伏藏之意。此指脉沉伏。阳,指阳脉,即脉滑数。

【语译】 如果脉来迟缓而右关脉沉,搏动幅度仅达一成,是饮汤水及吃糖过多所引起的癖积。脉浮取见钩象的,是久患的癖积。脉沉取实而有力的,患癖积已将十日。脉轻取有力而重按无力的,是患有裹着大核的痞块。两手脉均浮而弦的,是患有内有汁又有核的痞块。两手脉均浮紧而数,或现沉脉的,是患有暑病及过食稀粥所致的积滞。脉沉取紧而伏,是过吃麦、饭或者饼食所致的积滞(一本作"微")。寸口脉偏于寸、关部,紧细而微,是过吃瓜菜皮所致的积滞;寸关部似有紧脉的,是过吃久藏的荠菜所致的积滞。脉气深伏难寻,无法计算脉搏次数的,是吃未煮熟的肉类所致的癖积;脉沉伏而滑数有力,是过吃烧烤肉类所致的癖积。脉初按时偏于细小,久按则浮大如故,是吃生麦、豆所致的积滞。

扁鹊脉法第三

【提要】　本篇论述诊脉的要诀,在于知其常,察其变;并要结合"视色听声,观病之所在",以期作出正确的诊断。

扁鹊曰:人一息[1]脉二至谓平脉,体形无苦。人一息脉三至谓病脉。一息四至谓痹者,脱[2]脉气,其眼睛青者,死。人一息脉五至以上,死不可治也。都一作声息病[3]脉来动,取极五至,病有六七至也。

注[1]一息　一呼一吸称为一息。此仅指一呼或一吸。本篇下同。

　　[2]脱　离、失。此为耗损、虚衰之意。

　　[3]都息病　指严重发作的喘息病。都,大、盛。此喻喘息气粗壅盛。

【语译】　扁鹊说:人一呼或一吸脉搏跳动二次,称为正常的脉象,表明身体健康无病。人一呼或一吸脉搏跳动三次的,是有病的脉象。一呼或一吸脉搏跳动四次,主有痹病,为脉气虚衰;假若病人的眼睛还出现青色的,为危重之证。病人一呼或一吸脉搏跳动达五次以上,便属死证,不可救治。但是严重发作的喘(一本作"声")息病人脉搏跳动较快,诊其脉一呼或一吸可达到五次,有的病人还达到六七次。

扁鹊曰:平和之气,不缓不急,不滑不涩,不存不亡[1],不短不长,不俛不仰[2],不从不横[3],此谓平脉。肾一作紧。受如此,一作刚。身无苦也。

注[1]不存不亡　谓脉不虚不实。存,此指脉坚实有力;亡,此指脉空虚无力。

[2] 不俛(fú 府)不仰　谓脉位不沉不浮。

[3] 不从(zòng 纵)不横　谓脉气上下左右不错乱,柔和而有节律。从通纵。

【语译】　扁鹊说:正常调和的脉气,表现为脉搏跳动不慢也不快,来去不滑也不艰涩,脉势不实也不虚,脉体不短缩也不超过寸口,脉位不沉也不浮,脉律整齐,无上下左右错乱,这叫做正常的脉象。如果肾(一本作"紧")脉出现这样的脉象(一本作"刚"),表明身体没有疾患。

扁鹊曰:脉气弦急,病在肝。少食多厌,里急多言,头眩目痛,腹满,筋挛,癫疾上气,少腹积坚,时时唾血,咽喉中干。相病[1]之法,视色听声,观病之所在,候脉要诀岂不微乎?脉浮如数,无热者,风也。若浮如数,而有热者,气也。脉洪大者,又两乳房动,脉复数,加有寒热,此伤寒病也。若赢长病,如脉浮溢寸口,复有微热,此疰气病[2]也。如复咳又多热,乍剧乍差,难治也;又疗无剧者,易差;不咳者,易治也。

注[1] 相(xiàng 向)病　诊察疾病。相,审视、观察。

[2] 疰(zhù 注)气病　指慢性的传染病,主要指痨瘵病。

【语译】　扁鹊说:如果诊得脉气弦急,说明病变在肝,可出现饮食减少而过分厌食,腹内拘急而多言语,头眩目痛,腹部胀满,筋脉挛动,巅顶头痛而气促,小腹有坚硬积块,时常唾血,咽喉干燥。诊病的方法,可通过望色、闻声以观察病变的所在,而诊脉的要诀难道不也是很精深、奥妙的吗?如诊得脉浮而数,尚无发热的,是风邪为病;如果脉浮而数,又有发热的,是气分有病。脉洪大的,又出现两侧乳房的肌肉跳动,脉再兼数,加上伴有恶寒发热,这是伤寒病。假若身体瘦弱被病缠身,其脉浮大而上越寸口,又伴有微热,这是疰气病。此病如再有咳嗽、高热,病情表现时重时轻,病属难治;而经过治疗病情不再加剧的,就易治愈;如果无伴有咳嗽的,也属易治。

扁鹊华佗察声色要决第四

【提要】 本篇论述运用望诊与闻诊相结合的方法,以审察病人精、气、神的盛衰状况,藉以分析病情的轻重缓急,判断预后的吉凶,并预测死期的远近。

病人五脏已夺,神明不守,声嘶者,死。

病人循衣缝[1],谵言者,不可治。

病人阴阳俱绝,撮衣掇空[2],妄言者,死。

病人妄语错乱及不能语者,不治;热病者,可治。

病人阴阳俱绝,失音不能言者,三日半死。

注[1] 循衣缝 指患者神志不清,手指不自主地沿着衣边衣角抚摸之症,为失神的表现。

[2] 撮(chè 彻)衣掇(duō 多)空 指患者神志不清,两手不自主地拉扯衣被,向空中作取物之状,为失神的表现。

【语译】 病人五脏的精气已经衰败,出现神志不清,声音嘶哑的,会死亡。

病人表现为循摸衣缝,胡言乱语的,为不治之证。

病人阴阳俱已衰竭,表现为撮衣掇空,乱语的,会死亡。

病人语言错乱,以及不能答话的,为不治之证;如果是热病引起的,为可治之证。

病人阴阳都已衰竭,失音不能说话的,三日半后可能会死亡。

病人两目眦有黄色起者,其病方愈。

病人面黄目青者,不死;青如草滋,死。

病人面黄目赤者,不死;赤如衃血[1],死。

病人面黄目白者,不死;白如枯骨,死。

病人面黄目黑者,不死;黑如炲[2],死。

病人面目俱等者,不死。

病人面黑目青者,不死。

病人面青目白者,死。

病人面黑目白者,不死(全句疑衍)。

注[1] 怀(pēi 胚)血　凝结的死血。其色赤中带黑。

[2] 炲(tái 台)　烟尘。其色黑中透黄,晦暗无光。

【语译】　病人两眼的眼角有黄色出现的,病情正趋向痊愈。

病人面色黄而白睛青的,不会死;如果是青中带白像草蓆色的,会死亡。

病人面色黄而白睛赤的,不会死;如果是赤中带黑,像死血色的,会死亡。

病人面色黄而白睛白的,不会死;如果是白而枯槁,像枯骨色的,会死亡。

病人面色黄而白睛黑的,不会死;如果是黑而晦暗,像烟尘色的,会死亡。

病人面色与白睛色相同的,不会死。

病人面色黑而白睛青的,不会死。

病人面色青而白睛白的,会死亡。

病人面赤目青者,六日死。

病人面黄目青者,九日必死,是谓乱经。饮酒当风,邪入胃经,胆气妄泄,目则为青。虽有天救,不可复生。

病人面赤目白者,十日死。忧恚思虑,心气内索[1],面色反好,急求棺椁[2]。

病人面白目黑者,死。此谓荣华[3]已去,血脉空索。

病人面黑目白者,八日死。肾气内伤,病因留积。

病人面青目黄者,五日死。

注[1] 内索　衰竭于内。索,有耗散殆尽之意。

[2] 棺椁(guǒ 果)　即棺材。古代棺材有两层,分内棺外椁。

[3] 荣华　此指旺盛的气血。

【语译】 病人面色赤而白睛青的,六日后会死亡。

病人面色黄而白睛青的,九日后必死,这叫做乱经。病发于饮酒当风,风邪侵入胃经,致使胆气妄行而外泄,故白睛便出现青色。此时纵然有上天来救治,也不可复生了。

病人面色赤而白睛白的,十日后会死亡。病发于忧怒思虑,致心气内耗殆尽,虽面色反而转好,实为浮阳外越之危候,必须赶快准备棺材。

病人面色白而白睛黑的,会死亡。这是荣华已去,血脉已空虚殆尽。

病人面色黑而白睛白的,八日后会死亡。这是肾气内已耗伤,而病邪仍留积不去所致。

病人面色青而白睛黄的,五日后会死亡。

病人著床,心痛短气,脾竭内伤,百日复愈。能起彷徨,因坐于地,其立倚床,能治此者,可谓神良。

病人面无精光[1],若土色,不受饮食者,四日死。

病人目无精光及牙齿黑色者,不治。

病人耳目鼻口有黑色起,入于口者,必死。

病人耳目及颧颊赤者,死在五日中。

病人黑色出于额,上发际,下直鼻脊两颧上者,亦死在五日中。

病人黑气(作色义胜)出天中[2],下至年上[3]、颧上者,死。

病人及健人黑色若白色起,入目及鼻口者,死在三日中。

病人及健人面忽如马肝色,望之如青,近之如黑者,死。

注[1] 精光　指脏腑精气反映于面部及眼睛的神色。表现为面色荣润光泽,含蓄不露,目光明亮有神。

[2] 天中　指沿鼻直上至发际的部位。

[3] 年上　指鼻上两目之间的部位。

【语译】 病人卧床不起,心痛短气,脾气衰竭内伤,经过一百日左右病情有所缓解。虽然能够起床,也只能在床边彷徨,因无力行走,只得坐于地上,如果站立,也需要倚靠于床边。能治好这种病证的医生,便可称为神医、良医了。

病人面部没有精神光泽,如土色样黄而晦暗,不能受纳饮食的,四日后会死亡。

病人眼睛没有神采,以及牙齿变成黑色的,为不治之证。

病人的耳、目、鼻、口都有黑色出现,并进入到口中的,必死。

病人的耳、目及颧部、颊部都出现赤色的,死在五日之内。

病人额部出现黑色,向上达到发际,向下直到鼻梁及两侧颧部之上的,也会死在五日之内。

病人有黑的气色出现在沿鼻直上至发际的部位,并下达鼻上两目之间及颧部之上的,会死亡。

病人及健康人的面部有黑色或白色出现,并进入眼睛及鼻、口之中的,死在三日之内。

病人及健康人的面色忽然变得如马肝样的颜色,远望似青色,近看又似黑色的,会死亡。

病人面黑,目直视,恶风者,死。

病人面黑,唇青者,死。

病人面青,唇黑者,死。

病人面黑,两胁下满,不能自转反者,死。

病人目回回[1]直视,肩息者,一日死。

病人头目久痛,卒视无所见者,死。

病人阴结[2]阳绝,目精脱[3],恍惚者,死。

病人阴阳绝竭,目眶陷者,死。

病人眉系[4]倾者,七日死。

注[1] 回回　目视昏乱不清的样子。

　[2] 阴结　此指阴寒凝结,温运无力所致的大便秘结。

　[3] 目精脱　视力丧失。目精,此指视力。

　[4] 眉系　眼睛及其周围的统称。

【语译】　病人面色黑,目睛直视不动,恶风的,会死亡。

病人面色黑,口唇青的,会死亡。

病人面色青,口唇黑的,会死亡。

病人面色黑,两胁下胀满,不能自己转侧翻身的,会死亡。

病人目视昏乱不清而目睛直视不动,气喘抬肩的,一日后会死。

病人头部及眼睛疼痛已久,突然什么也看不见的,会死亡。

病人大便秘结,阳气耗竭已尽,视力丧失,神志恍惚的,会死亡。

病人阴阳衰竭,眼眶凹陷的,会死亡。

病人眼睛偏斜的,七日后会死亡。

病人口如鱼口,不能复闭,而气出多不反者,死。

病人口张者,三日死。

病人唇青,人中反者,三日死。

病人唇反,人中满者,死。

病人唇口忽干者,不治。

病人唇肿齿焦者,死。

病人阴阳俱竭,其齿如熟小豆,其脉驶者,死。

病人齿忽变黑者,十三日死。

病人舌卷卵缩者,必死。

病人汗出不流,舌卷黑者,死。

【语译】 病人口张开如鱼口,不能再闭合,而且呼气多不能吸气的,会死亡。

病人口张开的,三日后会死亡。

病人口唇色青,人中翻卷的,三日后会死亡。

病人口唇翻卷,人中肿满的,会死亡。

病人唇口忽然焦干的,是不治之证。

病人唇肿,牙齿焦干的,会死亡。

病人阴阳都已衰竭,其牙齿像煮熟的豆子那样白而晦暗无光,而脉又疾速的,会死亡。

病人牙齿忽然变黑的,十三日后会死亡。

病人舌体卷曲短缩而阴囊上缩的,必定会死亡。

病人汗出如珠如油,黏滞不流,舌卷曲而黑的,会死亡。

病人发直者,十五日死。

病人发如干麻,善怒者,死。

病人发与眉冲起者,死。

病人爪甲青者,死。

病人爪甲白者,不治。

病人手足爪甲下肉黑者,八日死。

【语译】 病人头发竖直的,十五日后会死亡。

病人头发像干麻一样枯燥无华,又容易发怒的,会死亡。

病人头发与眉毛向上直竖的,会死亡。

病人爪甲色青紫的,会死亡。

病人爪甲色苍白的,是不治之证。

病人手足爪甲下肌肉瘀黑的,八日后会死亡。

病人荣卫竭绝,面浮肿者,死。

病人卒肿,其面苍黑者,死。

病人手掌肿,无文者,死。

病人脐肿,反出者,死。

病人阴囊茎俱肿者,死。

病人脉绝,口张足肿者,五日死。

病人足趺肿,呕吐头重者,死。

病人足趺上肿,两膝大如斗者,十日死。

病人卧,遗屎不觉者,死。

病人尸臭[1]者,不可治。

注[1] 尸臭 病人身上发出的一种有如尸体腐臭般的气味。

【语译】 病人荣卫之气耗尽衰竭,面部浮肿的,会死亡。

病人突然浮肿,其面色苍黑的,会死亡。

病人手掌肿,掌纹消失的,会死亡。

病人肚脐肿,向外翻出的,会死亡。

病人阴囊阴茎都肿大的,会死亡。

病人脉微欲绝,口张开,足浮肿的,五日后会死亡。

病人足背浮肿,伴呕吐头重的,会死亡。

病人足背上浮肿,两膝肿大如斗的,十日后会死亡。

病人卧床不起,大便失禁而无知觉的,会死亡。

病人身上发出如尸体腐臭气味的,为不治之证。

肝病皮白,肺之日庚辛死[1]。

心病目黑,肾之日壬癸死。

脾病唇青,肝之日甲乙死。

肺病颊赤目肿,心之日丙丁死。

肾病面肿唇黄,脾之日戊己死。

注[1] 肝病皮白,肺之日庚辛死　肝属木,其色青;肺属金,其色白。肝病皮白为金克木之象,故死于肺金当旺的庚、辛日。下文同理类推。

【语译】　肝病,皮肤反见白色,到肺金当旺的庚、辛日会死亡。

心病,目眶周围见黑色,到肾水当旺的壬、癸日会死亡。

脾病,口唇反见青色,到肝木当旺的甲、乙日会死亡。

肺病,颊部见红色,眼睑浮肿,到心火当旺的丙、丁日会死亡。

肾病,面部浮肿,口唇见黄色,到脾土当旺的戊、己日会死亡。

青欲如苍璧之泽[1],不欲如蓝[2]。

赤欲如帛裹朱,不欲如赭。

白欲如鹅羽,不欲如盐。

黑欲如重漆[3],不欲如炭。

黄欲如罗裹雄黄,不欲如黄土。

注[1] 苍璧之泽　指青而明润之色。苍璧,指青玉。泽,润泽明亮。

[2] 蓝　指青靛叶,其色青而沉晦。

[3] 重(chóng 虫)漆　指器皿重新漆过的光泽。此喻黑而润泽。

【语译】　青色要像青玉那样明润,不要像蓝靛那样青而沉晦。

赤色要像白绸裹着的朱砂那样红润而含蓄,不要像代赭石那样红而晦暗。

白色要像鹅的羽毛那样白而光洁,不要像食盐那样白而杂暗无光。

黑色要像重新漆过的器皿那样黑而明润,不要像木炭那样黑而枯暗。

黄色要像罗纱裹着雄黄那样黄而明润含蓄,不要像黄土那样枯黄无泽。

目色赤者病在心,白在肺,黑在肾,黄在脾,青在肝。黄色不可名者,病胸中。

诊目病,赤脉从上下者,太阳病也;从下上者,阳明病也;从外入内者,少阳病也。

诊寒热瘰疬,目中有赤脉,从上下至瞳子,见一脉,一岁死;见一脉半,一岁半死;见二脉,二岁死;见二脉半,二岁半死;见三脉,三岁死。

【语译】　眼睛色赤的为病在心,色白的为病在肺,色黑的为病在肾,色黄的为病在脾,色青的为病在肝。好像黄色,但又说不出名称的,为病在胸中。

诊察眼睛疾患,见白睛中有赤色的脉络从上向下延伸的,属太阳经病;从下向上延伸的,属阳明经病;从眼外角向内延伸的,属少阳经病。

诊察有寒热发作的瘰疬病时,如白睛中有赤色的脉络从上向下延伸到瞳子的,出现一条赤脉,则病一年死;出现一条半赤脉,则病一年半死;出现两条赤脉,则病两年死;出现两条半赤脉,则病两年半死;出现三条赤脉,则病三年死。

诊龋齿痛,按其阳明之脉,来(前字疑衍)有过者独热,在右右热,在左左热,在上上热,在下下热。

诊血脉者,多赤多热,多青多痛,多黑为久痹,多赤、多黑、多青皆见者,寒热身痛。面色微黄,齿垢黄,爪甲上黄,黄疸也。安卧,小便黄赤。脉小而涩者,不嗜食。

【语译】 诊察龋齿痛的病人,按摸其阳明经脉循行之处,病变的部位必有单独发热。右侧牙痛则右侧阳明经发热;左侧牙痛则左侧阳明经发热;上边牙痛,则上部的阳明经发热;下边牙痛,则下部的阳明经发热。

诊察病人的血脉时,若见血脉多呈赤色的,多属热证;多呈青色的,多属痛证;多呈黑色的,多属久痹之证。如果赤色、黑色、青色皆多而兼见的,为寒热相兼,身体疼痛之证。面色微黄,齿垢色黄,连爪甲上也现黄色的,则是黄疸病。病人表现静卧,小便黄赤。脉小而涩的,还有不欲饮食的症状。

扁鹊诊诸反逆死脉要决第五

【提要】 本篇首列诸死脉之象,以示脉有胃气则生,无胃气则死之理。继而论述脉与证的关系,脉证相符者生,不相符者死。并提出了某些奇病的脉象,分析其病机及预后,对死期作出预测。

扁鹊曰:夫相死脉之气,如群鸟之聚[1],一马之驭系水交驰[2]之状,如悬石之落。出筋之上,藏筋之下,坚关[3]之里,不在荣卫。伺候[4]交射[5],不可知也。

注[1] 如群鸟之聚 有如群鸟聚集,此起彼落,散乱不调。此喻脉来时快时慢、时作时止。

[2] 一马之驭系水交驰 驾驭一匹被拴在水边的马来回奔驰。此喻脉之来去疾速、躁动不调。

[3] 坚关 坚固的关塞。此喻脉气深伏难以触及,有如藏匿在坚固的关塞,不易寻获。

[4] 伺(sì四)候 观察,此指诊察脉象。

[5]交射　相互比度。

【语译】　扁鹊说：诊察死脉的脉气，有的像群鸟聚集在一起那样散乱无序，有的像驾驭一匹被拴在水边的马来回狂奔那样疾速躁动，有的像高悬的石头落下那样突然消失。而脉气出现的部位有时显露在筋的上面，有时又隐藏在筋的下面，或者如同藏匿在坚固的关塞里一样难以寻获，这是由于脉气不随荣卫之气流行所致，因而诊察脉象时，虽经相互比度，仍然是不可知晓。

脉病人不病，脉来如屋漏、雀啄者，死。屋漏者，其来既绝而止，时时复起，而不相连属也。雀啄者，脉来甚数而疾，绝止复顿来也。又经言：得病七、八日，脉如屋漏、雀啄者，死。脉弹人手如黍米也。脉来如弹石，去如解索者，死。弹石者，辟辟急也。解索者，动数而随散乱，无复次绪也。

脉困[1]，病人脉如虾之游，如鱼之翔者，死。虾游者，苒苒而起，寻复退没，不知所在，久乃复起，起辄迟而没去速者是也。鱼翔者，似鱼不行，而但掉尾动，头身摇而久住者是也。

脉如悬薄卷索[2]者，死。脉如转豆[3]者，死。脉如偃刀[4]者，死。脉涌涌[5]不去者，死。脉忽去忽来，暂止复来者，死。脉中侈[6]者，死。脉分绝者，死。上下分散也。

注[1]困　逆乱，疾甚。此指脉气逆乱而出现种种反映病情危重的怪脉。

[2]如悬薄(bó伯)卷索　如紧拉绳索卷起帘子般绷急艰涩。此喻脉来艰涩而紧急。悬，悬挂。

[3]如转豆　如豆粒旋转般。此喻脉短而坚硬躁急，为心绝之征。

[4]如偃(yǎn演)刀　如按刀刃般。此喻脉浮取坚急而细小，按之坚大而急，为肝绝之征。偃，仰。偃刀，指刀口向上仰起之刀。

[5]涌涌　泉水上溢的样子。此喻脉来有如泉水上涌，有升无降之势，为膀胱真气衰竭之征。

[6]侈(chǐ耻)　大。

【语译】　脉有病象而人的形体却不见病状，脉来如屋漏水，时时复起，而不相连属，或如雀鸟啄食，甚数而疾，止而复来，是死脉(屋漏脉，脉来极迟缓、搏起无力，一动之后，忽而停止，良久而再搏动,时断时继,不相连属,如屋漏残滴之状;雀啄脉,脉来搏动疾数,歇止短暂,止而复作,如雀鸟啄食之状)。医经上又说:患病已七八日,脉如屋漏、雀啄的,是病重将死之脉(脉应手如黍米一样细小、硬而不柔)。如脉来时好像以指弹石那样坚急有力,毫无柔和之象;脉去时又如解乱绳那样散乱无绪的,也是死脉(弹石脉,辟辟凑指坚急有力,如按弹石;解索脉,乍疏乍密,时快时慢、散乱无序,如解乱绳之状)。

脉气已逆乱,病人之脉来如虾浮游,来迟去速、进退难寻;或如鱼游水、尾动而头身摇的,是死脉(虾游脉,如虾游冉冉,跃然而去,不知所在,良久复来,即脉缓缓出现,急数离去。鱼翔脉,似鱼停而不行,只是甩动鱼尾,摇动鱼头,身体摇晃而久久停留不进)。

脉来似卷绕挂帘之绳索那样艰涩紧急的,是病危将死之脉。脉来如旋转的豆粒那样短而坚硬躁急,来去捉摸不定,是病危将死之脉。脉来时如循按仰起着的刀刃,浮取细小而坚急、沉取则坚大而急的,是病危将死之脉。脉来有如泉水上涌那样躁动不息,有升无降、有来无去的、是病危将死之脉。脉搏忽然消失又忽然出现,歇止片刻又恢复搏动的,是病危将死之脉。中脉特别大的,为病危将死之脉。脉三部之象不一,各部之间如同被分离、隔绝开一样,这也是病危将死之脉(上、下部之脉分离散乱)。

脉有表无里[1]者,死。经名曰结,去【作云义长】即死。何谓结?脉在指下如麻子动摇,属肾,名曰结,去死[2]近也。脉五来一止,不复增减者,死。经名曰代。何谓代?脉五来一止也。脉七来是人一息,半时不复增减,亦名曰代,正死不疑。

注[1]脉有表无里 寸、尺部有脉而关部无脉。据本书卷四第一所述,寸关尺三部中,寸、尺为表,关为里。

[2]去死 距离死亡的期限。

【语译】 脉来轻取则有,重按则无的,是死脉。医经上叫做结脉,是说立即会死亡。什么叫做结脉呢? 其脉来在指下有如麻子仁的转动摇摆纷乱不定，属肾脏阴阳衰竭之征，这种脉象称为结脉，表明距离死期已近了。如果脉搏每跳动五次便停止一次，不再增加或减少的，亦是死脉。医经上叫做代脉。什么叫做代脉呢？就是脉搏每跳动五次停止一次，止有定数的脉象。有的是脉搏每跳动七次便停止一次，恰好是在病人一呼一吸的时间之内，虽然经过半个时辰之久，也不再见增加或减少的，也叫做代脉。病人必死无疑。

经言：病或有死，或有不治自愈，或有连年月而不已。其死生存亡，可切脉而知之耶？然，可具知也。设病者若闭目不欲见人者，脉当得肝脉弦急而长，反得肺脉浮短而涩者，死也。病若开目而渴，心下牢者，脉当得紧实而数，反得沉滑而微者，死。病若吐血，复鼽衄者，脉当得沉细，而反浮大牢者，死。病若谵言妄语，身当有热，脉当洪大，而反手足四逆【作厥逆义胜】，脉反沉细微者，死。病若大腹而泄，脉当微细而涩，反得紧大而滑者，死。此之谓也。

【语译】 医经上说：患病或有趋于死亡的，或有不经治疗而自然痊愈的，或有连年累月而缠绵不愈的。病人这些生死存亡的不同转归，可以通过诊脉而知晓吗？答道：是的，都可以通过诊脉而知晓。假设病人是闭着眼睛不愿看人的，脉象当得肝脉弦急而长，如反而出现肺脉浮短而涩的，是死候。假若病人是睁开眼睛而又口渴，胃脘部胀满按之坚硬的，脉象当得紧实而数，如反而出现沉滑而微者，是死候。假若病人患吐血，又有鼻流涕血的，脉象应见沉细，如反而出现浮大而牢的，是死候。假若病人胡言乱语，身体应有发热，脉象应洪大，如反而手足厥冷，脉反而沉细而微的，是死候。假若病人腹大胀满而腹泻的，脉象当见微细而涩，如反而出现紧大而滑的，是死候。这些就是运用脉诊可以了解病证预后好坏的例子。

经言：形脉与病相反者，死。奈何？然：病若头痛目痛，脉反短涩者，死。

病若腹痛,脉反浮大而长者,死。

病若腹满而喘,脉反滑利而沉者,死。

病若四肢厥逆,脉反浮大而短者,死。

病若耳聋,脉反浮大而涩者,死。《千金翼》云:脉大者生,沉迟细者难治。

病若目眊眊,脉反大而缓者,死。

【语译】 医经上说:病人的形态、脉象与病证相反的为死证。究竟是怎样的情况呢? 答道:病证假若是头痛、眼痛,脉象反而短涩的,属死证。

病证假若是腹痛,脉象反见浮大而长的,属死证。

病证假若是腹部胀满而有气喘,脉象反见滑利而沉的,属死证。

病证假若是四肢厥逆,脉象反见浮大而短的,属死证。

病证假若是耳聋,脉象反见浮大而涩的,属死证(《千金翼》云:脉大者生;沉迟细者难治)。

病证假若是眼睛视物不清,脉象反见大而缓的,属死证。

左有病而右痛,右有病而左痛,下有病而上痛,上有病而下痛,此为逆,逆者死,不可治。脉来沉之绝濡,浮之不止推手[1]者,半月死。一作半日。脉来微细而绝者,人病当死。

注[1] 不止推手 脉来不停地搏击鼓指。此喻脉浮数洪大,为虚阳外越之危候。

【语译】 病人的身体左侧有病而见右侧疼痛,右侧有病而见左侧疼痛,下部有病而见上部疼痛,上部有病而见下部疼痛,这些是逆证,出现逆证就会死亡,不可治疗。若脉来沉取见细软欲绝,浮取则脉见洪大而数的,半月后会死亡(一本作"半日")。脉来微细欲绝,人患病而见此脉,必定会死亡。

人病脉不病者,生;脉病人不病者,死。

人病尸厥[1],呼之不应,脉绝者,死。脉当大反小者,死。

肥人,脉细小,如丝欲绝者,死。

　　羸人得躁脉者,死。

　　人身涩而脉来往滑者,死。

　　人身滑而脉来往涩者,死。

　　人身小而脉来往大者,死。

　　人身短而脉来往长者,死。

　　人身长而脉来往短者,死。

　　人身大而脉来往小者,死。

　　尺脉不应寸,时如驰[2],半日死。《千金》云:尺脉上应寸口太迟者,半日死。

　　注[1] 尸厥　突然昏倒,不省人事,四肢厥冷,状如死尸的恶候。

　　[2] 驰　车马疾行。此指脉来急疾,为元气将脱之候。

　　【语译】　人的形体有病状,而脉却不见病象的,为有生机;脉有病象,而人的形体却不见病状的,会死亡。

　　病人患尸厥病,呼之不能答应,脉又触摸不到的,会死亡。所患病证应见大脉,反而出现小脉的,会死亡。

　　肥胖之人患病,脉象却细小如丝欲绝的,会死亡。

　　瘦弱之人患病,却出现躁脉急疾的,会死亡。

　　病人肌肤干涩,但脉来去却滑利的,会死亡。

　　病人肌肤润滑,但脉来去却艰涩的,会死亡。

　　病人形体瘦小,但脉来去却大的,会死亡。

　　病人身矮,但脉来去却长的,会死亡。

　　病人身长,但脉来去却短的,会死亡。

　　病人形体粗大,但脉来去却小的,会死亡。

　　尺脉微细欲绝不能上应寸口,一时之间又脉来急疾的,半日后会死亡(《千金》云:尺部脉象的出现比寸部脉象的出现过于迟滞的,即寸部脉象出现后很久才能出现尺部的脉象的,半日死)。

　　肝脾俱至,则谷不化。肝多[1]即死。

　　肺肝俱至,则痈疽,四肢重。肺多即死。

心肺俱至,则痹,消渴,懈怠。心多即死。

肾心俱至,则难以言,九窍不通,四肢不举。肾多即死。

脾肾俱至,则五脏败坏。脾多即死。

肝心俱至,则热甚瘈疭,汗不出,妄见邪。

肝肾俱至,则疝瘕,少腹痛,妇人月使不来。

注[1] 肝多 指肝脉过于实大有力。为肝木克制脾土太过之证。

【语译】 肝与脾都出现病脉,便不能运化水谷。如果肝脉实大有力,为木胜土,会立即死亡。

肺与肝都出现病脉,便会患痈疽,四肢沉重。如果肺脉实大有力,为金胜木,会立即死亡。

心与肺都出现病脉,便会出现痹证,消渴及肢体倦怠。如果心脉实大有力,为火胜金,会立即死亡。

肾与心都出现病脉,便会发生言语困难,九窍闭塞不通,四肢不能抬举。如果肾脉实大有力,为水胜火,会立即死亡。

脾与肾都出现病脉,便表明五脏已败坏。如果脾脉实大有力,为土胜木,会立即死亡。

肝与心都出现病脉,便见热甚抽搐,身无汗出,神志错乱,如见鬼神。

肝与肾都出现病脉,则患有疝瘕病,少腹疼痛,妇女则月经不来。

肝满、肾满、肺满皆实,则为肿。肺之雍【雍通壅】,喘而两胠[1]满。肝雍,两胠满,卧则惊,不得小便。肾雍,脚【疑作胻】下至少腹满,胫有大小,髀胻[2]大跛,易偏枯。

注[1] 胠(qū祛) 指腋下胁上的部位。

[2] 髀胻(bì héng 闭衡) 即大、小腿。

【语译】 肝、肾、肺因邪气壅滞而胀满的都属实证,便会发生浮肿。邪壅满于肺,则症见气喘而两胁胀满。邪壅满于肝,则症见两胁胀满,睡眠时惊惕不安,小便不通。邪壅满于肾,则症见由胁下至少腹部胀满,两侧小腿因肿势不同而粗细不一,大腿和小腿上端因肿大而致跛行,并容易发展成偏瘫病。

心脉满大,痫瘛[1]筋挛。肝脉小急,痫瘛筋挛。肝脉骛[2]暴,有所惊骇,脉不至若瘖,不治自已。肾脉小急,肝脉小急,心脉小急,不鼓皆为瘕。

注[1] 瘛(chì 赤) 抽搐。

[2] 骛(wù 务) 疾奔。此喻脉来疾急。

【语译】 心脉满大,会出现癫痫、抽搐、筋脉拘挛。肝脉小急,也会出现癫痫、抽搐、筋脉拘挛。肝脉突然急疾,为受到惊骇所致,脉搏一时切按不到,或伴有失音不语,不需治疗也可痊愈。肾脉小而急,或肝脉小而急,或心脉小而急,虽不搏去鼓指,都可发生为瘕病。

肾肝并沉为石水,并浮为风水,并虚为死,并小弦欲惊。肾脉大急沉,肝脉大急沉,皆为疝。心脉搏滑急为心疝[1],肺脉沉搏为肺疝[2]。

注[1] 心疝 由寒邪侵犯心经所致的急性痛证。症见下腹有形块突起,气上冲胸,心暴痛。

[2] 肺疝 由寒邪侵犯肺经所致的疝气病。症见少腹与睾丸胀痛,小便不通。

【语译】 肾脉、肝脉并见沉象的,为石水病;二脉并见浮象的,为风水病;二脉并见虚象的,为死证;二脉并见小而弦的,将要发为惊病。肾脉大急而沉,或肝脉大急而沉,都会发为疝病。心脉搏指滑而急,为心疝病。肺脉沉而搏指,为肺疝病。

脾脉外鼓[1],沉为肠澼,久自已。肝脉小缓为肠澼,易治。肾脉小搏沉,为肠澼下血,血温身热者死。心肝澼亦下血,二脏同病者可治,其脉小沉涩者为肠澼,其身热者死,热见七日死。

注[1] 外鼓 谓脉浮动鼓指。

【语译】 脾脉浮动鼓指,而又转为沉的,为痢疾,日久可能会自愈。肝脉小而缓，为患痢疾，较易治愈。肾脉沉小而搏指，为患痢疾便血，如血分有热而身热不退的，属死候。心肝二脏病变所引起的痢疾，亦可兼有便血，因心肝二脏同病为木火相生，尚属可治；若心、肝脉见小而沉涩的，为痢疾病，如果身热不退的，属死候；若身热持续至七天的，会死亡。

　　胃脉沉鼓涩，胃外鼓大，心脉小紧急，皆膈【膈通隔】偏枯，男子发左，女子发右，不瘖舌转，可治，三十日起。其顺者瘖，三岁起。年不满二十者，三岁死。

　　【语译】　胃脉沉涩鼓指，或浮大鼓指，或心脉小紧而急的，都是气血阻隔不通的偏瘫病，如果男子病发于左侧，女子病发于右侧，若不失音，舌头转动灵活的，还可以治疗，大约经过三十日就可以逐渐痊愈。如果男子病发于右侧，女子病发于左侧，虽属顺证，但有失音不能言的，则需经过三年才能治愈。如果这种病发生在不满二十岁的人，大约经过三年就会死亡。

　　脉至而搏，血衄身有热者死。脉来如悬钩浮，为热。脉至如喘，名曰气厥。气厥者，不知与人言。《素问》、《甲乙》作暴厥。脉至如数，使人暴惊，三四日自已。

　　【语译】　脉来搏指有力，症见衄血而身有发热的，有死亡的危险。若脉来微钩而浮，悬空无根，这是衄血兼有发热的脉象。脉来急促，病名叫做气厥。气厥病人发作时不省人事，不能与人答话（《素问》、《甲乙》作"暴厥"）。脉来似有数象，为突然受惊所致，三四日后即可自愈。

　　脉至浮合[1]，浮合如数，一息十至、十至以上，是为经气予不足也，微见[2]九十日死。脉至如火新然【然通燃】，是心精之予夺也，草干而死。脉至如散叶，是肝气予虚也，木叶落而死。木叶落作枣华。脉至如省客，省客者，脉塞而鼓，是肾气予不足也，悬去枣华[3]而死。脉至如泥丸，是胃精予不足也，榆荚落而死。《素问》荚作叶。脉至如横格，是胆气予不足也，禾熟而死。脉至如弦缕，是胞精予不足也，病善言，下霜而死；不言，可治。脉至如交漆,交漆者,左右傍至也,微见四十日死。《甲乙》作交棘。脉至如涌泉,浮鼓肌中,是太阳气予不足也,少气,味韭英^[4]而死。脉至如委土^[5]《素问》作颓土。之状,按之不得,是肌气^[6]予不足也,五色先见黑,白垒^[7]一作蕌。发死。脉至如悬雍,悬雍者,浮揣^[8]切之益大,是十二俞之予不足也,水凝而死。脉至如偃刀,偃刀者,浮之小急也,按之坚大急,五脏菀热,寒热独并于肾也,如此其人不得坐,立春而死。脉至如丸滑不直手,不直手者,按之不可得也,是大肠气予不足也,枣叶生而死。脉至如舂^[9]者,令人善恐,不欲坐卧,行立常听,是小肠气予不足也,季秋而死。

注[1] 浮合　谓如波浪之后浪合于前浪。此喻脉象浮泛无序。

[2] 微见　始见,初见。

[3] 悬去枣华　枣树花开至花落的时期。华为古"花"字。悬,指花开之时。去,指花落之时。

[4] 味韭英　指能吃到韭菜花的时节。味,尝。

[5] 委土　指倾弃的朽土。

[6] 肌气　脾主肌肉,故此指脾气。

[7] 白垒(lěi 蕾)　葛花。

[8] 浮揣(chuǎi)　浮取。揣,度量。此为触摸、轻按之意。

[9] 如舂(chōng 冲)　如舂杵捣谷一样快慢轻重不一。此喻脉来参差不齐。

【语译】　脉来有如波浪前后相合,浮泛无序,而又兼有数象,一呼一吸之间达十次或十次以上,这是经脉之气供给不足的表现,从开始见到这种脉起,大约经过九十日就会死亡。脉来像火刚燃起来那样旺盛,锐而无根,须臾即灭,这是心脏精气供给丧失的表现,大约到秋末冬初草儿干枯的时节就会死亡。脉来像落叶随风飘散那样浮泛无根,这是肝脏精气供给虚少的表现,大约到了秋天树木落叶("木叶落"作"枣花")的时节就会死亡。脉来如省亲的客人那样往返不定,脉搏时而闭塞不至,时而搏击鼓指,这是肾脏精气供给不足的表现,大约到了初夏枣树花开花落的时节就会死亡。脉来如按泥丸一样,坚强而短涩,这是胃腑精气供给不足的表现,大约到了春末夏初榆英(《素问》

"荚"作"叶")掉落的时节就会死亡。脉来有如横木格拒于指下一样，长而坚硬，这是胆腑精气供给不足的表现，大约到了秋天稻禾成熟的时节就会死亡。脉来如按弓弦缕线一样，弦急而细小，这是胞络精气供给不足的表现。如果病人神志错乱，多言乱语的，大约到了下霜的时节就会死亡；如果病人是沉静不多言的，尚可治疗。脉来如绞漆（《甲乙》作"交棘"）那样艰涩无伦，缠绵不清的，从开始见到这种脉象起，大约经过四十日就会死亡。脉来如泉水上涌那样有升无降，浮动鼓指于肌肉之中，这是太阳经气供给不足的表现，可见少气乏力，大约到了长夏能尝到韭菜花的时节就会死亡。脉来如按压倾弃的朽土（《素问》作"颓土"）那样虚大无力，重按则无，这是脾气供给不足的表现，若面部五色先见黑色的，为脾败水侮之兆，大约到了春天葛花（"垒"一作"虆"）开放的时节就会死亡。脉来像悬雍一样，上大而下小；浮取切之更觉虚大，稍按即小而无根，这是十二俞穴的精气供给不足，大约到了冬季结冰的时节就会死亡。脉来如循刀刃一样，浮取坚急而细小，重按则坚大而急，此属五脏郁热，寒热单独交并于肾，则病人只能睡卧，而不能起坐，大约到了立春时节就会死亡。脉来如按弹丸那样短滑不直手，不直手的，是指脉按之则无。这是大肠精气供给不足的表现，大约到了初夏枣树生叶的时节就会死亡。脉来如杵捣谷那样，参差不齐，则使病人易惊恐，坐卧不安，行走站立时常觉耳中有响声，这是小肠的精气供给不足的表现，大约到了深秋时节就会死亡。

问曰：尝以春二月中，脉一病人，其脉反沉。师记言：到秋当死。其病反愈，到七月复病，因往脉之，其脉续沉。复记言：至冬死。

问曰：二月中得沉脉，何以故处[1]之至秋死也？师曰：二月之时，其脉自当濡弱而弦，得沉脉，到秋自沉，脉见浮即死，故知到秋当死也。七月之时，脉复得沉，何以处之至冬当死？师曰：沉脉属肾，真脏脉[2]也，非时妄见。经言：王、相、囚、死。冬脉本王脉,不再见,故知至冬当死也。然后至冬复病,正以冬至日死,故知为谛[3]。华佗傚此。

注[1] 处(chǔ 楚) 决断。此指判断死期。

[2] 真脏脉 无胃、无神、无根的脉象,脉呈举按坚强,搏击有力,毫无和缓之象。示五脏真气内绝而败露。

[3] 谛(dì 帝) 真理。

【语译】 问道:曾在二月间,切按一个病人的脉象,其脉不浮反而沉。当时曾记下老师所说:到秋天当会死亡,但其病反而逐渐好转,直到七月间又再发病,于是又前往老师处求诊,诊其脉仍然是沉脉。再次记下老师所说:到冬天会死亡。

请问:二月间诊得沉脉,是凭什么判断病人到秋天会死亡呢?老师答道:二月之时,常人的脉象自然应是濡弱而弦,才是合乎时令的平脉,但却诊得沉脉,这是由于病人精气不足,无力升举所致,所以到了秋天自然仍是沉脉,如果脉见浮象,则属虚阳外越的危候,会立即死亡。所以能够预知到了秋天就当死亡。再问道:七月间仍诊得沉脉,又凭什么判断病人到冬天会死亡呢?老师答道:沉脉属肾,应见于冬季,今反而出现在秋季,则属于真脏脉,是违背了当旺的时令而错乱出现。医经上有说:时令与脉象的关系,有王、相、囚、死等。沉脉本属冬季的旺脉,现已见于春、秋季,到了冬季便不会再出现,所以知道了冬季就当死亡。然后到了冬天果然又发病,正好在冬至那天死了。故此,我领悟到上述理论确是真理。当年华佗就是仿效这种方法来诊治疾病的。

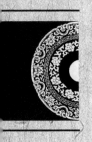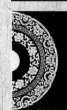

脉经卷第六

朝散大夫守光禄卿直秘阁判登闻检院上护军臣林亿等类次

肝足厥阴经病证第一

【提要】 本篇主要论述肝的病理变化、传变规律、脉证表现及预后、治则,并阐明足厥阴肝经及其别络的循行起止和发病情况。

肝气虚,则恐;实,则怒。肝气虚,则梦见园苑生草,得其时,则梦伏树下不敢起。肝气盛,则梦怒。厥气[1]客于肝,则梦山林树木。

病在肝,平旦慧[2],下晡甚,夜半静。

病先发于肝者,头目眩,胁痛支满;一日之脾,闭塞不通,身痛体重;二日之胃,而腹胀;三日之肾,少腹腰脊痛,胫痠;十日不已,死。冬日入,夏早食。

注[1]厥气 此指乘虚逆犯脏腑之邪气。

　[2]慧 精神清爽。

【语译】 肝气虚,可表现为恐惧;肝气实,可表现为发怒。肝气虚,可梦见花园中生长青草,如逢肝木当旺之时,可梦见伏于树下不敢起来。肝气盛实,可梦见发怒。邪气侵袭于肝,可梦见山林树木。

病在肝,早晨精神比较清爽,傍晚之时病情加重,半夜之时比较安静。

病首先发于肝的，头目眩晕，胁痛支撑胀满；过一日传入脾，证见闭塞不通，身体疼痛沉重；过二日传入胃，而见腹部胀满；过三日传入肾，可见少腹腰脊疼痛，小腿疲楚；过十日仍不好转，就会死亡。冬天死在日落之时，夏天死在吃早饭之时。

肝脉搏坚而长，色不青，当病坠堕若搏，因血在胁下，令人喘逆。若软而散，其色泽者，当病溢饮。溢饮者，渴暴多饮，而溢一作易。入肌皮肠胃之外也。

肝脉沉之而急，浮之亦然，苦胁下痛，有气支满，引少腹而痛，时小便难，苦目眩头痛，腰背痛，足为逆寒，时癃，女人月使不来，时亡时有，得之少时有所坠堕。

青，脉之至也，长而左右弹[1]，诊曰【前二字疑衍】：有积气在心下，支胠，名曰肝痹。得之寒湿，与疝同法。腰痛，足清，头痛。

注[1] 长而左右弹　言左右两手脉俱长而弦强搏指。弹，搏击之意。

【语译】　肝脉搏击应指坚实而长，面色不青，应当是坠跌或搏击所伤。因有瘀血积于胁下，使致病人气逆喘促。如果肝脉柔软而散，其面色鲜泽的，应当是患有溢饮病。溢饮病是由于口渴时暴饮，水气流溢（一说容易进入）于肌肉皮肤之间、肠胃之外所致。

肝脉沉取急促，浮取也一样急促，病人苦于胁下疼痛，有气支撑胀满，并牵引少腹部作痛，时而出现小便困难，苦于目眩头痛，腰背痛，足部逆冷，有时小便癃闭，女人月经不来，或时无时有。得病于少年时期坠跌受伤所致。

面色青，脉来左右手都长而弦强弹指，为有病气积聚在心下，支撑腋下胁肋，称为肝痹。由感受寒湿之邪得病，与疝的发病原因相同。伴有腰痛、足冷、头痛等症。

肝中风者，头目瞤[1]，两胁痛，行常伛，令人嗜甘如阻妇[2]状。

肝中寒者，其人洗洗[3]恶寒，翕翕发热[4]，面翕然[5]赤，漐漐[6]有汗，胸中烦热。

肝中寒者,其人两臂不举,舌本又作大。燥,善太息,胸中痛,不得转侧,时盗汗,咳,食已吐其汁。

肝主胸中喘,怒骂,其脉沉,胸中必窒,欲令人推按之,有热,鼻窒。

注[1] 瞤(rún) 动。

[2] 阻妇 此指孕妇。妇人妊娠,有子隔阻于中,月经不来,故称"阻妇"。

[3] 洗洗 如同"洒洒",寒栗的样子。

[4] 翕翕发热 指热势和缓的发热。翕翕,如同"习习",舒和的样子。

[5] 翕然 和谐的样子。此为"均匀一致"之意。

[6] 漐漐 微微汗出的样子。

【语译】 肝为风邪所伤的,头目瞤动,两胁疼痛,常常曲背而行,病人喜食甜物,好像孕妇偏食一样。

肝为寒邪所伤的,病人洒洒恶寒,翕翕发热,满面红赤,漐漐有汗,胸中烦热。

肝为寒邪所伤的,病人两手臂不能抬举,舌根干燥,常喜叹息,胸中疼痛,不能转侧,时有盗汗,咳嗽,进食后吐出食物的汁沫。

肝病主胸中气喘,怒骂,其脉沉,胸中必有窒塞感,要叫人推按胸部,并有发热,鼻塞不通。

凡有所坠堕,恶血留内,若有所大怒,气上而不能下,积于左胁下,则伤肝。肝伤者,其人脱肉,又卧口欲得张,时时手足青,目瞤,瞳人痛,此为肝脏伤所致也。

肝胀者,胁下满而痛引少腹。

肝水者,其人腹大,不能自转侧,而胁下腹中痛,时时津液微生,小便续通。

肺乘肝,即为痛肿;心乘肝,必吐利。

肝著者,其病人常欲蹈其胸上,先未苦时,但欲饮热。

【语译】 凡是有坠堕跌伤,瘀血停留体内,或有大怒,气逆上而不能下,气血停聚于左胁下,可损伤肝。肝受伤的,患者肌肉极为消瘦,并见平卧之时口常要张开,时常手足发青,两目常闭,瞳仁作痛,这是肝脏受损伤所致。

肝胀病,胁下胀满而疼痛,并牵引到少腹部。

肝水病,患者腹部胀大,不能自行转侧,而胁下腹中疼痛,时时自觉口中津液微生,小便不利而有时又续通畅。

肺金克乘肝木,就会发生癞肿;心火乘肝木,必然会发生呕吐不利。

肝著病,患者经常要人踏按在他的胸部之上。在其疾病未发作之时,只是表现为喜欢饮热水。

肝之积,名曰肥气,在左胁下,如覆杯,有头足,如龟鳖状。久久不愈,发咳逆,疟疾,连岁月不已。以季夏戊己日得之,何也?肺病传肝,肝当传脾,脾适以季夏王,王者不受邪,肝复欲还肺,肺不肯受,因留结为积,故知肥气以季夏得之。

【语译】 肝的积病名叫肥气,发生在左胁下,形如覆杯,触之似有头足,好像龟鳖之状。日久不愈,就会发生咳嗽、气逆、疟疾,而连年累月不愈。本病是在季夏戊己日得病的,为什么?因肺病传于肝,肝当传于脾,但脾刚好在季夏时当旺,脾在当旺之时是不受邪传的,这样肝又要将邪还传给肺,肺不肯接受,因而邪气滞留结聚于肝成为积病,所以知道肥气是在季夏得病的。

肝病,其色青,手足拘急,胁下苦满,或时眩冒,其脉弦长,此为可治。宜服防风竹沥汤、秦艽散。春当刺大敦,夏刺行间,冬刺曲泉,皆补之;季夏刺太冲,秋刺中郄,皆泻之。又当灸期门百壮,背第九椎五十壮。

肝病者,必两胁下痛引少腹,令人善怒。虚则目肮肮无所见,耳无所闻,善恐,如人将捕之。若欲治之,当取其经。

足厥阴与少阳气逆,则头目痛,耳聋不聪,颊肿,取血者[1]。

邪在肝,则两胁中痛,寒中,恶血在内,胻善瘛,节时肿。取之行间以引胁下,补三里以温胃中,取血脉以散恶血,取耳间青脉以去其瘛。

注[1] 血者　有二解:一指浅表络脉充血之处;一指刺之使出血。二说互补。

【语译】　肝有病,患者面色青,手足拘急,胁下满闷不舒,或时有目眩冒闷,其脉弦长,这是可治之证。宜服防风竹沥汤、秦艽散。春天当刺大敦穴,夏天当刺行间穴,冬天当刺曲泉穴,都使用补的手法;季夏六月当刺太冲穴,秋天当刺中郄穴,都使用泻的手法。又当灸期门穴一百壮,背部第九椎棘突下旁开一寸半的肝俞穴五十壮。

肝病患者,必有两胁下疼痛,牵引至少腹部,使人容易发怒。肝虚可两目昏花而视物不清,耳听不到声音,易于恐惧,好像有人将要来逮捕他。如果要治疗,应当取肝的经脉。

足厥阴与少阳经脉的经气厥逆,可出现头目疼痛,耳聋失聪,颊部肿胀,取络脉充血的穴位以刺出其血。

邪气在肝,可出现两胁中疼痛,中焦寒气偏盛,瘀血留滞体内,脚胫易作拘挛,关节时有肿胀。取行间穴以疏导胁下邪气,补足三里穴以温胃暖中,取本经血络以散其恶血,取耳后青色络脉以除其拘挛。

足厥阴之脉,起于大指聚毛之际,上循足跗上廉,去内踝一寸,上踝八寸,交出太阴之后,上腘内廉,循股,入阴毛中,环阴器,抵少腹,侠(侠通挟)胃,属肝,络胆,上贯膈,布胁肋,循喉咙之后,上入颃颡[1],连目系,上出额,与督脉会于巅。其支者,从目系下颊里,环唇内。其支者,复从肝别贯膈,上注肺中。是动[2]则病腰痛,不可以俛仰,丈夫癩疝,妇人少腹肿,甚则嗌干,面尘脱色。是主肝所生病[3]者,胸满,呕逆,洞泄,狐疝,遗溺,闭癃。盛者,则寸口大一倍于人迎;虚者,则寸口反小于人迎也。

注[1] 颃颡(háng sǎng 航嗓)　指咽后壁上的后鼻道。
[2] 是动　指因外邪侵犯经脉所发生的病变。
[3] 所生病　指因脏腑本身病变影响到经脉所产生的病证。

【语译】　足厥阴肝的经脉,起于足大趾丛毛的边际,上沿足背上缘,至内踝前一寸处,再上行内踝上八寸处,交出于足太阴经之后，上走于腘窝内缘，沿股内侧上行，入阴毛中，环绕阴器，抵达少腹，再向上挟行于胃的两侧，会属于肝，联络于胆，向上穿过膈膜，散布于胁肋，沿喉咙的后面，上入颃颡，连于目系，上出额部，与督脉会合于巅顶。其支脉，从目系下行颊里，环绕唇内。其另一支脉，再从肝别出，贯穿膈膜，上注于肺中。本经脉发生变动，则病腰痛，不能俯仰，男子患癫疝，女子患少腹肿胀，病重则咽干，面色灰暗如蒙尘垢，失去正常色泽。以下是本经所主肝产生的病证，胸中满闷，呕吐气逆，洞泄，狐疝，遗尿，或小便不通。本经病属邪气盛实的，则寸口脉比人迎脉大一倍；病属正气虚的，则寸口脉反而小于人迎脉。

足厥阴之别，名曰蠡沟，去内踝上五寸，别走少阳。其别者，循经上睾，结于茎。其病气逆，则睾肿卒疝。实则挺长，热；虚则暴痒。取之所别。

肝病，胸满胁胀，善恚怒，叫呼，身体有热，而复恶寒，四肢不举，面目白，身体滑。其脉当弦长而急，今反短涩；其色当青，而反白者，此是金之刻木，为大逆，十死不治。

【语译】 足厥阴经别出的络脉，名叫蠡沟，在足内踝上五寸处，别行走入足少阳经。其别出上行的络脉，沿本经路径上行至睾丸，结聚于阴茎。其病气上逆，可卒发疝病，睾丸肿痛。病属实的可出现阴挺出而长，发热；病属虚的可见阴部突然奇痒。治疗时取本经别出的络穴蠡沟。

肝病，胸满胁胀，易于发怒，大声呼叫，身体发热，而复恶寒，四肢不能抬举，面目发白，身体有汗而滑润。其脉当见弦长而急，而今反见短涩；其面色当见青，而反见白者，这是金来克木，为大逆之证，绝大多数不治而死。

胆足少阳经病证第二

【提要】 本篇主要论述胆的病理变化，并阐明足少阳胆经的循行起止及发病情况。

胆病者,善太息,口苦,呕宿汁,心澹澹[1],恐,如人将捕之,嗌中介介然[2],数唾。候在足少阳之本末,亦见其脉之陷下者,灸之;其寒热,刺阳陵泉。善呕,有苦汁,长太息,心中澹澹,善悲恐,如人将捕之。邪在胆,逆在胃,胆溢则口苦,胃气逆则呕苦汁,故曰呕胆。刺三里,以下胃气逆;刺足少阳血络,以闭胆;却调其虚实,以去其邪也。

胆胀者,胁下痛胀,口苦,太息。

厥气客于胆,则梦斗讼[3]。

注[1] 澹澹(dàn dàn 淡淡) 如同"憺憺",悸动不安的样子。

[2] 介介然 如有物阻隔的样子。

[3] 讼 争辩是非。

【语译】 胆病患者,经常叹息,口苦,呕出隔宿进食的水液,心中悸动不宁,恐慌,好像有人将要逮捕他,咽中有梗阻不舒感,常吐唾液。应全面诊察足少阳经脉起止循行之处,视其经脉陷下之处,用火灸之;如有寒热者,针刺阳陵泉。病人时常呕吐,吐出物中挟有苦水,长长叹息,心中悸动不宁,容易悲伤恐惧,好像有人将要逮捕他。这是病邪在胆,逆犯于胃。胆汁外溢可出现口苦,胃气上逆可出现呕苦水,故称为呕胆。刺足三里穴,以降上逆之胃气;刺足少阳经的血络,以抑外溢之胆汁;还要根据病人虚实情况进行调治,以祛除病邪。

胆胀病人,胁下胀满疼痛,口苦,叹息。

邪气侵袭于胆,可梦见与人斗殴争讼。

足少阳之脉,起于目兑眦,上抵头角,下耳后,循颈,行手少阳之脉前,至肩上,却交手少阳之后,入缺盆。其支者,从耳后入耳中,出走耳前,至目兑眦后。其支者,别目兑眦,下大迎,合手少阳于䪼[1],一本云:别兑眦,上迎手少阳于颠。下加颊车,下颈,合缺盆,以下胸中,贯膈,络肝,属胆,循胁里,出气街[2],绕毛际,横入髀厌[3]中。其直者,从缺盆下腋,循胸中,过季胁,下合髀厌中,以下循髀阳,出膝外廉,下外辅骨[4]之前,直下抵绝骨之端[5],下出外踝之前,循足跗上,出小指次指之端。其支者,跗上入大指之间,循大指歧内,出其端,还贯入爪甲,出三毛。是动则病口苦,善太息,心胁痛,不能反侧,甚则面微尘,体无膏泽,足外反热,是为阳厥[6]。是主骨所生病者,头角痛,颔痛,目兑眦痛,缺盆中肿痛,腋下肿,马刀侠瘿[7],汗出,振寒,疟,胸中、胁肋、髀、膝外至胻、绝骨、外踝前及诸节皆痛,小指次指不用。盛者,则人迎大一倍于寸口;虚者,则人迎反小于寸口也。

注[1] 頔(zhuō 桌) 目眶下部,即颧骨部。

[2] 气街 此指腹股沟动脉处。

[3] 髀厌 即髀枢,指股部外上方、股骨大转子部位。

[4] 外辅骨 膝下外侧之高骨。

[5] 绝骨之端 足外踝直上三寸许,腓骨之凹陷处称为"绝骨"。绝骨之端,相当于阳辅穴部位。

[6] 阳厥 阳气厥逆之证。

[7] 马刀侠瘿 马刀,指成串而生之瘰疬;侠瘿,指挟颈而生之瘿瘤。

【语译】 足少阳胆的经脉,起于眼外角,向上抵达头角,再下行于耳后,沿颈部,行于手少阳经脉之前,到达肩上,向后退交叉到手少阳经脉之后,进入缺盆。其支脉,从耳后进入耳内,再出走耳前,至眼外角之后。其另一支脉,从眼外角别出,下行至大迎,与手少阳经脉会合于目眶下方(另一版本说:从目外眦别行向上,与手少阳经脉会合于头顶),再下走于颊车,从颈部下行至缺盆,与本经前入缺盆之脉会合,然后再下行至胸中,穿过膈膜,联络于肝,会属于胆,再沿胁内,出气街,绕阴毛边缘,横行入髀枢中。其直行之脉,从缺盆下行至腋部,沿胸中,过季胁,再下行与前一支脉会合于髀枢中,然后沿大腿外侧下行,出膝外缘,下入外辅骨之前,直下抵达阳辅穴处,再下行出于外踝之前,沿足背上,出足第四趾末端。其又一支脉,从足背走入大趾之间,沿足大趾歧骨内,行出大趾之末端,又复返回进入大趾甲内,出爪甲之后的丛毛处。本经脉发生变动,可病口苦,常常叹息,胸胁疼痛,不能转侧,病重的面色灰暗如微有灰尘,身体肌肤不润泽,足外侧发热,这叫做阳厥。本经所主之骨发生的病变,可见头角痛,下颔痛,眼外角痛,缺盆中肿痛,腋下肿,马刀挟瘿,汗出、寒战、疟疾,胸中、胁肋、髀、膝外侧直至胫骨、绝骨、外踝前及各个骨节都作痛,足第四趾不能运动。本经病属邪气盛的,可见人迎脉比寸口脉大一倍;属正气虚的,人迎脉反而小于寸口脉。

心手少阴经病证第三

【提要】 本篇主要论述心的病理变化、传变规律、脉证表现及预后治则,阐明"手少阴之脉独无俞"的道理,指出手厥阴心包经与其别络的循行起止及其发病情况。

心气虚,则悲不已;实,则笑不休。心气虚,则梦救火、阳物,得其时,则梦燔灼。心气盛,则梦喜笑及恐畏。

厥气客于心,则梦丘山烟火。

病在心,日中慧,夜半甚,平旦静。

病先发于心者,心痛;一日之肺,喘咳;三日之肝,胁痛支满;五日之脾,闭塞不通,身痛体重;三日不已,死。冬夜半,夏日中。

【语译】 心气虚,可出现悲伤不已;心气实,可出现喜笑不止。心气虚,可梦见救火及属阳的事物,如逢心火当旺之时,可梦见大火燃烧。心气亢盛,可梦见喜笑或恐惧畏怯。

邪气侵袭于心,可梦见山丘烟火。

病在心,正午之时精神比较清爽,半夜之时病情加重,早晨之时比较安静。

疾病首先发生于心的,心痛;过一日传入肺,气喘咳嗽;过三日传入肝,胁部疼痛,支撑胀满;过五日传入脾,闭塞不通,身体疼痛沉重;过三日病情仍不好转,就会死亡。冬天死在半夜之时,夏天死在正午之时。

心脉搏坚而长,当病舌卷不能言。其软而散者,当病消渴,自已。

心脉沉之小而紧,浮之不喘[1],苦心下聚气而痛,食不下,喜咽唾,时手足热,烦满,时忘,不乐,喜太息,得之忧思。

赤,脉之至也,喘而坚,诊曰:有积气在中,时害于食,名曰心痹。得之外疾,思虑而心虚,故邪从之。

心脉急,名曰心疝,少腹当有形。其以心为牡脏[2],小肠为之使,故少腹当有形。

注[1] 喘　此指脉来急速。

注[2] 牡脏　牡,雄性禽兽。雄性属阳,故牡脏代指属阳之脏。心为阳中之阳,故心为牡脏。

【语译】　心脉搏击坚实而长,当病舌体卷缩而不能言语。其脉柔弱而散的,当病消渴,其胃气来复则可自愈。

心脉沉取小而紧,浮取不急速,病人苦于心下气结聚而作痛,吃东西不下,喜吞口水及吐涎沫,时有手足发热,心烦满闷,时有健忘,抑郁不乐,喜作叹息。得病于忧愁思虑太过。

面色赤,脉来急促而坚实,诊断说:有积聚之气在中焦,时而妨碍饮食,病名叫心痹。得病于外邪侵袭,思虑过度,而致心气虚弱,因而邪气乘虚侵入。

心脉劲急,所主之病名叫心疝,少腹部应当有形征出现。这是因为心属于阳脏,小肠与心相表里,心病传于小肠,小肠位居于少腹,所以少腹部当有形征。

邪哭[1]使魂魄不安者,血气少也。血气少者,属于心。心气虚者,其人即畏,一作衰。合目欲眠,梦远行而精神离散,魂魄妄行。阴气衰者即为癫,阳气衰者即为狂[2]。五脏者,魂魄之宅舍,精神之所依托也。魂魄飞扬[3]者,其五脏空虚也,即邪神居之,神灵所使,鬼而之下。脉短而微,其脏不足,则魂魄不安。魂属于肝,魄属于肺。肺主津液,即为涕泣。肺气衰者,即为泣出。肝气衰者,魂则不安。肝主善怒,其声呼。

注[1] 邪哭　指神情失常之哭泣。邪,不正。

〔2〕阴气衰者即为癫,阳气衰者即为狂　据《难经》:"重阳者狂,重阴者癫"一句,此二句疑有误,似为阴与阳或癫与狂互换。

〔3〕飞扬　此有不安之意。

【语译】　病人悲伤哭泣,如有邪附,致使精神魂魄不安的,是血气衰少。血气衰少的,病属于心。心气虚者,病人即表现为畏怯,闭目思睡,梦见行往远方,这是精神离散,魂魄妄行。阴气或阳气衰弱的即可成为癫证或狂证。五脏,是魂魄留居之处,精神依附之所。精神魂魄不安的,其五脏空虚,邪气乘虚侵入,留居不去,故为精神失常,有如受神灵所支使,鬼邪所控制。脉短而微,病人脏气不足,就魂魄不安。魂属于肝,魄属于肺。肺主津液,即为涕泣之类。肺气虚衰者,即为泣泪出。肝气衰者,魂就不安宁。肝主易于发怒,其声为呼。

心中风者,翕翕发热,不能起,心中饥而欲食,食则呕。

心中寒者,其人病心如噉蒜状[1]。剧者,心痛彻背,背痛彻心,如蛊注[2]。其脉浮者,自吐乃愈。

愁忧思虑则伤心,心伤则苦惊,喜忘,善怒。心伤者,其人劳倦即头面赤而下重[3],心中痛彻背,自发烦热,当脐跳手,其脉弦,此为心脏伤所致也。

心胀者,烦心,短气,卧不安。

心水者,其人身体重—作肿。而少气,不得卧,烦而躁,其阴大肿。

肾乘心,必癃。

注[1]噉(dàn 且)蒜状　指心中有辛辣样感觉,有如吃了大蒜一样。

〔2〕蛊注　指身体羸弱,疲惫乏力,骨节沉重,发作时心腹烦懊而痛,可传染旁人的病证。

〔3〕下重　此指下肢沉重无力。

【语译】　心为风邪所伤的,翕翕发热,不能起床,心中感觉饥饿而欲进食,但食则呕吐。

心为寒邪所伤的,病人心中自觉辛辣不适,有如吃了大蒜一样。病重的，则见心痛彻背，背痛彻心，好似蛊注病人。若病人脉浮的，就会自发呕吐而痊愈。

忧愁思虑就会损伤心，心伤则苦于惊惕、健忘、易怒。心受损伤的，病人稍劳倦即头面红赤而下肢沉重，心中疼痛彻背，自觉烦热，腹部当脐处跳动应手，其脉弦，这是心脏受到损伤所引起的。

心胀病，心烦，气短，卧寐不安。

心水病，患者身体肿重而呼吸少气，不能平卧，心烦而躁扰不安，阴部肿大。

肾水克乘心火，必然小便癃闭。

真心痛，手足清至节，心痛甚，且发夕死，夕发旦死。

心腹痛，懊憹，发作肿聚，往来上下行，痛有休作，心腹中热，苦渴，涎出者，是蚘咬也。以手聚按而坚持之，毋令得移，以大针刺之，久持之，虫不动，乃出针。肠中有虫蚘咬，皆不可取以小针。

心之积，名曰伏梁，起于脐上，上至心，大如臂。久久不愈，病烦心，心痛。以秋庚辛日得之，何也？肾病传心，心当传肺，肺适以秋王，王者不受邪，心复欲还肾，肾不肯受，因留结为积，故知伏梁以秋得之。

【语译】　真心痛，手足厥冷至肘、膝关节，心痛极为剧烈，早上发作到夜晚就会死亡，晚上发作到次日早晨就会死亡。

心腹疼痛，烦乱不安，发作时结聚成肿物，可往来上下移动，时痛时止，心腹中热，口渴，流涎，这是蛔虫所致。治疗时用手紧按住肿物或疼痛处，并用力挟持之，不让它移动，再用大针刺之，久留针不出，待虫已经不动的时候才出针。肠中有蛔虫积聚，都不可以用细小的针来刺治。

心的积病，名叫伏梁，起于脐上，向上到达心下，大如手臂。日久不愈，就会发展为心烦、心痛。这是在秋天庚辛日得病的，为什么？因为肾病传心，心当传于肺，肺正好在秋天当旺，肺当旺之时是不受邪传的,心要将邪复还传于肾,肾不肯接受,邪气因而留结于心成为积病,所以知道伏梁是在秋天得病的。

心病,其色赤,心痛,短气,手掌烦热,或啼笑骂詈,悲思愁虑,面赤身热,其脉实大而数,此为可治。春当刺中冲,夏刺劳宫,季夏刺大陵,皆补之;秋刺间使,冬刺曲泽,皆泻之。此是手厥阴心包络经。又当灸巨阙五十壮,背第五椎百壮。

心病者,胸内痛,胁支满,两胁下痛,膺背肩甲间痛,两臂内痛。虚则胸腹大,胁下与腰背相引而痛。取其经,手少阴、太阳,舌下血者。其变病,刺郄中血者。

邪在心,则病心痛,善悲,时眩仆,视有余不足而调之【前字疑衍】其俞。

【语译】 心有病,病人面色红赤,心痛,短气,手掌烦热,或有啼哭、嬉笑、谩骂,及悲哀、忧愁、思虑等情志变化,面色红赤,身体发热,其脉实大而数,这是可治之证。春天当刺中冲穴,夏天当刺劳宫穴,季夏六月当刺大陵穴,都用补的手法。秋天当刺间使穴,冬天当刺曲泽穴,都用泻的手法。又当灸巨阙穴五十壮,背部第五椎棘突下左右旁开一寸半的心俞穴一百壮。

心病患者,胸中作痛,胁部支撑胀满,两胁下痛,胸膺、背部、肩胛间疼痛,两臂内侧疼痛。证属虚,则胸腹胀大,胁下与腰背相互牵引作痛。取与其相应的经脉,即手少阴心经和手太阳小肠经的经穴,并刺舌下廉泉穴出血。如果疾病与初起时相比已有了变化,则刺委中穴出血。

邪气在心,则会发生心痛,易于悲伤,时常眩晕昏仆,治疗时应视其病证的有余与不足而取本经俞穴以调整其虚实。

黄帝曰:手少阴之脉独无俞[1],何也?岐伯曰:少阴者,心脉也。心者,五脏六腑之大主也。心为帝王,精神之所舍,其脏坚固,邪不能客。客之则伤心,心伤则神去,神去则身死矣。故诸邪在于心者,皆在心之包络。包络者,心主之脉[2]也,故少阴无俞焉。少阴无俞,心不病乎?对曰:其外经腑病,脏不病,故独取其经于掌后兑骨之端也。

注[1] 手少阴之脉独无俞　俞，指五俞穴，即十二经脉在肘、膝关节以下的井、荥、俞、经、合等穴。据《灵枢·经脉》载，心经所取之五俞穴实际上为心包络所属，故这里就此提出"手少阴之脉独无俞"的疑问。

[2] 心主之脉　心包络为心之外卫，而由心所主宰，故称心包络之脉为"心主之脉"。

【语译】　黄帝说：唯独手少阴经脉没有五俞穴，这是为什么？岐伯说：手少阴是心的经脉，心是五脏六腑的总主宰。心好像帝王一样，是精神蕴藏之处，其脏器坚固，邪气不能侵入。若被邪气侵入就会损伤心脏，心脏受伤则神气离散，神气离散人就会死亡。因此，凡是各种邪气侵犯于心的，一般都是侵犯于心的包络。心包络就是心主之脉，所以治疗心病一般取心主之脉的五俞穴，而手少阴心经就没有自己的五俞穴了。然而，手少阴没有自己的五俞穴，难道心本身就不会生病了吗？回答说：一般是在外的经脉及在表之腑受病而本脏不病，所以独取手少阴经脉在掌后侧锐骨末端的神门穴来进行治疗。

手心主之脉，起于胸中，出属心包，下膈，历络三焦。其支者，循胸，出胁，下腋三寸，上抵腋，下循臑内，行太阴少阴之间，入肘中，下臂，行两筋之间，入掌中，循中指出其端。其支者，别掌中，循小指次指出其端。是动则病手心热，肘臂挛急，腋肿，甚则胸胁支满，心中澹澹大动，面赤目黄，善笑不休。是主脉所生病者，烦心，心痛，掌中热。盛者，则寸口大一倍于人迎；虚者，则寸口反小于人迎也。

【语译】　手心主的经脉，起于胸中，出属心包络，向下穿过膈膜，依次联络上、中、下三焦。其支脉，沿胸部，出走胁部，下至腋下三寸处，再上行到腋窝，然后向下沿上臂内侧，行于手太阴和手少阴的中间，进入肘中，下行至前臂，行于两筋之间，进入掌中，沿中指直出其末端。其另一支脉，从掌中别出，沿无名指直出其末端。本经脉发生变动，可病手心发热，肘臂拘挛，腋部肿胀,病甚的胸胁支撑胀满,心中悸动不宁,面赤目黄,易发嘻笑不止。本经所主之脉产生病变,心烦,心痛,手掌中热。本经病属邪气盛的,则寸口脉比人迎脉大一倍;属正气虚的,则寸口脉反小于人迎脉。

手心主之别,名曰内关,去腕二寸,出于两筋间【此后疑脱别走少阳四字】,循经以上,系于心包,络心系。气实则心痛,虚则为烦心。取之两筋间。

心病,烦闷,少气,大热,热上荡心,呕吐,咳逆,狂语,汗出如珠,身体厥冷。其脉当浮,今反沉濡而滑;其色当赤,而反黑者,此是水之刻火,为大逆,十死不治。

【语译】 手厥阴心包络经别出的络脉,名叫内关,起于掌后腕上二寸处,出于两筋的中间,别行走入手少阳经,循本经上行,系于心包,络于心系。本络脉发生病变,证属邪气实,可病心痛;证属正气虚,症见心烦。取腕后内侧二寸、两筋中间的内关穴进行治疗。

心有病,烦闷,呼吸少气,身有大热,热气向上冲激于心,呕吐,咳嗽气逆,言语狂乱,汗出如珠,身体厥冷。其脉本应当见浮,而今反见沉濡而滑;其面色本应当赤,而今反见黑,这是水来克火,为大逆之证,绝大多数不治而死。

小肠手太阳经病证第四

【提要】 本篇主要论述小肠的病理变化,并阐明手太阳小肠经的循行起止及发病情况。

小肠病者,少腹痛,腰脊控睾而痛,时窘之后[1],复耳前热,若寒甚,独肩上热,及手小指次指之间热,若脉陷者,此其候也。

少腹控睾,引腰脊,上冲心,邪在小肠者【疑作也】【此处疑脱小肠者三字】,连睾系,属于脊,贯肝肺,络心系。气盛则厥逆,上冲肠胃,动肝肺,散于肓,结于厌,一作齐。故取之肓原[2]以散之,刺太阴以与之,取厥阴以下之,取巨虚下廉以去之,按其所过[3]之经以调之。

注[1] 时窘之后　此言时而腹中窘迫而欲去大便。窘,有迫、急之意;后,指大便。

[2] 肓原　即气海穴,十二原穴之一。

[3] 过　失。此指患病。

【语译】 小肠病患者,小腹疼痛,腰脊部牵引至睾丸作痛,时而腹中窘迫而欲去大便,又见耳前发热或寒冷,病甚则独见肩上热甚,以及手小指次指之间发热,或见络脉陷下的,这是小肠病的证候。

少腹牵引睾丸作痛,并牵引至腰脊,向上冲于心部,这是邪气在小肠。小肠脉,下连睾系,连属于脊,贯穿肝肺,联络心系。故小肠邪气盛则厥气上逆,上冲肠胃,扰动肝肺,布散于肓膜,聚结于会厌。所以取气海穴以散其结,刺手太阴以补肺虚,取足厥阴以泻肝实,取下巨虚以去小肠邪气,根据有病的经脉进行调治。

小肠有寒,其人下重,便脓血;有热,必痔。

小肠有宿食,常暮发热,明日复止。

小肠胀者,少腹䐜胀,引腹而痛。

厥气客于小肠[1],则梦聚邑街衢[2]。

注[1] 聚邑　聚,指村落;邑,指城市。

[2] 街衢(qú 渠)　四通八达的道路。

【语译】 小肠有寒,病人下腹重坠,大便下脓血;小肠有热,必然会发痔疮。

小肠内有宿食积滞,常有傍晚发热,至次日天明又会停止。

小肠胀者,少腹胀满,并牵引到腹部而作痛。

邪气侵袭于小肠,可梦见村落城市及四通八达的道路。

手太阳之脉,起之【前字疑衍】于小指之端,循手外侧,上腕,出踝中,直上,循臂骨[1]下廉,出肘内侧两骨之间,上循臑外后廉,出肩解[2],绕肩甲,交肩上,入缺盆,向腋【前二字疑衍】,络心,循咽,下膈,抵胃,属小肠。其支者,从缺盆循颈上颊,至目兑眦,却入耳中。其支者,别颊,上颇,抵鼻,至目内眦,斜络于颧。是动则病嗌痛,颔肿,不可以顾,肩似拔,臑似折。是主液所生病者,耳聋,目黄,颊颔肿,颈、肩、臑、肘、臂外后廉痛。盛者,则人迎大再倍于寸口;虚者,则人迎反小于寸口也。

注[1] 臂骨 此指尺骨。
　[2] 肩解 指肩关节后骨缝。

【语译】 手太阳小肠的经脉,起于小指的末端,沿手小指侧,上至腕部,出锐骨中,沿前臂骨下缘直上,出肘后内侧两骨中间,上循上臂外侧后缘,出肩后骨缝,绕行肩胛,左右交于两肩之上而会于大椎,下行入于缺盆,再向下联络心脏,沿咽部下行,穿过膈膜,到达胃部,会属于小肠。其支脉,从缺盆沿颈上颊,至眼外角,回转入耳中。其另一支脉,从颊部别出,上行至眼眶之下,抵达鼻部,至眼内角,再斜行络于颧部。本经脉发生变动,则病咽痛,下颔肿,头颈难于转侧回顾,肩痛好像受扯拔,上臂痛有如被折断。本经所主之液发生的病变,耳聋,目黄,颊部及下颔部肿胀,颈、肩、上臂、肘、前臂外侧后缘疼痛。本经病属邪气盛的,可摸到人迎脉比寸口脉大二倍;属正气虚的,可摸到人迎脉反而小于寸口脉。

脾足太阴经病证第五

【提要】 本篇主要论述脾的病理变化、传变规律、脉证表现及预后治则,并阐明足太阴脾经及其别络的循行起止和发病情况。

脾气虚,则四肢不用,五脏不安;实,则腹胀,泾溲不利。

脾气虚,则梦饮食不足,得其时,则梦筑垣盖屋。脾气盛,则梦歌乐,体重,手足不举。

厥气客于脾,则梦丘陵大泽,坏屋风雨。

病在脾,日昳慧,平旦甚,日中持【前三字疑衍】,下晡静。

病先发于脾,闭塞不通,身痛体重;一日之胃,而腹胀;二日之肾,少腹、腰脊痛,胫酸;三日之膀胱,背胪筋痛,小便闭;十日不已,死。冬人定,夏晏食。

【语译】 脾气虚,可出现四肢痿弱不用,五脏不能安定平和;脾气实,可出现腹部胀满,大小便不利。

脾气虚,可梦见饮食不足,如恰逢脾土当旺的时节,可梦见筑墙垣盖房屋。脾气盛,可梦见歌唱娱乐,身体沉重,手足不能抬举。

邪气侵袭于脾,可梦见丘陵和巨大的湖沼,风雨摧坏房屋。

病在脾,午后之时精神比较清爽,早晨之时病情加重,傍晚之时比较安静。

疾病首先发于脾,闭塞不通,身体疼痛沉重;过一日传至胃,而见腹胀;过二日传至肾,少腹及腰脊疼痛,脚胫发酸;过三日传至膀胱,背脊之筋疼痛,小便闭塞;过十日仍不好转,就会死亡。冬天死在夜晚人静睡觉之时,夏天死在吃早饭之时。

脾脉搏坚而长,其色黄,当病少气。其软而散,色不泽者,当病足骭肿,若水状。

脾脉沉之而濡,浮之而虚,苦腹胀,烦满,胃中有热,不嗜食,食而不化,大便难,四肢苦痹,时不仁,得之房内。月使不来,来而频并。

黄,脉之至也,大而虚,有积气在腹中,有厥气,名曰厥疝[1]。女子同法。得之疾使四肢,汗出当风。

注[1] 厥疝 由脾虚而肝气乘之上逆所致,证见腹中逆气上冲,胃脘痛,足冷,呕吐不食,少腹痛引睾丸等。

【语译】 脾脉搏击坚实而长,面色黄,应当患气虚不足。脾脉柔弱而散,面色不润泽的,应当患足胫浮肿,如水肿之状。

脾脉沉取而濡,浮取而虚,病人苦于腹胀满,心烦满闷,胃中有热,不思食,食了也不消化,大便困难,四肢痹痛,时感麻木不仁,病由房事失宜所引起。妇女会出现月经闭止不来,或来而月经频繁、量多。

面色黄,脉来大而虚,有病气积聚在腹内,有气逆上,病名叫厥疝。女人也有同样情况。此病由于四肢过度急促用力,汗出当风所引起。

寸口脉弦而滑,弦则为痛,滑则为实。痛即为急,实即为踊,痛踊【疑作实】相搏,即胸胁抢急。

趺阳脉浮而涩,浮即胃气微,涩即脾气衰,微衰相搏,即呼吸不得,此为脾家失度。

寸口脉双紧,即为入,其气不出,无表有里,心下痞坚。

趺阳脉微而涩,微即无胃气,涩即伤脾,寒在于膈,而反下之,寒积不消,胃微脾伤,谷气不行,食已自噫,寒在胸膈,上虚下实,谷气不通,为秘塞之病。

寸口脉缓而迟,缓则为阳,卫气长;迟则为阴,荣气促。荣卫俱和,刚柔相得,三焦相承,其气必强。

【语译】 寸口脉弦而滑,脉弦则主疼痛,脉滑则主邪实。疼痛即为筋脉拘急,邪实即为气逆跳动,痛实两者相合,就会出现胸胁内逆气冲突紧急。

趺阳脉浮而涩,脉浮即主胃气微弱,脉涩即主脾气衰少,微衰两者相合,就会出现呼吸少气不续,这是脾胃衰弱而失其常度。

两手寸口都出现紧脉,即主病邪深入,病气不能外出,病不在表而在里,表现为心下痞满坚实。

趺阳脉微而涩,脉微是无胃气,脉涩是脾受到损伤,寒气在膈,而反用攻下之法,寒邪留积不消,胃气衰微,脾气受伤,水谷不得运化,进食之后自然发噫气,寒气在胸膈,上虚下实,水谷之气不能畅通,而成为大便闭塞的病证。

寸口脉缓而迟,脉缓的属阳,主卫气充盛;脉迟的属阴,主荣气运行迅速。荣卫之气相互调和,阴阳之气相互和合,三焦之气相互承顺通畅,这个人正气必然强盛。

趺阳脉滑而紧,滑即胃气实,紧即脾气伤。得食而不消者,此脾不治也。能食而腹不满,此为胃气有余。腹满而不能食,心下如饥,此为胃气不行,心气虚也。得食而满者,此为脾家不治。

脾中风者,翕翕发热,形如醉人,腹中烦重,皮肉眴眴而短气也。

凡有所击仆,若醉饱入房,汗出当风,则伤脾。脾伤则中气,阴阳离别,阳不从阴,故以三分[1]候死生。

注[1] 三分 此指寸、关、尺三部脉。寸口脉中,寸、关、尺各占一分,故称"三分"。

【语译】 趺阳脉滑而紧,脉滑即是胃气盛实,脉紧即是脾气损伤。能进食而不能消化的,这是脾气失常的表现。能进食而腹不胀满的,这是胃气充足的表现。腹满而不能食,心下似有饥饿感觉,这是胃气运行失常、心气虚弱的表现。进食之后腹部胀满的,这是脾胃失常的表现。

脾为风邪所伤的,翕翕发热,面赤形如醉酒之人,腹中烦闷滞重,皮肉眴动,并见呼吸短气。

凡是有撞击或跌仆损伤,或是醉饱之后不节房事,汗出当风,就会损伤脾。脾受伤就会损伤人体正气,造成阴阳之气相互分离,阳不恋阴,所以要用寸口三部脉来测候病人的死生。

脾气弱,病利,下白肠垢,大便坚,不能更衣,汗出不止,名曰脾气弱。或五液注下,青、黄、赤、白、黑。

病人鼻下平者,胃病也;微赤者,病发痈;微黑者,有热;青者,有寒;白者,不治。唇黑者,胃先病;微燥而渴者,可治;不渴者,不可治。脐反出者,此为脾先落。一云先终。

脾胀者,善哕,四肢急,体重不能衣。一作收。

脾水者,其人腹大,四肢苦重,津液不生,但苦少气,小便难。

趺阳脉浮而涩,浮则胃气强,涩则小便数,浮涩相搏,大便则坚,其脾为约。脾约[1]者,其人大便坚,小便利而反不渴。

注[1] 脾约　脾虚津少而致肠燥便秘的病证。

【语译】　脾气虚弱,则病下利,泻下白色黏滞夹有污秽的大便,或大便坚硬,秘结不通,汗出不止,这是脾气虚弱之证。或者表现为大便泻下青、黄、赤、白、黑五色夹杂的液体。

病人鼻下平坦的,是胃有病;鼻下微赤的,病发痈疮;微黑的,为有邪热;青色的,为有寒邪;白色的,主病重不治。口唇黑色的,为胃先有病;口唇微燥口渴的,可以治愈;不渴的,不能治愈。脐翻出的,这是脾气首先衰落(一说先终)的征象。

脾胀病,易发呃逆,四肢拘急,身体重滞而不能穿衣(一本说体重四肢不能收)。

脾水病,病人腹部胀大,四肢沉重,津液不能生化,苦于少气,小便困难。

趺阳脉浮而涩,浮则胃气强盛,涩则小便频数。浮脉与涩脉并见,则为大便坚硬,脾为胃所制约。因脾为胃所制约,而不能为胃行其津液,故病人大便坚硬,小便通利,而反不口渴。

凡人病脉以解,而反暮微烦者,人见病者差安,而强与谷,脾胃气尚弱,不能消谷,故令微烦。损谷则愈。

脾之积,名曰痞气,在胃管,覆大如盘。久久不愈,病四肢不收,黄瘅,食饮不为肌肤。以冬壬癸日得之,何也?肝病传脾,脾当传肾,肾适以冬王,王者不受邪,脾复欲还肝,肝不肯受,因留结为积,故知痞气以冬得之。

【语译】　凡是病人的症状与脉象都已经缓解,而到傍晚时反而见微烦的,是患者家人见病者的病情稍为减轻安定,就勉强给他过多的饮食,由于患者脾胃之气还虚弱,不能消化水谷,所以导致微烦。减少其饮食,就会痊愈。

脾的积病,名叫痞气,发生在胃脘部,形状大小如覆着的盘子。日久不愈,就会发展为四肢痿弱不收,黄疸,饮食不能消化吸收以充养肌肤。这是在冬天壬癸日得病的,为什么?因肝病传于脾,脾当传于肾,肾刚好是在冬天当旺,肾当旺之时是不受邪传的,这样脾又要将邪还传于肝,肝不肯接受,邪气因而留滞结聚于脾而形成积病,所以知道痞气是在冬天得病的。

脾病,其色黄,饮食不消,腹苦胀满,体重节痛,大便不利,其脉微缓而长,此为可治。宜服平胃丸、泻脾丸、茱萸丸、附子汤。春当刺隐白,冬刺阴陵泉,皆泻之;夏刺大都,季夏刺公孙,秋刺商丘,皆补之。又当灸章门五十壮,背第十一椎[1]百壮。

脾病者,必身重,苦饥,足痿不收,《素问》作善饥,肉痿,足不收。行善瘛,脚下痛。虚则腹胀,肠鸣,溏泄,食不化。取其经,足太阴、阳明、少阴血者。

邪在脾胃,肌肉痛。阳气有余,阴气不足,则热中,善饥;阳气不足,阴气有余,则寒中,肠鸣腹痛;阴阳俱有余,若俱不足,则有寒有热。皆调其三里。

注[1] 背第十一椎　指背部第十一椎棘突下旁开一寸半的脾俞穴。

【语译】　脾有病,患者面色黄,饮食不能消化,腹中苦于胀满,身体沉重,关节疼痛,大便不畅,其脉微缓而长,这是可以治愈的。宜服平胃丸、泻脾丸、茱萸丸、附子汤。春天当刺隐白穴,冬天当刺阴陵泉穴,都应用泻的手法;夏天当刺大都穴,季夏六月当刺公孙穴,秋天当刺商丘穴,都用补的手法。又当灸章门穴五十壮,背部第十一椎棘突下旁开一寸半的脾俞穴一百壮。

脾病患者,必有身体沉重,自觉苦于饥饿,两足痿弱弛缓不收(《素问》作"善饥、肉痿、足不收"),行走时易于抽掣,脚下疼痛。脾虚则腹部胀满,肠鸣,大便溏泄,饮食不消化。治疗取其有关的经脉,即足太阴脾经、足阳明胃经、足少阴肾经的经穴,刺出其血。

邪气在脾胃,则肌肉疼痛。阳气亢盛有余,阴气衰少不足,则热在中焦,而发生消谷善饥;阳气衰少不足,阴寒偏盛有余,则寒在中焦,而发生肠鸣腹痛;阴阳都有余或都不足,则为病有寒也有热。都可以针刺其足三里穴进行调治。

足太阴之脉,起于大指之端,循指内侧白肉际,过核骨[1]

后,上内踝前廉,上腨内,循胻骨后,交出厥阴之前,上循膝股内前廉,入腹,属脾,络胃,上膈,侠咽,连舌本,散舌下。其支者,复从胃别上膈,注心中。是动则病舌本强,食则呕,一作吐。胃管痛,腹胀,善噫,得后与气,则快然而衰,身体皆重。是主脾所生病者,舌本痛,体不能动摇,食不下,烦心,心下急痛,寒疟,溏,瘕,泄,水闭,黄疸,好卧,不能食肉,唇青,强立股膝内痛厥,足大指不用。盛者,则寸口大三倍于人迎;虚者,则寸口反小于人迎也。

注[1] 核骨 足大趾本节后内侧凸起之骨,因其形圆如核,故称核骨。

【语译】 足太阴脾的经脉,起于足大趾末端,沿大趾内侧赤白肉分界处,经过核骨之后,上行于内踝前缘,再上行至小腿腓肠肌内,沿足胫骨后方,交出足厥阴经的前面,上沿膝、股的内侧前缘,进入腹内,会属于脾,联络于胃,向上过膈膜,挟行于咽部,上连于舌根,布散于舌下。其支脉又从胃部别出,向上穿过膈膜,注入心中。本经脉发生变动,则患舌根强硬,进食则呕(一作"吐"),胃脘疼痛,腹部胀满,易作嗳气,若得大便或放屁,则感觉腹中松快而胀痛减轻,身躯与四肢都沉重。本经所主脾产生的病证,舌根疼痛,肢体不能动摇,食不下,心烦,心下拘急作痛,发寒疟,大便溏烂、癥瘕、飧泄,小便不通,黄疸,嗜卧,不能吃肉类,口唇发青,勉强站立则股、膝内疼痛厥冷,足大趾不能活动。本经病属邪气盛实的,则寸口脉比人迎脉大三倍;属正气虚的,则寸口脉反而小于人迎脉。

足太阴之别,名曰公孙,去本节后一寸,别走阳明。其别者,入络肠胃。厥气上逆,则霍乱。实则腹中切痛;虚则鼓胀。取之所别。

脾病,其色黄,体青,失溲,直视,唇反张,爪甲青,饮食吐逆,体重节痛,四肢不举。其脉当浮大而缓,今反弦急;其色当黄,今反青,此是木之克土,为大逆,十死不治。

【语译】 足太阴经别出的络脉,名叫公孙,离足大趾本节后一寸处,别行走入足阳明经。其别出的络脉,上行入腹络于肠胃。本络脉发生病变,其厥气上逆,可发生霍乱。邪气实可见腹中剧痛;正气虚可见腹胀大如鼓。治疗时取本经别出的络穴公孙。

脾有病,患者面色黄,身体皮肤发青,小便失禁,两目直视,口唇外翻,爪甲发青,饮食则吐逆,肢体沉重,关节疼痛,四肢不能抬举。其脉本应当浮大而缓,而今反见弦急;其色本应当见黄,而今反见青,这是木来克土,为大逆之证,绝大多数不治而死。

胃足阳明经病证第六

【提要】 本篇主要论述胃的病理变化、传变规律、脉证表现,并阐明足阳明胃经的循行起止及发病情况。

胃病者,腹胀,胃管当心而痛,上支两胁,膈咽不通,饮食不下,取三里。

饮食不下,隔塞不通,邪在胃管。在上管,则抑而刺之;在下管,则散而去之。

胃脉搏坚而长,其色赤,当病折髀。其软而散者,当病食痹[1],髀痛。

胃中有癖,食冷物者,痛,不能食;食热即能食。

胃胀者,腹满,胃管痛,鼻闻焦臭,妨于食,大便难。

诊得胃脉,病形何如? 曰:胃【此后疑脱脉字】实则胀,虚则泄。

病先发于胃,胀满;五日之肾,少腹腰脊痛,胫痠;三日之膀胱,背䯍筋痛,小便闭;五日上之脾,闭塞不通,身痛体重;《灵枢》云:上之心。六日不已,死。冬夜半后【前字疑衍】,夏日昳。六日一作三日。

注[1] 食痹 指饮食积滞,胸脘闭阻闷痛的病证。

【语译】 胃病患者,腹胀满,胃脘当中疼痛,向上支撑两胁部,胸膈及咽部阻滞不通,饮食不下,取足三里穴进行治疗。

饮食不能咽下,胸膈阻塞不通,是病邪留滞在胃脘。如果邪在上脘,则刺上脘穴以抑降逆上之气;如果邪在下脘,则应当用散泄法以去除病邪。

胃脉搏去坚实而长,病人面色赤,当病股痛如折。若胃脉柔弱而散的,当病食痹,股部作痛。

胃中有宿食积滞,进食冷物,则疼痛,不能食;如果食热物则能食。

胃胀病,腹部胀满,胃脘痛,鼻子好像闻有焦臭气味,妨碍饮食,大便艰难。

诊得胃的病脉,其病的证候怎样? 答:胃脉实则腹胀,胃脉虚则泄泻。

疾病首先发生于胃,腹部胀满;过五日传入肾,少腹腰脊部疼痛,足胫痠软;过三日传入膀胱,背脊之筋疼痛,小便不通;过五日上传入脾,闭塞不通,身躯疼痛,肢体沉重(《灵枢》云:向上影响到心),过六日仍不好转,就会死亡。冬天死在半夜之时,夏天死在午后之时。("六日"一本作"三日")。

脉浮而芤,浮则为阳,芤则为阴,浮芤相搏,胃气生热,其阳则绝。

趺阳脉浮者,胃气虚也。趺阳脉浮大者,此胃家微,虚烦,圊[1]必日再行。芤而有胃气者,脉浮之大而软,微按之芤,故知芤而有胃气也。

趺阳脉数者,胃中有热,即消谷引食。趺阳脉涩者,胃中有寒,水谷不化。趺阳脉粗粗[2]而浮者,其病难治。趺阳脉浮迟者,故久病。趺阳脉虚,则遗溺;实,则失气。

动作头痛重,热气朝[3]者,属胃。

厥气客于胃,则梦饮食。

注[1] 圊(qīng 青)　厕所。此指大便。
　　[2] 粗粗　粗大的样子。

[3] 热气朝　指定时发热,有如潮汛。

【语译】　脉浮而芤,浮为属阳,芤为属阴,浮芤一同出现,主胃中有热气,其阳气被阻隔于内。

趺阳脉浮的,是胃气虚弱。趺阳脉浮大的,这是脾胃衰微,证见虚烦,大便必然一日二次。脉芤而有胃气的,其脉浮取大而软,稍重按之可见芤象,由此可知这是芤而有胃气的脉象。

趺阳脉数的,胃中有热,即见消谷善饥而多食。趺阳脉涩的,胃中有寒,水谷不能消化。趺阳脉粗大而浮的,其病难治。趺阳脉浮迟的,是宿疾久病。趺阳脉虚,则见遗尿;脉实,则见矢气多。

运动劳作时头痛而重,定时发热的,属胃的病变。

邪气侵袭于胃,可梦见饮食。

足阳明之脉,起于鼻,交頞[1]中,旁约[2]太阳之脉,下循鼻外,入上齿中,还出侠口,环唇,下交承浆,却循颐[3]后下廉,出大迎,循颊车,上耳前,过客主人[4],循发际,至额颅。其支者,从大迎前下人迎,循喉咙,入缺盆,下膈,属胃,络脾。其直者,从缺盆下乳内廉,下侠脐,入气街中。其支者,起胃下口,循腹里,下至气街中而合,以下髀关,抵伏兔,下入膝膑中,下循胻外廉,下足跗,入中指内间。其支者,下膝三寸而别,以下入中指外间。其支者,别跗上,入大指间,出其端。是动则病悽悽然[5]振寒,善伸,数欠,颜黑,病至【此后疑脱则字】恶人与火,闻木音则惕然而惊,心动,欲独闭户牖而处,甚则欲上高而歌,弃衣而走,贲向[6]腹胀,是为骭厥[7]。是主血血—作胃。所生病者,狂,疟,—作瘈。温淫汗出,鼽衄,口㖞,唇紧,颈肿,喉痹,大腹水肿,膝膑痛,循膺、乳、街、股、伏兔、骭外廉、足跗上皆痛,中指不用。气盛,则身以前皆热,其有余于胃,则消谷善饥,溺色黄。气不足,则身以前皆寒栗,胃中寒,则胀满。盛者,则人迎大三倍于寸口;虚者,则人迎反小于寸口也。

注[1]　頞(è呃)　鼻梁上端凹陷处,即鼻根部。

[2] 约　缠束。此指足阳明经缠束其旁侧的太阳经脉。

[3] 颐　口角之后，腮之下，当地仓穴处的部位。

[4] 客主人　上关穴的别名。

[5] 悽悽然　恶寒战栗的样子。

[6] 贲向　指肠中雷鸣奔响。

[7] 骭厥　指足阳明经经气从足胫部上逆的病证。骭，足胫。

【语译】　足阳明胃的经脉，起于鼻旁，上行左右交于鼻梁上端凹陷处，缠束其旁侧的足太阳经脉，再向下沿鼻外侧，入上齿龈中，复返出挟口，环绕口唇，向下相交于承浆穴，再沿颐部后方的下缘后退，出大迎穴，沿颊车，上行至耳前，过客主人穴，沿发际，至前额颅部。其支脉，从大迎穴前方下走人迎穴，沿喉咙，进入缺盆，下膈膜，会属于胃，联络于脾。其直行的脉，从缺盆下走乳房内缘，再向下挟脐而行，进入气冲穴部位。其另一支脉，从胃下口起始，沿腹内，下至气冲穴部位，与前直行之脉相会合，然后再经大腿前方至髀关，抵达伏兔穴，下行进入膝盖中，向下沿胫骨前外侧，下至足背，进入足中趾内侧。其再一支脉，在膝下三寸处别出，下行进入足中趾外侧。又一支脉，从足背上别出，行入足大趾间，出足大趾末端。本经脉发生变动，可患寒战发冷，喜伸懒腰，频作呵欠，额部暗黑，病情加重可厌恶见到人和火光，听到木的声音就惕然发惊，心跳不安，常要关闭门窗独居房内，病情再加重可出现登高歌唱，脱衣乱跑，肠中雷鸣，腹部胀满，这就是骭厥。本经所主血（"血"一作"胃"）产生的病证，发狂，疟（一作"瘛"）疾，温病汗出，鼻塞流涕、鼻衄，口角歪斜，口唇收紧，颈肿，喉痹，水肿腹大，膝膑疼痛，沿胸膺、乳部、气街、股部、伏兔、足胫外缘、足背等部位都作痛，足中趾不能活动。本经气盛有余，可出现肢体的前部发热，胃热亢盛有余，可出现消谷易饥，小便色黄。本经气虚不足，可出现身体前部畏寒战栗，胃中有寒，可出现腹部胀满。本经病属邪气盛实的，可见人迎脉比寸口脉大三倍；属正气虚弱的，可见人迎脉反而小于寸口脉。

肺手太阴经病证第七

【提要】 本篇主要论述肺的病理变化、传变规律、脉证表现及预后治则，并阐明手太阴肺经及其别络的循行起止和发病情况。

肺气虚，则鼻息利少气；实，则喘喝，胸凭仰息。肺气虚，则梦见白物，见人斩血藉藉[1]，得其时，则梦见兵战。肺气盛，则梦恐惧，哭泣。厥气客于肺，则梦飞扬，见金铁之器【此后疑脱及字】奇物。

病在肺，下晡慧，日中甚，夜半静。

病先发于肺，喘咳；三日之肝，胁痛支满；一日之脾，闭塞不通，身痛体重；五日之胃，腹胀；十日不已，死。冬日入，夏日出。

肺脉搏坚而长，当病唾血。其濡而散者，当病漏汗，漏，一作灌。至令不复散发。

注[1] 藉藉 交横杂乱的样子。

【语译】 肺气虚，可出现鼻道呼吸通畅而气少不续；肺气实，可出现喘促声粗，胸中满闷而仰面呼吸。肺气虚，可梦见白色之物，或梦见杀人而血肉狼藉，若逢肺金当旺之时，可梦见兵火战事。肺气盛，可梦中恐惧、哭泣。邪气侵袭于肺，可梦中神魂不安，或梦见金铁之器及奇异之物。

病在肺，傍晚之时精神比较清爽，中午之时病情加重，半夜之时较为安静。

疾病首先发于肺，气喘咳嗽；过三日传至肝，胁部疼痛，支撑胀满；过一日传至脾，闭塞不通，身躯疼痛，肢体沉重；过五日传至胃，腹胀；过十日仍不好转，就会死亡。冬天死在太阳落山之时，夏天死在太阳升起之时。

肺脉搏击坚实而长，应当患咯血。肺脉濡弱而散的，应当患汗出如漏（"漏"一作"灌"），在此情况下，就不能再用发散的方法来进行治疗。

肺脉沉之而数,浮之而喘,苦洗洗寒热,腹满,肠中热,小便赤,肩背痛,从腰已上汗出。得之房内,汗出当风。

白,脉之至也,喘而浮大,上虚下实,惊,有积气在胸中,喘而虚,名曰肺痹,寒热,得之因醉而使内也。

肺中风者,口燥而喘,身运（运通晕）而重,冒而肿胀。

肺中寒者,其人吐浊涕。

形寒寒饮则伤肺,以其两寒相感,中外皆伤,故气逆而上行。肺伤者,其人劳倦则咳唾血。其脉细紧浮数,皆吐血,此为躁扰嗔怒得之,肺伤气拥[1]所致。

注[1] 拥 拥通壅。

【语译】 肺脉沉取而数,浮取而急,病人苦于寒傈发热,腹部胀满,肠中有热,小便黄赤,肩背疼痛,从腰以上出汗。此病得自于房事,汗出受风所致。

面色白,脉来急而浮大,为上虚下实,易惊,有邪气积聚在胸中,气喘而肺气本虚,病名叫肺痹,恶寒发热,此病是由醉后房事所引起的。

肺为风邪所伤的,口燥而气喘,眩晕而身重,闷冒而肿胀。

肺为寒邪所伤的,病人时常吐出浓浊的涕涎。

形体受寒而又进食寒凉饮食,则损伤肺脏,因其内外两寒相互感应,表里都受到损伤,所以导致气逆而上行。肺受伤的,患者过于劳倦就会咳嗽咯血。其脉细紧浮数,都会吐血。这是由于躁扰生气发怒而得病,肺受损伤而气机壅滞所致。

肺胀者,虚而满（前二字疑倒）喘,咳逆倚息,目如脱状,其脉浮。

肺水者,其人身体重而小便难,时时大便鸭溏。

肝乘肺,必作虚满。

脉软而弱,弱反在关,软反在颠[1];浮反在上[2],弱反在下[3]。浮则为阳,弱则血不足。必弱为虚,浮弱自别,浮则自出,弱则为入,浮则为出不入,此为有表无里;弱则为入不出,此为无表有里。阳出极汗,齐腰而还,此为无表有里,故名曰厥阳[4]。在当汗出不汗出。

趺阳脉浮缓,少阳微紧,微为血虚,紧为微寒,此为鼠乳[5],其病属肺。

注[1] 颠 上部。此指寸脉。

[2] 上 此以关脉居中,故上指寸脉。

[3] 下 此以关脉居中,故下指尺脉。

[4] 厥阳 此指厥逆孤行之阳气。

[5] 鼠乳 疣之古名。多发于颈项胸背皮肤,半球状隆起,表面呈蜡样光泽,中央凹陷如脐窝,挤之可见有豆腐渣样软疣小体,伴轻度瘙痒。

【语译】 肺胀病,胸中虚满而气喘,咳嗽气逆而倚床喘息,眼睛如欲脱出之状,其脉浮。

肺水病,患者身体肿重,而小便困难,经常大便溏烂如鸭粪。

肝木乘侮肺金,必然发生虚满。

脉软而弱,弱反在关部,软反在寸部;或浮反见于寸部,弱反见于尺部。脉浮属阳,脉弱主阴血不足。出现浮弱的脉象,阴阳气血必然虚弱而为虚证,然而浮脉与弱脉各有不同,浮脉主阳气外出,弱脉主阴气入内。浮脉主阳气外出而不入于阴,这是有表证而无里证;弱脉主阴气入内而不出于阳,这是无表证而有里证。阳气外出则汗出极多,但出汗部位到腰部为止,这是无表证而有里证,所以名叫厥阳。病由应当出汗时而不能及时出汗所致。

趺阳脉浮缓,少阳脉微紧,脉微主血虚,脉紧为有微寒,而发为鼠乳之病,这种病属于肺的病变。

肺之积,名曰息贲,在右胁下,覆大如杯。久久不愈,病洒洒寒热,气逆喘咳,发肺痈。以春甲乙日得之,何也?心病传肺,肺当传肝,肝适以春王,王者不受邪,肺复欲还心,心不肯受,因留结为积,故知息贲以春得之。

肺病,其色白,身体但寒无热,时时咳,其脉微迟,为可治。

宜服五味子大补肺汤、泻肺散。春当刺少商,夏刺鱼际,皆泻之;季夏刺太渊,秋刺经渠,冬刺尺泽,皆补之。又当灸膻中百壮,背第三椎[1]二十五壮。

注[1] 背第三椎　此指背部第三椎棘突下旁开一寸半的肺俞穴。

【语译】　肺的积病,名叫息贲,发生于右胁下,大如覆着的杯子。迁延日久不愈,会发展为洒洒恶寒发热,气上逆而喘咳,发为肺痈。这是在春天甲乙日得病的,为什么?因为心病传于肺,肺当传于肝,肝恰好在春天当旺,肝当旺之时是不受邪传的,肺要再将邪还传给心,心不肯接受,邪气因而留结于肺而成为积,所以知道息贲是在春天得病的。

肺病,患者面色白,身体只有恶寒而无发热,经常咳嗽,其脉象微而迟,这是可治之证。宜服五味子大补肺汤、泻肺散。春天当刺少商穴,夏天当刺鱼际穴,都用泻的手法;季夏六月当刺太渊穴,秋天当刺经渠穴,冬天当刺尺泽穴,都用补的手法。又当灸膻中穴一百壮,背部第三椎棘突下旁开一寸半的肺俞穴二十五壮。

肺病者,必喘咳,逆气,肩息,背痛,汗出,尻、阴、股、膝挛,髀、腨、胻、足皆痛。虚则少气,不能报息[1],耳聋,嗌干。取其经手太阴,足太阳之外、厥阴内、少阴血者。

邪在肺,则皮肤痛,发寒热,上气,气喘,汗出,咳动肩背。取之膺中外俞,背第三椎之傍,以手痛[2]按之,快然,乃刺之;取之缺盆中以越之。

注[1] 不能报息　指呼吸气短难以接续。报,有恢复之意。

[2] 痛　极。此为极力之意。

【语译】　肺病患者,必见喘促咳嗽,气上逆,张口抬肩呼吸,背痛,汗自出,尾骨、阴部、股、膝部拘挛,股骨、腓肠肌、胫部、足部都疼痛。肺气虚则少气,呼吸难于接续,耳聋,咽干。治疗时取其本经手太阴肺经,并取足太阳经脉之前、厥阴经脉之后的足少阴肾经,视其血脉充盈之处,刺出其血。

邪气在肺,则见皮肤痛,发热恶寒,气上逆而喘,汗出,咳嗽引动肩背,取胸部外侧的中府、云门等穴,以及背部第三椎旁侧的肺俞穴,先以手用力按压这些穴位,患者感觉舒畅爽快时,才用针刺之;并针刺天突穴以散越肺中邪气。

手太阴之脉,起于中焦,下络大肠,还循胃口,上膈,属肺,从肺系[1],横出腋下,下循臑内,行少阴、心主之前,下肘中,后循臂内上骨下廉[2],入寸口,上鱼,循鱼际,出大指之端。其支者,从腕后直出次指内廉,出其端。是动则病肺胀满,膨膨[3]而喘咳,缺盆中痛,甚则交两手而瞀,是为臂厥。是主肺所生病者,咳,上气喘喝,烦心,胸满,臑臂内前廉痛,掌中热。气盛有余,则肩背痛风,汗出,小便数而欠;气虚,则肩背痛寒,少气不足以息,溺色变,卒遗失无度。盛者,则寸口大三倍于人迎;虚者,则寸口反小于人迎也。

注[1] 肺系 此指喉咙气管。

[2] 上骨下廉 此指桡骨茎突下缘。

[3] 膨膨 胀满的样子。

【语译】 手太阴肺的经脉,起于中焦,向下联络于大肠,再返回上行,沿胃口,上膈膜,会属于肺,从肺系横行出腋下,沿上臂内侧下行,走于手少阴心经与手厥阴心包络经之前,下至肘中,然后沿前臂内侧上骨下缘下行,至掌后高骨的下缘,进入寸口部,再前行至鱼部,沿鱼际,出大指末端。其支脉,从腕后直走食指内侧缘,直至其末端。本经脉发生变动,则患肺中胀满,胸中膨膨而喘咳,缺盆中疼痛,病甚则两手交叉而低目俯视,这叫做臂厥。本经所主肺产生的病证,咳嗽,气上逆而喘促声粗,心烦,胸满,上臂及前臂内侧前缘作痛,掌心发热。本经气盛有余,则见肩背疼痛而怕风,汗出,小便频数而量少;本经气虚不足,则见肩背疼痛而畏寒,少气而呼吸不能接续,小便颜色出现异常变化,或突然小便失禁不能控制。本经病属邪气盛的,则寸口脉比人迎脉大三倍;属正气虚的,则寸口脉反而小于人迎脉。

手太阴之别,名曰列缺,起于腕上分间,别走阳明。其别者,并太阴之经,直入掌中,散入于鱼际。其【疑脱病字】实则手兑【疑脱骨字】掌热;虚则欠咳,小便遗数。取之去腕一寸半。

肺病,身当有热,咳嗽,短气,唾出脓血。其脉当短涩,今反浮大;其色当白,而反赤者,此是火之刻金,为大逆,十死不治。

【语译】 手太阴别出的络脉,名叫列缺,起于腕上一寸半肉分之间,别行走入手阳明经。其别出的络脉,与手太阴经脉并行,直入掌中,散入于鱼际。本络脉病属邪气实,可出现手腕后高骨及手掌发热;病属正气虚,可见呵欠、咳嗽,小便失禁而频数。治疗时取腕横纹上一寸半的列缺穴。

肺有病,身体应当有发热,咳嗽,短气,咯吐出脓血。其脉应当见短涩,而今反见浮大;其面色当见白,而今反见赤的,这是火来克金,为大逆之证,绝大多数不治而死。

大肠手阳明经病证第八

【提要】 本篇主要论述大肠的病理变化,并阐明手阳明大肠经的循行起止及发病情况。

大肠病者,肠中切痛而鸣濯濯[1],冬日重感于寒则泄,当脐而痛,不能久立。与胃同候[2],取巨虚上廉。

肠中雷鸣,气上冲胸,喘,不能久立,邪在大肠。刺肓之原、巨虚上廉、三里。

大肠有寒,鹜溏;有热,便肠垢。

大肠有宿食,寒栗发热,有时如疟状。

大肠胀者,肠鸣而痛,寒则泄,食不化。

厥气客于大肠,则梦田野。

注[1] 濯濯(zhuó zhuó 浊浊)　水声。

[2] 与胃同候　大肠经与胃经下合于上巨虚,因此,大肠病亦可取胃经的上

巨虚来治疗,故称"与胃同候"。

【语译】 大肠病患者,肠中绞痛而濯濯鸣响,如果在冬天感受了寒邪,就会引起泄泻,当脐疼痛,不能久立。治法与胃相同,取胃经的上巨虚穴来治疗。

肠中雷鸣,气上冲胸,气喘,不能久站立,是邪在大肠,治疗应刺气海、上巨虚、足三里。

大肠有寒,可见大便水粪杂下如鸭粪;有热,可见大便下垢腻粘液。

大肠有宿食积滞,可出现恶寒发热,有时如疟疾症状。

大肠胀病,肠中鸣响作痛,有寒可兼见泄泻,饮食不消化。

邪气侵袭于大肠,可梦见田野。

手阳明之脉,起于大指次指之端外侧,循指上廉,出合谷两骨之间,上入两筋之中,循臂上廉,上入肘外廉,循臑外前廉,上肩,出髃骨[1]之前廉,上出柱骨之会上[2],下入缺盆,络肺,下膈,属大肠。其支者,从缺盆直入上颈,贯颊,入下齿缝中,还出侠口,交人中,左之右,右之左,上侠鼻孔。是动则病齿痛,颈肿。是主津所生病者,目黄,口干,鼽衄,喉痹,肩前臑痛,大指次指痛不用。气盛有余,则当脉所过者热肿;虚,则寒栗不复。盛者,则人迎大三倍于寸口;虚者,则人迎反小于寸口也。

注[1] 髃骨 指肩胛骨上部与锁骨、肱骨相连接的部位,当肩髃穴处,俗称肩头。

[2] 柱骨之会上 柱骨,肩背上隆起之颈骨,即第七颈椎棘突,为大椎穴处。诸阳脉皆会于大椎,故称"会上"。

【语译】 手阳明大肠的经脉,起于食指外侧末端,沿食指上缘,出拇指与食指歧骨间的合谷穴,上入腕上两筋中间,沿前臂上缘,上入肘外侧,沿上臂外侧前缘,上肩,出髃骨前缘,上出至柱骨诸阳经相会的大椎穴上,然后下入缺盆,联络肺脏,向下过膈膜,会属于大肠。其支脉,从缺盆直上颈部,通过颊部,进入下齿龈中,然后又返回出来绕至上唇,左右两脉相交于人中,左脉走右,右脉走左,向上挟于鼻孔两侧。本经脉发生变动,可患牙齿疼痛,目眶下肿。大肠所主之津产生的病变,目黄,口干,鼻塞流涕,鼻衄,咽喉肿痛,肩前及上臂内作痛,食指疼痛不能活动。本经气盛有余,可出现经脉所过之处发热而肿;本经气虚不足,可出现恶寒战栗而难以回复温暖。本经病属邪气盛的,可见人迎脉比寸口脉大三倍;属正气虚的,可见人迎脉反而小于寸口脉。

肾足少阴经病证第九

【提要】 本篇主要论述肾的病理变化、传变规律、脉证表现及预后治则,并阐明足少阴肾经及其别络的循行起止和发病情况。

肾气虚,则厥逆;实,则胀满,四肢正黑。肾气虚,则梦见舟船溺人,得其时,梦伏水中,若有畏怖。肾气盛,则梦腰脊两解不相属。厥气客于肾,则梦临渊,沿居水中。

病在肾,夜半慧,日乘四季甚,下晡静。

病先发于肾,少腹、腰脊痛,胫瘦;三日之膀胱,背膂筋痛,小便闭;二日上之心,心痛;三日之小肠,胀;四日不已,死。冬大晨,夏晏晡。

【语译】 肾气虚,可出现四肢厥冷,肾气实,可出现胀满,四肢发黑。肾气虚,可梦见舟船溺水淹人,若逢肾水当旺的时节,可梦见伏于水中,好似感到畏惧恐怖。肾气盛,可梦见腰脊两相分离而不相连接。邪气侵袭于肾,可梦见身临深渊,浸没在水中。

病在肾,半夜之时精神比较清爽,辰、未、戌、丑四个时辰病情加重,傍晚之时比较安静。

疾病首先发生于肾,少腹、腰脊疼痛,小腿发瘦;过三日传入膀胱,背脊之筋疼痛,小便闭塞;过二日上传入心,心痛;过三日传入小肠,腹胀;过四日病情仍不好转,就会死亡。冬天死于早晨天大亮之时,夏天死于下午黄昏之时。

肾脉搏坚而长,其色黄而赤,当病折腰。其软而散者,当病少血。

肾脉沉之大而坚,浮之大而紧,苦手足骨肿,厥,而阴不兴,腰脊痛,少腹肿,心下有水气,时胀闭,时泄。得之浴水中,身未干而合房内,及劳倦发之。

黑,脉之至也,上【前字疑衍】坚而大,有积气在少腹与阴,名曰肾痹。得之沐浴清水而卧。

【语译】 肾脉搏击坚实而长,其面色黄而赤,应当患腰痛如折。如果肾脉柔弱而散的,应当患血少不足。

肾脉沉取大而坚实,浮取大而紧,病人苦于手足骨节肿胀,厥冷,阳痿不举,腰脊疼痛,少腹肿胀,心下有水气,时而腹胀便闭,时而大便泄泻。病得自浴水之后,身未干而行房事,并由劳倦过度所引发。

面色黑,脉来坚实而大,为有病气积聚在少腹与阴部,病名叫肾痹。病得自于用冷水沐浴后睡寐受凉。

凡有所用力举重,若入房过度,汗出如浴水,则伤肾。

肾胀者,腹满引背,央央然[1],腰髀痛。

肾水者,其人腹大,脐肿,腰重痛,不得溺,阴下湿如牛鼻头汗,其足逆寒,大便反坚。

肾著[2]之为病,从腰以下冷,腰重如带五千钱。

肾著之病,其人身体重,腰中冷如冰状,一作如水洗状。一作如坐水中,形如水状。反不渴,小便自利,食饮如故,是其证也。病属下焦。从身劳汗出,衣里冷湿故,久久得之。

注[1] 央央然　困苦的样子。

[2] 肾著　由寒湿内著于肾所致的病证。

【语译】 凡有过度用力举重,或房事过度,汗出像浴水一样,就会损伤肾。

肾胀病,腹部胀满,牵引到背部,困苦不舒,腰与大腿部作痛。

肾水病,患者腹部胀大,脐肿,腰部重滞疼痛,小便不通,阴部下潮湿,好像牛鼻头的汗水,其足部逆冷,大便反而坚硬。

肾著病的症状,从腰以下寒冷,腰部沉重好像带有五千铜钱。

肾著之病,患者身体沉重,腰中寒冷如冰之状(一说如水洗样;一说如坐在水中,形如水气病),口反不渴,小便通利,饮食如常,这是肾著病的症状表现。病属下焦。由于身体劳倦过度,汗出透衣,衣服冷湿的缘故,日久而致此病。

肾之积,名曰奔豚,发于少腹,上至心下,如豚奔走之状,上下无时。久久不愈,病喘逆,骨痿,少气。以夏丙丁日得之,何也?脾病传肾,肾当传心,心适以夏王,王者不受邪,肾复欲还脾,脾不肯受,因留结为积,故知奔豚以夏得之。

水流夜疾,何以故?师曰:土休[1],故流疾而有声。人亦应之,人夜卧则脾不动摇,脉为之数疾也。

肾病,其色黑,其气虚弱,吸吸[2]少气,两耳苦聋,腰痛,时时失精,饮食减少,膝以下清,其脉沉滑而迟,此为可治。宜服内补散、建中汤、肾气丸、地黄煎。春当刺涌泉,秋刺伏留,冬刺阴谷,皆补之;夏刺然谷,季夏刺太溪,皆泻之。又当灸京门五十壮,背第十四椎[3]百壮。

注[1] 土休 五行用事为王,王之所生为相,相之所克为休。夜晚为水王之时,水王则木相,木相则"土休"。

[2] 吸吸 语言呼吸少气难于接续的样子。

[3] 背第十四椎 此指背部第十四椎棘突下旁开一寸半的肾俞穴。

【语译】 肾的积病,名叫奔豚,发生在少腹部,向上可至心下,好像小猪奔跑之状,或上或下无定时。日久不愈,则导致喘促气逆,筋骨痿弱,少气。这是在夏天丙丁日得病的,为什么?因为脾病传于肾,肾当传于心,心恰好在夏天当旺,心当旺之时是不受邪传的,这样肾又要将邪还传给脾,脾不肯接受,邪气因而留结于肾成为积病,所以知道奔豚是在夏天得病的。

水流在夜间比较快,这是什么缘故? 师答:夜间是水旺而土休之时,所以水流较快而且发出响声。人体也与之相应,人在夜间睡寐之时,脾不输转运化,土不制水,所以脉搏也像水流一样较为迅速。

肾病患者,其面色黑,其气虚弱,言语呼吸少气而不能接续,两耳聋,腰痛,时常遗精滑精,饮食减少,两膝以下发凉,其脉沉滑而迟,这是可治之证。宜服内补散、建中汤、肾气丸、地黄煎。春天当刺涌泉穴,秋天当刺复溜穴,冬天当刺阴谷穴,都用补的手法;夏天当刺然谷穴,季夏六月当刺太溪穴,都用泻的手法。又当灸京门穴五十壮,背部第十四椎棘突下旁开一寸半的肾俞穴一百壮。

肾病者,必腹大,胫肿痛,喘咳,身重,寝汗出,憎风。虚即胸中痛,大腹,小腹痛,清厥,意不乐。取其经,足少阴、太阳血者。

邪在肾,则骨痛,阴痹[1]。阴痹者,按之而不得,腹胀,腰痛,大便难,肩背、颈项强痛,时眩。取之涌泉、昆仑,视有血者尽取之。

注[1] 阴痹 指寒湿阴邪偏盛的痹证。

【语译】 肾病患者,必见腹部胀大,足胫浮肿痠痛,气喘咳嗽,身体重滞,睡中出汗,恶风。肾虚则胸中作痛,大腹、小腹疼痛,手足清冷而气逆,心中抑郁不乐。治疗时取足少阴和足太阳的经穴,刺出其血。

邪气在肾,则见骨痛,阴痹。阴痹病,用手按压不能确定具体的痛位,腹胀满,腰痛,大便困难,肩背、颈项强直疼痛,时发眩晕。治疗取涌泉、昆仑穴,看见有郁血的,都应刺之出血。

足少阴之脉,起于小指之下,斜趣足心,出然骨[1]之下;循内踝之后,别入跟中,以上腨内,出腘中内廉,上股内后廉,贯脊,属肾,络膀胱。其直者,从肾上贯肝膈,入肺中,循喉咙,侠舌本。

其支者,从肺出络心,注胸中。是动则病饥而不欲食,面黑如炭色,一作地色。咳唾则有血,喉鸣而喘,坐而欲起,目肮肮无所见,心悬若饥状,气不足则善恐,心惕惕若人将捕之,是为骨厥。一作痿。是主肾所生病者,口热,舌干,咽肿,上气,嗌干及痛,烦心,心痛,黄疸,肠澼,脊、股内后廉痛,痿厥,嗜卧,足下热而痛。灸则强食而生肉,缓带被发,大杖重履而步。盛者,则寸口大再倍于人迎;虚者,则寸口反小于人迎也。

注[1] 然骨 即内踝前下的舟骨。

【语译】 足少阴肾的经脉,起于足小趾之下,斜行向足心,出然骨的下方,沿内踝的后面,转入足跟中,由此上行至小腿腓肠肌内,出腘窝内侧缘,上沿股内侧后缘,贯脊,会属于肾,联络于膀胱。其直行之脉,从肾向上,通过肝、膈,进入肺中,再沿喉咙上行,挟于舌根。其支脉,从肺中出来联络于心,注于胸中。本经脉发生变动,就会患自觉饥饿而又不想进食的病证,面黑如炭之色(一作"地色"),咳嗽唾痰则带有血,喉中痰鸣而喘,坐立不安,两目视物模糊不清,自觉心中悬空有如饥饿之状,肾气不足则易于恐惧,心中惕惕不安,好像有人将要来逮捕他,这是骨厥(一作"痿")。本经所主肾发生的病变,口热,舌干,咽肿,气上逆,咽干而痛,心烦,心痛,黄疸,痢疾,脊背及股内侧后缘疼痛,肢体痿弱厥冷,嗜卧,足心发热而痛。用灸法治疗可使食欲增强而肌肉生长,宽缓衣带,披散头发,扶持大杖,足穿重鞋,缓步而行。本经病属邪气盛的,则寸口脉比人迎脉大二倍;属正气虚的,则寸口脉反而小于人迎脉。

足少阴之别,名曰大钟,当踝后绕跟,别走太阳。其别者,并经上走于心包,下贯腰脊。其病气逆则烦闷,实则闭癃,虚则腰痛,取之所别。

肾病,手足厥冷,面赤目黄,小便不禁,骨节烦疼,少腹结痛,气冲于心。其脉当沉细而滑,今反浮大;其色当黑,而反黄,此是土之克水,为大逆,十死不治。

【语译】　足少阴经别出的络脉，名叫大钟，从正当足内踝的后面环绕足跟，别行走入足太阳经。其别出之脉，与本经并行而上走入于心包，向下贯入腰脊。本络脉发病，气上逆则心烦闷乱。邪气实则小便癃闭；正气虚则腰部疼痛。治疗取本经别出的络穴大钟。

　　肾有病，手足逆冷，面赤目黄，小便失禁，骨节烦疼，少腹结聚而痛，气逆上冲于心。其脉本当见沉细而滑，而今反见浮大；其色本当见黑，而今反见黄，这是土来克水，为大逆之证，绝大多数不治而死。

膀胱足太阳经病证第十

【提要】　本篇主要论述膀胱的病理变化，并阐明足太阳膀胱经的循行起止及发病情况。

　　膀胱病者，少腹偏肿而痛，以手按之，则欲小便而不得，肩上热，若脉陷，足小指外侧及胫、踝后皆热。若脉陷者，取委中。

　　膀胱胀者，少腹满而气癃。

　　病先发于膀胱者，背胂筋痛，小便闭；五日之肾，少腹、腰脊痛，胫痠；一日之小肠，胀；一日之脾，闭塞不通，身痛体重；二日不已，死。冬鸡鸣，夏下晡。一云日夕。

　　厥气客于膀胱，则梦游行。

【语译】　膀胱病患者，少腹偏侧肿痛，用手按压之则欲小便而又小便不出，肩上发热，或脉下陷，足小趾外侧及足胫、踝后等都有热感。如果脉见陷下的，取委中穴来治疗。

　　膀胱胀病，少腹部胀满，膀胱气闭而小便不通。

　　疾病首先发生于膀胱的，背脊部之筋疼痛，小便闭塞；过五日传至肾，少腹及腰脊部疼痛，胫部发痠；过一日传至小肠，腹胀；过一日传至脾，闭塞不通，身躯疼痛，肢体沉重；过二日仍不好转，就会死亡。冬天死于凌晨鸡鸣之时，夏天死在申后五刻。

219

(一云"日夕")。

邪气侵袭于膀胱,可梦见到处游走。

足太阳之脉,起于目内眦,上额,交巅上。其支者,从巅至耳上角。其直者,从巅入络脑,还出别下项,循肩髆内,侠脊,抵腰中,入循膂,络肾,属膀胱。其支者,从腰中下会于后阴,下贯臀,入腘中。其支者,从髆内左右别,下贯胂[1],一作肺。过髀枢,循髀外后廉,过一本下合【此注可从】腘中,以下贯腨内,出外踝之后,循京骨,至小指外侧【此后疑脱之端二字】。是动则病冲头痛,目似脱,项似拔,脊痛,腰似折,髀不可以曲,腘如结,腨如列,是为踝厥。是主筋所生病者,痔、疟、狂、颠疾,头脑顶痛,目黄,泪出,鼻衄,项、背、腰、尻、腘、腨、脚皆痛,小指不用。盛者,则人迎大再倍于寸口;虚者,则人迎反小于寸口也。

注[1] 胂(shèn 甚) 脊椎两侧高起的肌肉。

【语译】 足太阳膀胱的经脉,起于眼内角,上额部,交会于巅顶之上。其支脉,从巅顶至耳上角。其直行的脉,从巅顶入内络脑,复从脑内出来,下行至后项,沿肩胛内侧,挟行于脊柱两旁,抵达腰部,再进入脊旁肌肉的深部,联络于肾,会属于膀胱。另一支脉,从腰部下行,会于后阴,再向下通过臀部,进入腘窝中。又一支脉,从左右肩胛内别出,向下贯穿脊柱两侧高起的肌肉(一作"肺"),经过髀枢,沿大腿外侧后缘下行,与前一支脉会合于腘窝之中,由此再向下穿过小腿腓肠肌内,出于外踝后方,沿京骨,至小趾外侧末端。本经脉发生变动,则病气上冲而头痛,目睛如欲脱出,颈项似被扯拔,脊背疼痛,腰痛似折,大腿不能屈曲,腘膝如被捆绑,小腿后痛如开裂,这叫做踝厥。本经所主筋产生的病证,痔疮、疟疾、发狂、癫疾,头脑顶痛,目睛发黄,流泪,鼻寒流涕、衄血,项、背、腰、尾骨、腘窝、小腿后及脚部都疼痛,小趾不能活动。本经病属邪气盛的,则人迎脉比寸口脉大二倍;属正气虚的,则人迎脉反而小于寸口脉。

三焦手少阳经病证第十一

【提要】 本篇主要论述三焦的病理变化,并阐明手少阳三焦经脉的循行起止及发病情况。

三焦病者,腹胀气满,小腹尤坚,不得小便,窘急,溢则为水,留则为胀。候在足太阳之外大络,在太阳、少阳之间,赤见于脉。取委阳。

少腹病肿,不得小便,邪在三焦约。取太阳大络,视其络脉与厥阴小络结而血者。肿上及胃管,取三里。

三焦胀者,气满于皮肤,殻殻然[1]而不坚,不疼。

热在上焦,因咳,为肺痿;热在中焦,因腹坚;热在下焦,因溺血。

注[1] 殻殻然 中空不实的样子。

【语译】 三焦病患者,腹中气胀而满闷,小腹胀满更甚,小便不通,急迫困苦,水溢于肌肤则为水肿,水留于腹内则为胀病。三焦病可诊察足太阳外侧的大络,其络在足太阳与足少阳之间,赤色显现于脉络之上。治疗取三焦之合穴委阳。

少腹肿胀,小便不通,这是邪在三焦气化受约束所致。取足太阳经之大络,看其络脉与厥阴经的小络有郁血结聚的,刺出其血。如果少腹肿胀向上连及胃脘,则取足三里来治疗。

三焦胀病,气充满于皮肤之中,以手按之中空而不坚,不疼。

热邪在上焦,因而发生咳嗽,并可致肺痿;热邪在中焦,因而出现腹部坚实;热邪在下焦,因而出现尿血。

手少阳之脉,起于小指次指之端;上出两指之间,循手表腕[1],出臂外两骨之间,上贯肘,循臑外,上肩,而交出足少阳之后,入缺盆,布膻中,散络心包,下膈,遍属三焦。其支者,从膻中上出缺盆,上项,侠耳后,直上出耳上角,以屈下颊,至𬱃。其支者,从耳后入耳中,出走耳前,过客主人前,交颊,至目兑眦。是动则病耳聋,辉辉煌煌[2],嗌肿,喉痹。是主气所生病者,汗出,目兑眦痛,颊肿,耳后、肩、臑、肘、臂外皆痛,小指次指不用。盛者,则人迎大一倍于寸口;虚者,则人迎反小于寸口也。

注[1] 手表腕　手腕背侧当阳池穴处。

[2] 辉辉煌煌(hún hún tūn tūn 浑浑吞吞)　犹"浑浑沌沌",此言耳聋不闻的样子。

【语译】　手少阳三焦的经脉,起于无名指末端,上行出于小指与无名指中间,沿手腕背侧,出行前臂外侧两骨中间,向上穿过肘部,沿上臂外侧,上达肩部,交出足少阳经的后面,进入缺盆,向下分布于两乳中间的膻中,散布联络心包,向下穿过膈膜,依次遍属于上、中、下三焦。其支脉,从膻中上出缺盆,上行项部,挟行于耳后,直上出至耳上角,再屈曲下行,绕颊部,至目眦下。其另一支脉,从耳后进入耳中,再出走耳前,经过客主人穴之前,与前一支脉交会于颊部,再上行至眼外角。本经脉发生变动,则病耳聋,浑浑沌沌毫无所闻,咽肿,喉痹。本经所主气发生的病证,出汗,眼外角痛,颊肿,耳后、肩、上臂、肘、前臂外侧都痛,无名指不能活动。本经病属邪气盛的,则人迎脉比寸口脉大一倍;属正气虚的,则人迎脉反而小于寸口脉。

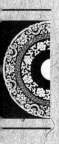
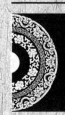

脉经卷第七

朝散大夫守光禄卿直秘阁判登闻检院上护军臣林亿等类次

病不可发汗证第一

【提要】　本篇全面论述不可发汗的脉证及误治所致的变证。

少阴病,脉细沉数,病为在里,不可发其汗。

脉浮而紧,法当身体疼痛,当以汗解。假令尺中脉迟者,不可发其汗,何以知然,此为荣气不足,血微少故也。

少阴病,脉微,_{一作濡而微弱。}不可发其汗,无阳故也。

脉濡而弱,弱反在关,濡反在颠[1],微反在上,涩反在下。微则阳气不足,涩则无血,阳气反微,中风汗出,而反躁烦;涩则无血,厥而且寒。阳微发汗,躁不得眠。

动气[2]在右,不可发汗。发汗则衄而渴,心苦烦,饮即吐水。

动气在左,不可发汗。发汗则头眩,汗不止,筋惕肉瞤[3]。

动气在上,不可发汗。发汗则气上冲,正在心端。

动气在下,不可发汗。发汗则无汗,心中大烦,骨节苦疼,目运【运通晕】恶寒,食即反吐,谷不得前。_{一云谷不消化。}

咽中闭塞,不可发汗。发汗则吐血,气微绝,手足逆冷,欲得蜷卧,不能自温。

诸脉数,动微弱,并不可发汗,发汗则大便难,腹中干,_{一云小便难,胞中干。}胃燥而烦。其形相象,根本异源。

脉濡而弱,弱反在关,濡反在颠,弦反在上,微反在下。弦为阳运,微为阴寒,上实下虚,意欲得温。微弦为虚,不可发汗,发汗则寒栗,不能自还。咳者则剧,数吐涎沫,咽中必干,小便不利,心中饥烦,晬时[4]而发,其形似疟,有寒无热,虚而寒栗。咳而发汗,蜷而苦满,满,一作心痛。腹中复坚。

厥不可发汗,发汗则声乱,咽嘶,舌萎,谷不得前。

诸逆发汗,微者难愈,剧者言乱,睛眩者死,命将难全。

注[1] 颠 此指于脉。

　　[2] 动气 此指脐周的搏动。

　　[3] 筋惕肉瞤(rún) 筋脉肌肉抽掣跳动。

　　[4] 晬(zuì 最)时 一周时,即一昼夜。

【语译】 少阴病,脉搏沉细而数,这是病在里,不可用发汗的方法。

病人脉浮而紧,这是太阳伤寒的主脉,应该出现身体疼痛的症状,当用发汗的方法来解表祛邪。假使尺部的脉搏出现迟象者,就不能用发汗法了。为什么呢? 这是因为荣气不足,阴血亏损的缘故。

少阴病,脉呈微象(一作"濡而微弱"),不可用发汗的方法,这是因为阳气已经衰弱的缘故。

脉濡而弱,弱脉见于关部,濡脉见于寸部,寸部反见微脉,尺部反见涩脉。寸部微脉是阳气不足,尺部涩脉是阴血不足。阳气微则伤风汗出,烦躁;尺脉涩是阴血亏损,不能与阳气相接,故手足厥冷,形寒怕冷。若阳气衰微而误用发汗,必致躁烦更甚,不得安眠。

动气在脐之右,是肺气虚,不可发汗,如果误汗,容易产生鼻衄,口渴,心里烦闷,饮水即吐。

动气在脐之左,是肝虚,不可发汗。如果误汗,容易产生头晕目眩,汗出不止,筋脉肌肉抽掣跳动。

动气在脐上,是心阳虚,不可发汗。如果误汗,容易产生逆气上冲,直达至心。

动气在脐下,是肾气虚,不可发汗。即使用药发汗,也不会出汗,反致心里十分烦闷,骨节异常疼痛,头目昏晕,形寒怕冷,食后即吐,饮食不能进(一说"水谷不能消化")。

咽喉闭塞的病证,不可发汗。如果误汗,则容易产生吐血,呼吸极度困难,手足发冷,欲蜷曲而卧,且自己总不能感到温暖。

凡是脉搏数而按之微弱无力者,亦不可发汗,如果误汗,容易引起大肠津液干燥,大便困难(一说"小便困难、膀胱内津液少"),胃中不和而烦躁。其见证虽然很像阳明腑实,但病源是根本不同的。

脉濡而弱,弱脉见于关部,濡脉见于寸部,而寸脉反见弦,尺脉反见微。弦为阳动于上,微是阴寒在下,这是上实下虚之证,所以病者想要得到温暖才舒服。微弦脉均属于虚,所以不可发汗,如误汗就会产生寒栗,而不能自己恢复温暖。病人咳嗽剧烈,频吐涎沫,咽喉干燥,小便不利,心中自觉饥而烦,一昼夜而发,它的病状像疟疾,但仅见畏寒而无发热,这是由于体虚产生的寒栗。若因其咳嗽而误用发汗,会导致身体蜷卧,胸腹满("满"一作"心痛")闷而痞硬。

四肢厥冷者,不可发汗,如果误汗,则会导致语言散乱,咽喉嘶哑,舌体萎软无力,以致不能进食。

各种厥逆的病人如误用发汗,病轻的难于治愈,病重的引起言语错乱,头目眩晕等危重证候,其性命亦难保全。

太阳病,得之八九日,如疟状,发热而恶寒,热多寒少,其人不呕,清便续自可,一日再三发,其脉微而恶寒,此为阴阳俱虚,不可复发汗也。

太阳病,发热恶寒,热多寒少,脉微弱,则无阳也,不可复发其汗。咽干燥者,不可发汗。

亡血家,不可攻其表,汗出则寒栗而振。

血家,不可攻其表,汗出必额陷,脉上促急而紧,直视而不能眴,不得眠。

汗家,重发其汗,必恍惚心乱,小便已阴疼,可与禹余粮丸。

淋家,不可发汗,发其汗,必便血。

疮家,虽身疼痛,不可攻其表,汗出则痉。一作痓,下同。

【语译】 太阳病,得病八、九日,像疟疾那样,出现恶寒发热,而发热的时间较长,恶寒的时间较短,一天发作二、三次,病人不呕吐,大小便也还正常。假如出现脉微而恶寒,这是表里俱虚,就不可再发汗了。

太阳病,发热恶寒,发热的时间较长,恶寒的时间较短,脉微弱,这是阳虚的证候,不可再用发汗法。咽喉干燥者,亦不能发汗。

素有失血而阴液亏损的人,不可发其汗,如果误汗,就会出现恶寒战栗。

素有鼻出血的人,不可发其汗,如果误汗,就会导致额部下陷,筋脉拘急而紧缩,两目直视,眼睛不能转动,不能安眠。

平素出汗过多,或有自汗,盗汗的人,再发其汗,则会导致精神恍惚,心绪烦乱,小便后尿道作疼,可用禹余粮丸治疗。

素患淋病的人,不可发汗,如果误汗,就会引起尿血。

久患疮疡的病人,虽有身体疼痛的表证,不可峻发其汗,若误汗,则会发生筋脉强直拘急的痉病(一作痓,下同)。

冬时发其汗,必吐利,口中烂,生疮。

下利清谷,不可攻其表,汗出必胀满。

咳而小便利,若失小便,不可攻其表。汗出则厥逆冷。汗出多极,发其汗,亦坚。

伤寒一二日至四五日,厥者必发热,前厥者后必热,厥深者热亦深,厥微者热亦微。厥应下之,而反发其汗,必口伤烂赤。病人脉数,数为有热,当消谷引食。反吐者,医发其汗,阳微,膈气虚,脉则为数,数为客阳,不能消谷,胃中虚冷,故令吐也。

伤寒四、五日,其脉沉,烦而喘满。脉沉者,病为在里,反发其汗,津液越出,大便为难,表虚里实,久则谵语。

伤寒头痛，翕翕发热，形象中风，常微汗出，又自呕者，下之益烦，心懊憹如饥；发汗则致痉，身强难以屈伸；熏之则发黄，不得小便，久则发咳唾。

太阳病，发其汗，因致痉。

【语译】 冬天患病如果误发其汗，必然会导致呕吐，下利，口内糜烂，生疮。

下利完谷不化的病人，不可发其汗，误汗必然会导致脘腹胀满。

咳嗽而小便通利，或小便失禁的病人，不可发其汗。如果误汗就会引起四肢厥冷。汗出很多的病人，若误汗也会引起大便秘结。

伤寒病，一二天至四五天，四肢厥冷的，必然出现发热，厥冷在前，发热在后，厥冷程度严重的，郁伏的热邪就深重；厥冷程度轻微的，郁伏的热邪也就轻微。热厥既然是热结于里，理应用下法，倘若误汗就会导致口舌生疮，红肿糜烂等变证。病人脉数，数是有热，应当出现善饥索食，而反见呕吐者，不可发汗，如果误汗就会使阳气衰微，膈气虚弱，脉亦见数，但这数脉是虚热的征象，由于胃中虚冷不能消谷，所以会呕吐。

伤寒病，四五天，出现脉沉，心烦，喘满等证。脉沉是病邪入里的象征，如果误汗会使津液外泄，肠中干燥，大便秘结，这是表虚里实的变证，如不及时治疗，就会出现谵语的症状。

伤寒头痛，轻微发热，像太阳中风，常微微汗出，又有呕吐的，如用攻下，则更觉烦闷，心中懊恼如饥饿一样；如用发汗就会引起痉病，身体强直难于屈伸；若用火熏治疗，就会引起全身发黄，小便不利，如病久不愈就会引起咳嗽唾痰。

太阳病本当汗解，但如发汗过多，也会引起痉病。

伤寒脉弦细，头痛而反发热，此属少阳，少阳不可发其汗。

太阳与少阳并病，头项强痛，或眩冒，时如结胸，心下痞坚者，不可发其汗。

少阴病,咳而下利,谵语者,此被火气劫故也。小便必难,以强责[1]少阴汗也。

少阴病,但厥无汗,而强发之,必动其血,未知从何道出,或从口鼻,或从目出—本作耳目。者,是为下厥上竭[2],为难治。

伤寒有五,皆热病之类也,同病异名,同脉异经。病虽俱伤于风,其人自有痼疾[3],则不得同法。其人素伤于风,因复伤于热,风热相搏,则发风温,四肢不收,头痛身热,常汗出不解,治在少阴、厥阴,不可发汗,汗出谵言独语,内烦,躁扰不得卧,善惊,目乱无精,治之复发其汗,如此者医杀之也。

伤寒湿温,其人常伤于湿,因而中暍[4],湿热相搏,则发湿温,病苦两胫逆冷,腹满叉胸,头目痛,若妄言,治在足太阴,不可发汗,汗出必不能言,耳聋,不知痛所在,身青,面色变,名曰重暍[5],如此者,死,医杀之也。右二首出医律。

注[1] 强责 过分强求。

[2] 下厥上竭 下厥,下焦阳虚而引起厥逆;上竭,阴血上出而耗竭。

[3] 痼疾 积久难愈之病。

[4] 中暍(yē 椰) 即中暑。

[5] 重暍 暍本为暑热所伤,今又误发其汗,伤其津液,有如复伤暑热,故称"重暍"。

【语译】 伤寒病,脉弦细,头痛发热,这属于少阳证,应当用和解法,不可发汗。

太阳与少阳并病,头项强痛,或头眩晕冒,有时似结胸状,心下痞硬的,不可发汗。

少阴病,咳嗽,腹泻,谵语的,这是误用火熏的缘故,必然会小便不利,这是强发少阴之汗,耗劫津液的后果。

少阴病,四肢厥冷,没有汗出,若强行发汗,必然引起出血,但不能肯定从哪出来,有的从口鼻而出,有的从眼中(一本作"耳目")而出。这是下厥上竭的病变,是很难治好的。

伤寒有五种,都是属于热病的类型,同属热病而不同名称,同一脉象而不同经脉。发病虽然都是伤于风邪,而病者还有其他积久难愈的疾病,则不能用相同的治疗方法。假使病人素体易感风邪,又伤于热邪,风热相搏,则发为风温病,四肢乏力,头痛,身热,常有汗出而热不退,应从少阴与厥阴两经论治,不可发汗,若误汗就会出现谵语,心中烦躁,不能安眠,易惊惕,目昏乱无神,治疗此病再发其汗,这样就是医生的过失了。

伤寒类的湿温病,是病人常为湿邪所伤,又再中暑,湿热相迫,则发为湿温病,症见两胫厥冷,腹部胀满,两手喜叉压胸前,头目痛,胡言乱语,要从足太阴脾经论治,不可发汗,若误汗会导致不能言语,耳聋,不知疼痛的确切部位,肌肤发青,面变颜色,这种病叫做重暍,酿成这种不治之证,亦是医生失治而引起的恶果。

病可发汗证第二

【提要】 本篇全面论述各种宜用发汗法治疗的脉证及其治疗方法。

大法,春夏宜发汗。

凡发汗,欲令手足皆周至,漐漐[1]一时间益佳,但不欲如水流离[2]。若病不解当重发汗。汗多则亡阳,阳虚不得重发汗也。

凡服汤药发汗,中病便止,不必尽剂也。

凡云可发汗而无汤者,丸散亦可用,要以汗出为解,然不如汤随证良。

注[1] 漐漐(zhí zhí 执执) 汗液微微而出的样子。
　[2] 流离 如同"淋漓",水流滴的样子。

【语译】 一般的治病法则,在春夏期间,多宜发汗。

凡是服发汗药,要使病人汗出透到四肢,并要微汗,大约一个时辰最为适宜。但不能出得太多,像水一样的流滴。假使病还未解,应当再行微微发汗。若汗出太多则使阳气散亡,所以阳虚的人虽表邪未解,也不能再行发汗。

凡服汤剂发汗,汗出邪解,就要停服,不必服完全剂。

凡是需要发汗而无汤剂时,则丸、散剂也可服用,总之达到汗出病解为目的,然而不如汤剂随证加减的效果好。

太阳病,外证未解,其脉浮弱,当以汗解,宜桂枝汤。

太阳病,脉浮而数者,可发其汗,属桂枝汤证。

阳明病,脉迟,汗出多,微恶寒,表为未解,可发其汗,属桂枝汤证。

夫病脉浮大,问病者,言但便坚耳。设利者为虚,大逆。坚为实,汗出而解,何以故?脉浮,当以汗解。

伤寒,其脉不弦紧而弱,弱者必渴,被火必谵语,弱者发热脉浮,解之,当汗出愈。

病者烦热,汗出即解。复如疟状,日晡所发热,此属阳明(此后疑脱"脉实者宜下之"六字)。脉浮虚者,当发其汗,属桂枝汤证。

病常自汗出,此为荣气和,荣气和而外不解,此卫不和也。荣行脉中,为阴,主内;卫行脉外,为阳,主外。复发其汗,卫和则愈,属桂枝汤证。

病人脏无他病,时发热自汗出,而不愈,此卫气不和也。先其时发汗即愈,属桂枝汤证。

【语译】 太阳病,表证未解,脉浮弱的,应当以汗解,宜用桂枝汤。

太阳病,脉浮数的,可以发汗解表,属桂枝汤证。

阳明病,脉迟,汗出多而微觉恶寒的,这是表邪尚未解除,可以发汗,属桂枝汤证。

病见脉浮大,问病人时,仅说大便硬。假使大便下利的是虚证,为大逆之证。大便硬是实证,只要使其出汗,表解里和大便自通,为什么呢?脉象浮为邪势向表,故应当发汗解表。

伤寒病,患者脉不弦紧而弱,脉弱的口必渴,如误用火攻必然会出现谵语。假如脉弱发热,脉兼有浮象,用解表法治之,应当汗出而愈。

病人烦热，汗出即解。以后又复发热如疟疾之状，下午发热，这属于阳明病，脉实的，宜用下法。脉浮虚的，应当发汗解表，属桂枝汤证。

病人时常自汗出，这是荣气调和。荣气和而外邪不解，这是由于卫气不和。荣行于脉中，为阴，主内；卫行于脉外，为阳，主外。应再发汗，卫气调和则愈，属桂枝汤证。

病人五脏没有其他病变，时有发热，自汗出而不愈的，这是由于卫气不和的缘故。在发热之前先发其汗，就可痊愈，属桂枝汤证。

脉浮而紧，浮则为风，紧则为寒，风则伤卫，寒则伤荣，荣卫俱病，骨节烦疼，可发其汗，宜麻黄汤。

太阳病不解，热结膀胱，其人如狂，血必自下，下者即愈。其外未解者，尚未可攻，当先解其外，属桂枝汤证。

太阳病，下之，微喘者，表未解故也，属桂枝加厚朴杏子汤证。

伤寒，脉浮紧，不发其汗，因衄，属麻黄汤证。

阳明病，脉浮，无汗，其人必喘，发其汗则愈，属麻黄汤证。

太阴病，脉浮者，可发其汗，属桂枝汤证。

太阳病，脉浮紧，无汗而发热，其身疼痛，八九日不解，表候续在，此当发其汗，服汤微除。发烦目瞑，剧者必衄，衄乃解。所以然者，阳气重故也，属麻黄汤证。

脉浮者，病在表，可发其汗，属桂枝汤证。

伤寒不大便六七日，头痛有热，与承气汤，其小便反清，一作小便清者，此为不在里故，在表也，当发其汗。头痛者，必衄（前五字疑错简），属桂枝汤证。

下利后，身体疼痛，清便自调，急当救表，宜桂枝汤。

太阳病，头痛发热，汗出恶风，若恶寒，属桂枝汤证。

太阳中风，阳浮而阴濡弱，浮者热自发，濡弱者汗自出。啬啬恶寒,淅淅恶风,翕翕发热,鼻鸣干呕,属桂枝汤证。

太阳病,发热汗出,此为荣弱卫强,故使汗出,欲救邪风,属桂枝汤证。

太阳病,下之,气上撞,可与桂枝汤;不撞,不可与之。

太阳病,初服桂枝汤,而反烦不解者,法当先刺风池、风府,却与桂枝汤则愈。

烧针令其汗,针处被寒,核起而赤者,必发贲豚,气从少腹上撞心者,灸其核上一壮,与桂枝加桂汤。

【语译】 脉象浮紧,浮是外感风邪,紧是外受寒邪,风邪则伤卫分,寒邪则伤营分,荣卫都有病变,所以骨节感觉疼痛,可发其汗,宜麻黄汤。

太阳病表证未解,邪热结于膀胱,病人神识如狂,必自下血,邪由下解即愈。如果表证仍在,还不宜用攻下,应当先解其表,属桂枝汤证。

太阳表证误用了下法,出现气息微喘,这是因为表邪未解的缘故,属桂枝加厚朴杏子汤证。

伤寒证,脉浮紧,当发汗而不发其汗,因而出现鼻衄,属麻黄汤证。

阳明病,脉浮而无汗,病人必喘促,以发汗法治疗即可痊愈,属麻黄汤证。

太阴病,脉浮的,可以发其汗,属桂枝汤证。

太阳病,脉象浮紧,无汗而发热,身体疼痛,八九天没有好转,表证仍在,这样的情况,应当发汗,可用麻黄汤。服药以后,症状略有减轻。但病人仍有心中烦乱,眼睛闭合不欲睁开,严重的就会出现鼻衄,鼻衄后病才能解除,这是因为热邪太重的缘故,属麻黄汤证。

脉象浮,是病邪在表的征象,可用发汗法,属桂枝汤证。

伤寒六七天,没有大便,头痛发热,可用承气汤攻下。假如小便清利的,为邪不在里而在表,应当发汗,属桂枝汤证。

下利后，身体疼痛，大便正常的，急须解表，宜用桂枝汤。

太阳病，头痛发热，汗出，恶风或恶寒的，属桂枝汤证。

太阳中风证，脉轻按则浮，重按则濡弱，脉浮是由发热而成，濡弱是汗自出的缘故。病人啬啬恶寒，淅淅恶风，翕翕发热，鼻鸣，干呕，属桂枝汤证。

太阳病，发热汗出，这是荣气弱卫气强的缘故，所以要促使汗出，从而解除邪风，属桂枝汤证。

太阳病，误下后，病人自觉胸中有逆气上冲，可用桂枝汤；若无逆气上冲者，不可用桂枝汤。

太阳病，初服桂枝汤，病势不但不减轻，反而出现烦闷的症状，应先针刺风池、风府，然后再服桂枝汤，就可以治愈。

用烧针的方法发汗，如果针刺的部位受到寒邪的侵袭，而起红色核块的，必然要发作奔豚。觉有气从少腹上冲心胸，可在核上艾灸一壮，并用桂枝加桂汤治疗。

太阳病，项背强几几[1]，反汗出恶风，属桂枝加葛根汤。

太阳病，项背强几几，无汗恶风，属葛根汤。

太阳与阳明合病，而自利不呕者，属葛根汤证。

太阳与阳明合病，不下利，但呕，属葛根加半夏汤。

太阳病，桂枝证，医反下之，遂利不止，其脉促者，表未解，喘而汗出，属葛根黄芩黄连汤。

太阳病，头痛发热，身体疼，腰痛，骨节疼痛，恶风，无汗而喘，属麻黄汤证。

太阳与阳明合病，喘而胸满，不可下也，属麻黄汤证。

太阳中风，脉浮紧，发热恶寒，身体疼痛，不汗出而烦躁，头痛，属大青龙汤。脉微弱，汗出恶风，不可服之，服之则厥，筋惕肉𥆧，此为逆也。

伤寒脉浮缓，其身不疼，但重，乍有轻时，无少阴证者，大青龙汤发之。

伤寒表不解，心下有水气，干呕，发热而咳，或渴，或利，或噎，或小便不利，小腹满，或微喘，属小青龙汤。

伤寒心下有水气，咳而微喘，发热不渴，服汤已而渴者，此寒去为欲解，属小青龙汤证。

注[1] 几几(shū shū 殊殊) 小鸟伸颈欲飞的样子。比喻颈项强直，活动不能自如。

【语译】 太阳病，项背部强直拘急，活动不能自如，这种病，本来应当没有汗的，现在反而汗出恶风，可用桂枝加葛根汤。

太阳病，项背部强直拘急，活动不能自如，无汗恶风，可用葛根汤。

太阳与阳明合病，有下利，但不呕吐的，属葛根汤证。

太阳与阳明合病，不下利但有呕吐的，可用葛根加半夏汤。

太阳病，桂枝汤证，医生反而用了下法，于是下利不止，脉象急促的，是表证未解，气喘而汗出，可用葛根黄芩黄连汤。

太阳病，头痛发热，身体疼，腰痛，骨节疼痛，恶风，无汗而喘的，属麻黄汤证。

太阳与阳明合病，有喘而胸满的症状，应当解表，不可攻下，属麻黄汤证。

太阳中风证，脉象浮紧，发热恶寒，周身疼痛，无汗，烦躁，头痛，可用大青龙汤；假如脉搏微弱，汗出恶风，不可服大青龙汤；万一误服，就会出现四肢厥冷，筋脉肌肉跳动，这是误治所致的逆证。

伤寒脉浮缓，身体不疼痛，只觉得沉重，有时稍轻，没有少阴病证候的，可用大青龙汤发汗。

伤寒表证未解，心下有水气，证见干呕，发热而咳，或有口渴，下利，噎气，或小便不利，小腹胀满，或微喘等，可用小青龙汤。

伤寒，心下有水气，咳嗽而微喘，发热而口不渴，服小青龙汤后而口转渴的，这是寒邪已去，疾病将要解除的表现，属小青龙汤证。

　　阳明中风,脉弦浮大而短气,腹部满,胁下及心痛,久按之气不通,一作按之不痛。鼻干,不得汗,嗜卧,一身及目悉黄,小便难,有潮热,时时哕,耳前后肿,刺之小差,外不解,病过十日,脉续浮,与小柴胡汤。但浮无余证,与麻黄汤。不溺,腹满加哕,不治。

　　太阳病,十日以去,脉浮细,嗜卧,此为外解。设胸满胁痛,与小柴胡汤;脉浮者,属麻黄汤证。

　　中风,往来寒热,伤寒五六日以后,胸胁苦满,嘿嘿[1]不欲饮食,烦心喜呕,或胸中烦而不呕,或渴,或腹中痛,或胁下痞坚,或心中悸,小便不利,或不渴,外有微热,或咳者,属小柴胡汤。

　　伤寒四五日,身体热,恶风,颈项强,胁下满,手足温而渴,属小柴胡汤证。

　　伤寒六七日,发热,微恶寒,支节烦疼,微呕,心下支结,外证未去者,属柴胡桂枝汤。

　　少阴病,得之二三日,麻黄附子甘草汤微发汗,以二三日无里证,故微发汗也。

　　脉浮,小便不利,微热,消渴,与五苓散,利小便发汗。

注[1]　嘿嘿　嘿同默。嘿嘿,即沉默也。

【语译】　阳明中风,脉弦浮大而呼吸短促,腹部胀满,两胁及心下疼痛,久按之更觉气闷不通(一作"按之不痛"),鼻干燥,无汗,嗜睡,全身以及眼睛尽黄染,小便不利,潮热,时时呃逆,耳前后肿,针刺后病势稍减,而外证不解,虽然病经十天,而脉仍浮的,可用小柴胡汤治疗。假如只见脉浮,没有上述证候的,可用麻黄汤。如果小便不通,腹部胀满,呃逆更甚的,是不治之证。

　　太阳病,已过十天,见到脉浮细,嗜睡,这是表证已解的表现。如果感觉胸部胀满,胁部疼痛,可用小柴胡汤;如果脉浮的,属麻黄汤证。

　　太阳中风,往来寒热,五六天后,胸胁胀满,默默而不思饮食,心烦喜呕,或心烦不呕,或口渴,或腹痛,或两胁胀满而硬,或心悸，小便不利，或口不渴，外有微热，或咳嗽，可用小柴胡汤。

伤寒四五天，身热，恶风，颈项强硬，胁下胀满，四肢温暖，口渴，属小柴胡汤证。

伤寒六七天，发热，微恶寒，四肢关节甚为疼痛，并有轻微呕吐，胃脘部支撑闷结，表证未解的，可用柴胡桂枝汤。

患少阴病二三天，可用麻黄附子甘草汤，轻微地发汗，因病才二三天，还没有里证，故可轻微地发汗。

病人脉浮，小便不利，微热，口渴饮水不止，可用五苓散，利小便发汗。

病发汗以后证第三

【提要】 本篇主要论述发汗以后出现的各种脉证。

二阳并病，太阳初得病时，发其汗，汗先出，复不彻，因转属阳明，续自微汗出，不恶寒。若太阳证不罢，不可下，下之为逆，如此者可小发其汗。设面色缘缘[1]正赤者，阳气怫郁[2]在表，当解之，熏之。若发汗不大彻，不足言，阳气怫郁不得越。当汗而不汗，其人躁烦，不知痛处，乍在腹中，乍在四肢，按之不可得，其人短气但坐，汗出而不彻故也，更发其汗即愈。何以知其汗不彻，脉涩故以知之。

未持脉时，病人叉手自冒心，师因教试令咳而不即咳者，此必两耳无所闻也。所以然者，重发其汗，虚故也。

发汗后，饮水多者必喘，以水灌之亦喘。

发汗后，水药不得入口为逆。若更发其汗，必吐下不止。

阳明病，本自汗出，医复重发其汗，病已差，其人微烦，不了了，此大便坚也，以亡津液，胃中干燥，故令其坚。当问小便日几行，若本日三、四行，今日再行者，必知大便不久出，今为小便数少，津液当还入胃中，故知必当大便也。

发汗多，又复发其汗，此为亡阳，若谵语脉短者，死；脉自和者,不死。

伤寒发其汗,身目为黄,所以然者,寒湿相搏在里不解故也。

病人有寒,复发其汗,胃中冷,必吐蚘。

注[1] 缘缘　布满的样子。

　　[2] 怫郁　犹言郁结之意。

【语译】　太阳与阳明并病,在太阳病初起时,就用了发汗的方法,但汗出未透,因而病势由太阳转到阳明,继续微微出汗,不恶寒。如果太阳表证仍在,不可攻下,攻下则成为逆证。这种情况可以少量地发汗。假使病人满脸发红,是表邪郁结在肌表,应当用发汗与外熏的方法。如果发汗不太透彻,虽有汗也微不足道,这是表邪郁结,无从外解。应当发汗而不发汗,病人就会出现烦躁不安,不知疼痛在何处,一时在腹中,一时在四肢,也按摸不到什么,而且病人短气,只能端坐,这是因为汗出不透的缘故,再予发汗即可痊愈。怎么知道是汗出不透的? 因为脉有涩象,所以知道。

未诊脉时,病人两手交叉复盖于心胸部位,假使医生叫病人咳嗽,而病人没有立即作咳嗽反应,这一定是病人耳聋,听不见医生的话。所以这样,是因为发汗太过,病人虚弱的缘故。

发汗以后,饮水过多,必然发喘,如用水洗浴,也会出现喘证。

发汗以后,汤药不能下咽,是一种不良的现象,如果再行发汗,就会导致呕吐下利不止。

阳明病,本来就自然汗出,医生又重发其汗,症状虽已解除,但还觉得微烦不爽适,这是大便干结的缘故,因为汗出太过,津液亏耗,胃肠干燥,所以大便干结。此时应当询问病人的小便情况,一天几次,如小便本来一天三四次,现在只有两次,就知道大便不久会自通,因为小便次数减少,说明津液回入胃肠之中,所以知道不久必解大便。

病人经过发汗,汗出已多,如再行发汗,就会导致亡阳。此时如见谵语,脉短的,死;如果脉不短而平和的,不死。

伤寒发汗后,周身及面目都发黄,所以会这样,是因为里有寒湿不得解除的缘故。

病人平素有寒,更发其汗,以致胃中更加寒冷,必然会吐出蛔虫。

太阳病,发其汗,遂漏而不止,其人恶风,小便难,四肢微急,难以屈伸,属桂枝加附子汤。

服桂枝汤,大汗出,若脉但洪大,与桂枝汤。若其形如疟,一日再三发,汗出便解,属桂枝二麻黄一汤。

服桂枝汤,大汗出,大烦渴不解,若脉洪大,属白虎汤。

伤寒,脉浮,自汗出,小便数,心烦,仲景颇复字作心烦。微恶寒,而脚挛急,反与桂枝,欲攻其表,得之便厥,咽干,烦躁,吐逆,当作甘草干姜汤,以复其阳,厥愈足温,更作芍药甘草汤与之,其脚即伸,而胃气不和,谵语,可与承气汤。重发其汗,复加烧针者,属四逆汤。

伤寒,发汗已解,半日许复烦,其脉浮数,可复发其汗,属桂枝汤。

发汗后,身体疼痛,其脉沉迟,属桂枝加芍药生姜人参汤。

发汗后,不可更行桂枝汤,汗出而喘,无大热,可以麻黄杏子甘草石膏汤。

发汗过多以后,其人叉手自冒心,心下悸,而欲得按之,属桂枝甘草汤。

发汗后,其人脐下悸,欲作贲豚,属茯苓桂枝甘草大枣汤。

发汗后,腹胀满,属厚朴生姜半夏甘草人参汤。

发其汗不解,而反恶寒者,虚故也,属芍药甘草附子汤。不恶寒,但热者,实也,当和其胃气,宜小承气汤。

【语译】 太阳病,发汗太过,以致汗出不止,病人恶风,小便困难,四肢微有拘急,难以屈伸,可用桂枝加附子汤。

服桂枝汤后,大汗出,如果只见脉象洪大,还可再用桂枝汤。

如果其证候好像疟疾,一日之中发作多次的,汗出则解,可用桂枝二麻黄一汤。

服桂枝汤后,大汗出,更见心烦,渴饮不解,脉洪大的,可用白虎汤。

伤寒病,出现脉浮,自汗,小便频数,又见心烦,微恶寒,两脚拘急难伸,反用桂枝汤来解表,这是错误的。服桂枝汤以后,便四肢发冷,咽喉干燥,烦躁不安,呕吐气逆的,应当用甘草干姜汤,以复其阳气。服药后如果手足转温的,再用芍药甘草汤治疗,两脚拘挛即能伸展;如见胃气不和,谵语的,可用承气汤。如果因重发其汗,又再用烧针引起的,可用四逆汤救治。

伤寒病,发汗后,表证已经解除,过了半天左右,病人又觉心烦,脉浮数,可再发汗,可用桂枝汤。

发汗以后,身体疼痛,脉沉迟,可用桂枝加芍药生姜人参汤。

发汗后,不能再用桂枝汤,如汗出而喘,外无大热的,可用麻黄杏子甘草石膏汤。

发汗后,汗出过多,病人两手交叉复盖在胸部,因心下悸动,喜欢用手按捺才感舒适,可用桂枝甘草汤。

发汗后,病人觉得脐下悸动,是将要发作奔豚,可用茯苓桂枝甘草大枣汤。

发汗后,腹部出现胀满,可用厚朴生姜半夏甘草人参汤。

发汗后,病仍不解,反见恶寒的,这是因为阳虚的缘故,可用芍药甘草附子汤。如果不恶寒,反觉发热的,这是邪气实的表现,应调和胃气,宜用小承气汤。

太阳病,发汗,若大汗出,胃中燥,烦不得眠,其人欲饮水,当稍饮之,令胃中和则愈。

发汗已,脉浮而数,复烦渴者,属五苓散。

伤寒,汗出而渴,属五苓散证;不渴,属茯苓甘草汤。

太阳病,发其汗,汗出不解,其人发热,心下悸,头眩,身𥉂而动,振振欲擗地[1],属真武汤。

伤寒,汗出解之后,胃中不和,心下痞坚,干噫食臭,胁下有水气,腹中雷鸣而利,属生姜泻心汤。

伤寒发热,汗出不解后,心中痞坚,呕而下利,属大柴胡汤。

太阳病三日,发其汗不解,蒸蒸发热者,属于胃也,属承气汤。

大汗出,热不去,内拘急,四肢疼,下利,厥逆而恶寒,属四逆汤。

发汗多,亡阳谵语者,不可下,与柴胡桂枝汤,和其荣卫,以通津液后自愈。

注[1] 振振欲擗地 站立不稳,摇摇欲倒之状。

【语译】 太阳病发汗后,假若汗出太多,胃中干燥,烦躁而睡眠不安,病人如欲饮水时,应当少量与之,使胃燥得润,胃气调和,则病自愈。

发汗后,脉仍见浮数,又心烦口渴的,可用五苓散。

伤寒,汗出后而见口渴,属五苓散证,如果口不渴,可用茯苓甘草汤。

太阳病,发汗后,病邪不解,病人仍见发热,而且心下悸动,头晕目眩,全身肌肉瞤动,站立不稳而摇摇欲倒地,可用真武汤。

伤寒病,汗出表解以后,胃气不和,心下痞硬,嗳气有食臭味,胁下有水气,腹中肠鸣如雷,并且下利的,可用生姜泻心汤。

伤寒发热,汗出而热不退,并出现心下痞硬,呕吐下利,可用大柴胡汤。

太阳病已三天,已发其汗而表邪不解,热势像蒸气一样的,是病邪入于胃,可用承气汤。

大汗出而热不退,更加腹内挛急,四肢疼痛,又有下利,手足厥冷而恶寒的,可用四逆汤。

发汗过多,致亡阳谵语的,不可攻下,给予柴胡桂枝汤,以调和营卫,通畅其津液后就可自愈。

病不可吐证第四

【提要】 本篇主要论述不可吐的病证和误治后的变证。

太阳病,当恶寒而发热,今自汗出,反不恶寒发热,关上脉细而数,此医吐之过也。若得病一日、二日吐之,腹中饥,口不能食;三日、四日吐之,不喜糜粥,欲食冷食,朝食暮吐,此医吐之所致也,此为小逆。

太阳病,吐之者,但太阳病当恶寒,今反不恶寒,不欲近衣,此为吐之内烦也。

少阴病,饮食入则吐,心中温温欲吐[1],复不能吐,始得之,手足寒,脉弦迟,此胸中实,不可下。若膈上有寒饮,干呕者,不可吐,当温之。

诸四逆厥者,不可吐之,虚家亦然。

注[1] 温温(yùn yùn 蕴蕴)欲吐 心中自觉泛泛不适,欲吐不吐之状。

【语译】 太阳病,应当恶寒而发热,现在只是出汗,反而没有恶寒发热,关上之脉细而数,这是医生误用吐法引起的。如果得病一二天误吐的,会感到腹中饥饿,但口不想吃;如果得病三四天误吐的,病人不喜欢吃稀烂的粥,只想吃冷的东西,而且会早晨吃下去,晚上吐出来,这是医生误用吐法所致。但尚不十分严重,所以说这是小逆。

太阳病,用吐法治疗,本来太阳病应当有恶寒的,现在反而不恶寒,并且不愿穿衣服,这是误吐后心中烦闷的表现。

少阴病,饮食入口就吐出,或心中自觉泛泛不适,想吐又吐不出来。初得病时,四肢冷,脉象弦迟的,这是胸中有实邪,不可攻下。如果因胸膈上有寒饮而致干呕的,不可用吐法,应当用温法治疗。

一般四肢厥冷的患者,不可用吐法,身体虚弱也同样不可吐。

病可吐证第五

【提要】 本篇主要论述可用吐法的各种病证。

大法,春宜吐。

凡服汤吐,中病便止,不必尽剂也。

病如桂枝证,其头不痛,项不强,寸口脉微浮,胸中痞坚,气上撞咽喉,不得息,此为胸有寒,当吐之。

病胸上诸实,胸中郁郁而痛,不能食,欲使人按之,而反有浊唾,下利日十余行,其脉反迟,寸口微滑,此可吐之,吐之利即止。

少阴病,饮食入则吐,心中温温欲吐,复不能吐,当遂吐之。

宿食在上管,当吐之。

病者手足厥冷,脉乍紧,邪结在胸中,心下满而烦,饥不能食,病在胸中,当吐之。

【语译】 一般的治则,春天宜使用吐法。

凡服吐药,达到治疗目的,就应停服。不必全剂服完。

病情好像桂枝证,但头不痛,颈项不强,寸口脉略浮,胸中痞满而硬,气上冲咽喉,呼吸不畅的,这是胸中有寒饮,应当用吐法。

凡上焦有实邪壅塞,胸中闷闷作痛,不能饮食,要让人按其胸部,而反有污浊的涎沫唾出,下利一天十多次,脉搏反迟,但寸口脉微滑,这种病可用吐法,吐后则下利即止。

少阴病,进食后即吐,或心中泛泛不适,想吐又吐不出来,就应当用吐法治疗。

未消化的食物停积在上脘的,应当用吐法治疗。

病人手足厥冷,脉搏突然出现紧象的,这是病邪结于胸中,所以心下满闷而烦,腹中饥饿而不能食,这是病邪在胸,当用吐法。

病不可下证第六

【提要】 本篇全面论述不可攻下的各种脉证以及误下所致的各种变证。

脉濡而弱,弱反在关,濡反在巅,微反在上,涩反在下。微则阳气不足,涩则无血。阳气反微,中风汗出,而反躁烦;涩则无血,厥而且寒。阳微不可下,下之则心下痞坚。

动气在右,不可下。下之则津液内竭,咽燥鼻干,头眩心悸。

动气在左,不可下。下之则腹里拘急,食不下,动气反剧,身虽有热,卧则欲蜷。

动气在上,不可下。下之则掌握热烦,身浮冷,热汗自泄,欲水自灌。

动气在下,不可下。下之则腹满,卒起头眩,食则下清谷,心下痞坚。

咽中闭塞,不可下。下之则上轻下重,水浆不下,卧则欲蜷,身体急痛,复下利日十数行。

诸外实,不可下。下之则发微热,亡脉则厥,当脐握【疑当作发】热。

诸虚,不可下。下之则渴,引水者易愈,恶水者剧。

【语译】 病人脉濡而弱,弱脉见于关部,濡脉见于寸部,而寸部反见微脉,尺部反见涩脉。脉微则阳气不足,脉涩则营血亏损。阳气反微,则中风表虚汗出,而反烦躁;涩脉是阴血亏损,不能与阳气相接,故手足厥冷,而形寒怕冷。阳气衰微则不可用下法,若误用攻下,就会引起心下痞硬。

动气在脐的右边,不可攻下。若误用攻下,则津液内伤,而引起咽喉和鼻中干燥,头眩晕,心跳等证。

动气在脐的左边,不可攻下。若误用攻下,会引起腹中拘挛急迫,饮食不下,动气反而更剧,虽然身上有热,但是喜欢蜷曲而卧。

动气在脐上,不可攻下。若误用攻下,则掌心烦热,身体外表发冷,又有内热迫汗自行外泄,想要大量饮水。

动气在脐下,不可攻下。若误用攻下,会引起腹部胀满,骤然站起即感头晕,食不消化,下利清谷,心下痞硬。

咽喉闭塞的病人,不可攻下。若误用攻下,会引起头轻脚重,水浆不能下咽,卧则喜欢蜷缩,身体拘急疼痛,下利更严重,一天十数次。

凡是表有实邪,不可攻下。若误用攻下,则外发微热,脉搏按不到而手足厥冷,但当脐处发热。

凡是属虚的病证,不可攻下。如误用攻下,会引起口渴。如口渴而想饮水的,是欲愈的征兆;渴而不想饮水的,是病情更趋严重。

脉濡而弱,弱反在关,濡反在巅,弦反在上,微反在下。弦为阳运,微为阴寒,上实下虚,意欲得温。微弦为虚,虚者不可下。微则为咳,咳则吐涎沫。下之咳则止,而利不休,胸中如虫啮[1],粥入则出,小便不利,两胁拘急,喘息为难,颈背相牵,臂则不仁,极寒反汗出,躯冷若冰,眼睛不慧[2],语言不休,谷气多入,则为除中[3]。口虽欲言,舌不得前。

脉濡而弱,弱反在关,濡反在巅,浮反在上,数反在下。浮则为阳虚,数则为无血,浮则为虚,数则生热。浮则为虚,自汗而恶寒。数则为痛,振而寒栗。微弱在关,胸下为急,喘满汗流,不得呼吸。呼吸之中,痛在于胁,振寒相搏,其形如疟。医反下之,令脉急数,发热,狂走见鬼,心下为痞,小便淋沥,少腹甚坚,小便血也。

注[1] 啮(niè 聂) 咬。

[2] 不慧 不明。此指视物不清。

[3] 除中 指胃气将绝而反能食的病证。

【语译】 病人脉搏濡弱,弱脉见于关部,濡脉见于寸部,而寸部反见弦脉,尺部反见微脉。弦为阳动于上,微为阴寒下凝,上实下虚,所以病人欲得温暖,才觉舒服。微弦脉是正气虚,虚则不可攻下。脉微是阴寒盛,证见咳嗽,咳则吐出涎沫。若误用攻下,咳嗽虽然停止,但却下利不止,胸痛不适如虫咬,食粥则随即吐出,小便不利,两胁拘急,呼吸困难,颈与背相互牵引不舒,臂部麻木。病已虚寒极甚,而反汗出,身冷如冰,眼睛视物不清,说话不停,饮食反而很多,这是除中病证,口虽想说话,而舌却不能向前正常活动。

脉濡而弱,弱脉见于关部,濡脉见于寸部,而寸部反见浮脉,尺部反见数脉。寸脉浮是阳虚,尺脉数是血少,浮则属虚,数则生热。浮则为虚,证见自汗出而恶寒。数则为痛,证见振寒战栗。微弱之脉见于关部,则胸部以下急迫,气喘汗出,呼吸困难。呼吸时胁部疼痛,时发寒栗,好像疟疾。医生反而用下法,便会引起脉搏急数,发热,发狂奔走,如见鬼状,心下痞硬,小便淋沥不爽,少腹甚觉硬满,小便带血。

脉濡而紧,濡则阳气微,紧则荣中寒。阳微卫中风,发热而恶寒。荣紧胃气冷,微呕心内烦。医以为大热,解肌而发汗,亡阳虚烦躁,心下苦痞坚,表里俱虚竭。卒起而头眩,客热在皮肤,怅怏[1]不得眠。不知胃气冷,紧寒在关元,技巧无所施,汲水灌其身。客热应时罢,栗栗而振寒,重被而覆之,汗出而冒巅,体惕而又振,小便为微难,寒气因水发,清谷不容间,呕变反肠出,颠倒不得安,手足为微逆,身冷而内烦。迟欲从后救,安可复追还。

脉浮而大,浮为气实,大为血虚。血虚为无阴,孤阳独下阴部,小便难,胞中[2]虚,今反小便利而大汗出,法卫家当微,今反更实,津液四射,荣竭血尽,干【疑当作虚】烦不眠,血薄肉消,而成暴液[3]。医复以毒药攻其胃,此为重虚,客阳去有期,必下如污泥而死。

趺阳脉迟而缓,胃气如经。趺阳脉浮而数,浮则伤胃,数则动脾,此非本病,医特下之所为也。荣卫内陷,其数先微,脉反但浮,其人必【此后疑脱"大便"二字】坚,气噫而除。何以言之?脾脉本缓,今数脉动脾,其数先微,故知脾气不治,大便坚,气噫而除。今脉反浮,其数改微,邪气独留,心中则饥,邪热不杀谷,潮热发渴。数脉当迟缓,脉因前后度数如前,仲景前字作法。病者则饥。数脉不时,则生恶疮。

注[1] 怅怏(chàng yàng 唱样) 失意不乐。

[2] 胞中 此指膀胱。

[3] 暴液 指火气煎熬津液。

【语译】 脉濡而紧,濡是阳气衰微,紧为荣血受寒。阳气衰微,卫中风邪,故发热而恶寒。荣血受寒,胃中虚冷,故微呕而心烦。医者认为肌表大热,用解肌发汗,以致汗出亡阳,烦躁不安,心下痞硬不舒,这是表里都虚寒。如骤然站起,即觉头眩,虚热浮于皮肤,郁闷不乐,难于安睡。医者不知胃气虚冷,在关元寒甚,不识辨证论治,反用冷水浇灌到病人身上,外热虽能应时而退,却出现恶寒战粟,再用重被复盖,又引起汗出头晕,筋肉跳动,小便微觉不畅等证。里寒因灌水而起,致下利消谷不止,上为呕吐异味,下为直肠脱出,翻来复去不得安宁,四肢微有厥逆,身凉而心内烦躁。若治疗不及时,则难于挽救。

脉浮而大,浮为气实,大属血虚。血虚则亡阴,亡阴则孤阳下于阴部,应当见小便不畅,膀胱空虚,现在反而见小便通利而大汗出,理应是卫阳衰微,今反而出现卫实的假象,津液大量外泄,营血受到严重损耗,虚烦而不能安睡,血少而肌肉消瘦,阴液受耗,犹如火热煎熬。医生再误用峻下药攻其胃,使虚上加虚,虚阳无所依附,离越而去的时间不远,必然下利污泥样肠垢而死亡。

趺阳脉迟而缓,是胃气正常。趺阳脉浮而数,浮主胃气受伤,数为脾气被扰,这不是本来的病状,是医生误下所引起的。荣卫之气内陷,数脉变微,但只现浮脉,病人必然大便坚硬,嗳气就觉舒适。根据什么这样说呢?脾脉本应为缓,今脉数是热扰脾,数脉很快变微,所以知道脾弱不能运化,故大便硬,嗳气始觉舒适。现在脉不缓而反浮,数脉虽变成微脉,是邪气独留于胃,故心中感觉饥饿,但邪热困脾,不能消化食物,因而虽饥而不能食,同时出现潮热口渴等证。数脉应当转为迟缓,脉象在未病之前和病退之后的至数相同,病者知饥能食,那是病势向愈。如果数脉经常出现,就会生恶疮。

脉数者,久数不止,止则邪结,正气不能复,正气却结于藏,故邪气浮之,与皮毛相得。脉数者不可下,下之必烦,利不止。

少阴病,脉微,不可发其汗,无阳故也。阳已虚,尺中弱涩者,复不可下之。

脉浮大,应发其汗,医反下之,此为大逆。

脉浮而大,心下反坚,有热属藏,攻之,不令发汗。属腑,溲数则坚,汗多即愈,汗少便难。脉迟,尚未可攻。

二阳并病,太阳初得病时,发其汗,汗先出,复不彻,因转属阳明,欲自汗出,不恶寒。若太阳证不罢,不可下,下之为逆。

结胸证,其脉浮大,不可下,下之即死。

太阳与阳明合病,喘而胸满,不可下之。

太阳与少阳并病,心下痞坚,颈项强而眩,勿下之。

【语译】 脉数的病人,脉数应持续不止,如果出现歇止,说明邪气结滞,正气不能恢复而闭结于内,邪气反浮于外,与皮毛相应。脉数者不可攻下,若误用攻下,必致心烦,下利不止。

少阴病,脉微,不可发汗,这是阳气虚的缘故。如果阳气已虚,尺脉弱涩的,说明阴气亦虚,更不可用下法。

脉浮大,应发其汗,医生反用攻下,这是严重的误治。

脉浮而大,心下反见硬满,这是热邪结于内脏,可用攻下法,而不可发汗。热邪结于腑,小便频数则大便硬结,汗多则热邪随汗出而愈,汗少则大便困难。迟脉是里虚不足,尚不能攻下。

太阳与阳明并病,太阳病初起时,用发汗法治疗,汗先出而未透,因而病变转属阳明,故继续微微出汗,不恶寒。若太阳证仍在,不可攻下,如用下法,就是错误。

结胸证,脉浮大,不可攻下,若攻下,就会导致死亡。

太阳与阳明合病,证见气喘胸满的,不可攻下。

太阳与少阳并病,心下痞硬,颈项强直,头目眩晕,切不可攻下。

诸四逆厥者,不可下之,虚家亦然。

病欲吐者,不可下之。

太阳病,有外证未解,不可下,下之为逆。

病发于阳,而反下之,热入因作结胸;发于阴,而反下之,因作痞。痞【前字疑衍】脉浮紧而下之,紧反入里,因作痞。

夫病阳多者热,下之则坚。

本虚,攻其热必哕。

无阳阴强而坚,下之必清谷而腹满。

太阴之为病,腹满而吐,食不下,下之益甚,腹时自痛,胸下结坚。

厥阴之为病,消渴,气上撞,心中疼热,饥而不欲食,甚者则欲吐,下之不肯止。

少阴病,其人饮食入则吐,心中温温欲吐,复不能吐。始得之,手足寒,脉弦迟,此胸中实,不可下也。

伤寒五六日,不结胸,腹濡,脉虚,复厥者,不可下,下之亡血死。

伤寒,发热,但头痛,微汗出。发其汗则不识人;熏之则喘,不得小便,心腹满;下之则短气而腹满,小便难,头痛背强;加温针则必衄。

【语译】 一般四肢厥冷的病人,不可攻下,身体虚弱的,也同样不可攻下。

病人想呕吐的,不可攻下。

太阳病,表证未解,不可攻下,若用攻下就是错误。

病发于阳,误用攻下,热邪内陷而成结胸;病发于阴,误用下法,因而成为痞证。脉浮紧,而用攻下,因而变为沉紧,就成为痞证。

凡病人阳气盛的,多见发热,若下之,则心下痞硬。

患者中气本虚,若攻其热,必发呃逆。

阳虚阴盛而大便硬结,若用攻下,必致下利清谷而腹中胀满。

太阴病所表现的症状,腹中胀满而呕吐,饮食不下,如用攻下则症状加重,腹部时觉疼痛,胃脘部痞结胀硬。

厥阴病所表现的症状,饮水多而渴不解,气逆上冲,心里感到疼而热,虽觉饥饿而又不想吃东西,甚则欲吐,如用攻下则下利不止。

少阴病,病人饮食入口即吐,或心中泛泛欲吐,而又吐不出来。初得病时,四肢发冷,脉弦迟,这是胸中有实邪,不可攻下。

伤寒病五六天,不结胸,腹软,脉虚,又见四肢厥冷的,不可攻下,若误用攻下,则引起失血而死。

伤寒病,发热,只见头痛,微汗出,若误用发汗则神昏不识人;若用火熏,则引起气喘,不得小便,心腹满闷;若用攻下,则呼吸短促,腹部胀满,小便困难,头痛,背强;如用温针则必然鼻衄。

伤寒,其脉阴阳俱紧,恶寒发热,则脉欲厥。厥者,脉初来大,渐渐小,更来渐大,是其候也。恶寒甚者,翕翕汗出,喉中痛;热多者,目赤,睛不慧。医复发之,咽中则伤;若复下之,则两目闭,寒多清谷,热多便脓血;熏之则发黄,熨之则咽燥。小便利者可救,难者必危殆。

伤寒发热,口中勃勃[1]气出,头痛目黄,鼻衄不可制。贪水者必呕,恶水者厥。下之咽中生疮。假令手足温者,下重便脓血。头痛目黄者,下之目闭。贪水者,下之其脉必厥,其声嘤[2],咽喉塞。发其汗则战栗,阴阳俱虚。恶水者,下之里冷不嗜食,大便完谷出;发其汗,口中伤,舌上胎滑,烦躁。脉数实,不大便六、七日,后必便血,复发其汗,小便即自利。

得病二三日,脉弱,无太阳柴胡证,而烦躁,心下坚。至四日,虽能食,以承气汤少与微和之,令小安。至六日,与承气汤一升。不大便六七日,小便少者,虽不大便,但头坚后溏,未定成其坚,攻之必溏。当须小便利,定坚,乃可攻之。

注[1] 勃勃　旺盛的样子。

[2] 声嘤　指言语含混不清。嘤,鸟鸣声。

【语译】　伤寒病,脉阴阳俱紧,证见恶寒发热,则将成为厥脉。所谓厥脉,即是脉初来大,逐渐小,后来又渐变大,这就是厥脉的体状。如果病人恶寒厉害,可出现微微出汗,咽喉疼痛;若热多则目赤,眼睛视物不清。若医者再发其汗,则咽中红肿伤痛;若再用攻下,则两目懒开,寒多的则下利清谷,热多的则大便脓血;若用火熏,则身发黄;若用火熨,则咽中发燥。如小便通利的,尚可救治;小便困难的,一定很危险。

伤寒发热,盛热之气从口中冲出,头痛,目黄,鼻衄无法制止。病人贪图喝水的,必然引起呕吐;病人厌恶水的,会发生手足厥冷。若用攻下,则咽中生疮。假使病人手足温暖的,会出现里急后重的大便脓血。头痛目黄的,如用攻下,则两目懒于张开。喜欢喝水的,攻下后其脉必定变厥,语言含混不清,咽喉闭塞。如果发汗,则振寒战栗,是阴阳俱虚之象。恶水的,下后则中焦虚冷而不想饮食,大便完谷不化;如果发汗,会口中生疮,舌现滑苔而烦躁不宁。如果病人脉数实,不大便六七天,以后一定便血,如果再发汗,则小便自利。

得病二三天,脉弱,没有太阳、少阳的症状,烦躁,心下硬满。到了第四天,虽然能够饮食,也只能以少量的小承气汤微微缓下,使病势稍为缓和。到了第六天,再给承气汤一升。假如六七天不解大便,小便少的,虽然大便不通,可是其大便必是初头干硬,后必溏薄,还没有完全达到硬结,如用攻下,必然致溏泻。所以必须小便利,大便完全燥结,才可以攻下。

脏结无阳证,寒而不热;《伤寒论》云:不往来寒热。其人反静,舌上胎滑者,不可攻也。

伤寒呕多,虽有阳明证,不可攻之。

阳明病,潮热,(此处疑脱"大便"二字)微坚,可与承气汤;不坚,不可与。若不大便六七日,恐有燥屎,欲知之法可少与小承气汤,腹中转失气者,此为有燥屎,乃可攻之。若不转失气者,此但头坚后溏,不可攻之,攻之必腹满不能食。欲饮水者,即哕。其后发热者,必复坚,以小承气汤和之。若不转失气者,慎不可攻之。

阳明病,身合色赤者,不可攻也。必发热色黄者,小便不利也。

阳明病,当心下坚满,不可攻之。攻之,遂利不止者,死;止者愈。

阳明病,自汗出,若发其汗,小便自利,此为(此后疑脱"津液"二字)内竭,虽坚不可攻之,当须自欲大便,宜蜜煎导而通之,若土瓜根及猪胆汁,皆可以导。

下利,其脉浮大,此为虚,以强下之故也。设脉浮革,因尔肠鸣,属当归四逆汤。

【语译】 脏结而无阳证出现,只寒而不热(《伤寒论》云:不往来寒热),病人反而安静,舌苔见滑的,不可攻下。

伤寒病,呕吐较多,虽有阳明府证,也不可攻下。

阳明病,潮热,大便微硬,可用承气汤,不硬的则不可用。假如已经六七天不大便,恐有燥屎停积,探测的方法可服少量的小承气汤,服后腹中积气下泄,这是有燥屎的征象,才可用攻下。如无积气下泄,这仅仅是大便初头硬,后必溏薄,那就不可攻下,若用攻下,一定会引起腹部胀满,不能进食等证。如病人喜欢喝水,就会发生呃逆。假如后来又发热的,必定大便又转硬结,可用小承气汤缓和攻下。总之,积气未下泄,必须慎重,不可轻易攻下。

阳明病,通身赤色的,不可攻下。若用攻下,必定发热,肌肤发黄的,是因小便不利。

阳明病,心下硬满的,不可攻下。若用攻下,则下利不止,有生命危险;下利能止的,还可痊愈。

阳明病,已经自汗出,假使再行发汗,小便又畅利,这是体内津液耗竭,因此大便虽硬,也不可攻下。应当等待病人自己想大便之时,用蜜煎导润肠通便,或用土瓜根及猪胆汁,都可以润肠导便。

下利而脉浮大的病人,是属于正气虚,由于强行攻下的缘故。如果脉见浮革,因而肠鸣的,用当归四逆汤。

病可下证第七

【提要】 本篇全面论述可用下法的脉证及治疗方药。

大法,秋宜下。

凡可下者,以汤胜丸散,中病便止,不必尽三服。

阳明病,发热汗多者,急下之,属大柴胡汤。

少阴病,得之二三日,口燥咽干者,急下之,属承气汤。

少阴病,六七日,腹满不大便者,急下之,属承气汤证。

少阴病,下利清水,色青者,心下必痛,口干燥者,可下之,属大柴胡汤、承气汤证。

下利,三部脉皆平,按其心下坚者,可下之,属承气汤证。

阳明与少阳合病而利,脉不负者为顺,负者失也。互相刻贼为负。

滑而数者,有宿食,当下之,属大柴胡、承气汤证。

伤寒后脉沉,沉为内实,《玉函》云:脉沉实,沉实者,下之。下之解,属大柴胡汤证。

伤寒六七日,目中不了了,睛不和,无表里证,大便难,微热者,此为实。急下之,属大柴胡汤、承气汤证。

【语译】 一般的治则,秋天宜用攻下。

凡可以用攻下的病证,用汤剂胜于用丸、散剂,而且大便一通,就应当停止后服,不必服完全剂。

阳明病,发热,汗出很多的,急用攻下,可用大柴胡汤。

少阴病,得病二三天,口燥咽干的,应当攻下,可用承气汤。

少阴病,得病六七天,腹部胀满,大便不通的,急用攻下,属承气汤证。

少阴病,泻下稀水,颜色纯青的,心下必然疼痛,口中干燥的,可攻下,属大柴胡、承气汤证。

病人下利,寸、关、尺三部脉都平实有力,按其心下坚硬的,可用攻下,属承气汤证。

阳明与少阳合病而下利,阳明脉不负于少阳的是顺证,如阳明脉负于少阳就是逆证,互相克制残害就是负。

脉滑而数的,有宿食停滞,应当攻下,属大柴胡、承气汤证。

患伤寒病后,脉沉,沉为内实的脉象(《玉函》云:脉沉实,沉实者,下之),用攻下法可解,属大柴胡汤证。

患伤寒病六七天,病人视物模糊不清,眼睛转动欠灵活,无头痛恶寒表证和腹满谵语的里证,只有大便困难,轻微发热的,这是阳明腑实,应急用攻下,属大柴胡、承气汤证。

太阳病未解,其脉阴阳俱停[1],必先振【此后疑脱栗字】,汗出解。但阳微者,先汗之而解;但阴微者,先下之而解。属大柴胡汤证。阴微,一作尺实。

脉双弦迟,心下坚,脉大而紧者,阳中有阴,可下之,属承气汤证。

结胸者,项亦强,如柔痉状,下之即和。

病者无表里证,发热七八日,虽脉浮数,可下之,属大柴胡汤证。

太阳病六七日,表证续在,其脉微沉,反不结胸,其人发狂,此热在下焦,少腹当坚而满,小便自利者,下血乃愈。所以然者,以太阳随经,瘀热在里故也,属抵当汤。

太阳病,身黄,其脉沉结,少腹坚,小便不利,为无血;小便自利,其人如狂者,血证谛[2]。属抵当汤证。

伤寒有热而少腹满,应小便不利,今反利者,此为血,当下之,属抵当丸证。

注[1] 阴阳俱停　此指寸、关、尺三部脉所现均匀相等。

[2] 谛(dì 帝)　此指真实的凭据。

【语译】　太阳病未愈,其脉象寸、关、尺三部均匀相等,必先战栗,后汗出而解。独见寸脉微弱的,先发汗而解;独见尺脉微弱的,先泻下而解。属大柴胡汤证。(尺脉微弱的,一种版本作尺脉实)。

脉左右皆弦迟,心下痞硬,脉大而紧的,是阳中有阴,可攻下,属承气汤证。

结胸病患者,颈项亦见强直,如同柔痉的病状,用攻下法治疗就可转为柔和。

病人无表、里证,发热七八天,虽然脉浮数,仍可攻下,属大柴胡汤证。

太阳病六七天,表证仍在,脉微而沉,反而不出现结胸证,病人狂躁不安,这是热邪蓄于下焦,小腹部应当坚硬胀满,小便通利的,下血后就可痊愈。所以如此,是因为太阳之邪随经入里,瘀热在里的缘故,可用抵当汤。

太阳病,全身发黄,脉沉结,少腹坚硬,小便不通利的,这不是蓄血的证候;小便自利,并且狂躁不安的,则是蓄血的确据。属抵当汤证。

伤寒病发热,而少腹胀满的,应小便不利,而反通利的,这是下焦蓄血,应当下其瘀血,属抵当丸证。

阳明病,发热而汗出,此为热越,不能发黄。但头汗出,其身无有,齐颈而还,小便不利,渴引水浆,此为瘀热在里,身必发黄,属茵陈蒿汤。

阳明证,其人喜忘,必有蓄血。所以然者,本有久瘀血,故令喜忘,虽坚【此前疑脱"屎"字】,大便必黑,属抵当汤证。汗出而谵语者,有燥屎在胃中,此风也。过经乃可下之。下之若早,语言乱,以表虚里实故也。下之则愈,属大柴胡汤、承气汤证。

病者烦热,汗出即解,复如疟状,日晡所发者,属阳明。脉实者,当下之,属大柴胡汤、承气汤证。

阳明病,谵语,有潮热,而反不能食者,必有燥屎五、六枚;若能食者,但坚耳,属承气汤证。

【语译】 阳明病,发热而汗出,这是热随汗外泄,故不致发黄。如果只有头部出汗,从颈以下无汗,小便不利,口渴引饮汤水,这是瘀热郁滞于里,全身必定发黄,可用茵陈蒿汤。

阳明证,病人健忘,体内必有蓄血。所以会这样,是因为很早就有瘀血,故引起健忘,其大便虽硬而颜色必黑,属抵当汤证。病人汗出而谵语的,是因有燥屎阻结于胃肠之中,同时兼有太阳中风,必须等待表证已罢才可攻下。如果攻下太早,必致语言错乱,这是表虚里实的缘故,攻下后才能痊愈,属大柴胡汤、承气汤证。

病人烦热,汗出后已经解除,但又出现如同疟疾之状,每至傍晚发作的,病属阳明。脉实的,应当攻下,属大柴胡汤、承气汤证。

阳明病,谵语,有潮热,而不能进食的,肠中必定有燥屎五、六枚;如能进食的,只是大便干结而已,属承气汤证。

太阳中风,下利呕逆,表解,乃可攻之。其人漐漐汗出,发作有时,头痛,心下痞坚满,引胁下痛,呕则短气,汗出不恶寒,此为表解里未和,属十枣汤。

太阳病不解,热结膀胱,其人如狂,血自下,下之即愈。其外未解,尚未可攻,当先解外;外解,小腹急结者,乃可攻之,属桃人承气汤。

伤寒七八日,身黄如橘,小便不利,少腹微满,属茵陈蒿汤证。

伤寒十余日,热结在里,复往来寒热,属大柴胡汤证。

但结胸,无大热,此为水结在胸胁,头微汗出,与大陷胸汤。

伤寒六七日,结胸热实,其脉沉紧,心下痛,按之如石坚,与大陷胸汤。

【语译】 太阳中风,下利而呕逆的,须待表邪解后,才能攻下。病人微微汗出,定时发作,头痛,心下痞硬胀满,牵引胁下疼痛,呕吐则呼吸短促,汗出不恶寒,这是表已解而里未和,可用十枣汤。

太阳病表证未解,邪热结于膀胱,病人似发狂,自下血,下血后即愈。其表证未解时,尚不可攻,应当先解其表;表解后,少腹拘急硬结的,才可攻下,可用桃仁承气汤。

伤寒病七八天,身发黄如橘子色,小便不利,少腹轻度胀满的,属茵陈蒿汤证。

伤寒十多天,邪热郁结在里,又见往来寒热的,属大柴胡汤证。

只有结胸证,外表无大热,这是水结于胸胁,头部微微汗出的,可用大陷胸汤。

伤寒六七天,患实热型的结胸证,脉沉紧,心下疼痛,按之如石头一样坚硬的,可用大陷胸汤。

阳明病,其人汗多,津液外出,胃中燥,大便必坚,坚者则谵语,属承气汤证。

阳明病,不吐下而心烦者,可与承气汤。

阳明病,其脉迟,虽汗出而不恶寒,其体—本作人。必重,短气腹满而喘,有潮热,如此者,其外为解,可攻其里。若手足漐然[1]汗出者,此大便已坚,属承气汤;其热不潮,未可与承气汤;若腹满大而不大便者,属小承气汤,微和胃气,勿令至大下。

阳明病,谵语,发潮热,其脉滑疾,如此者,属承气汤。因与承气汤一升,腹中转失气者,复与一升;如不转失气者,勿更与之。明日又不大便,脉反微涩者,此为里虚,为难治,不可更与承气汤。

二阳并病,太阳证罢,但发潮热,手足漐漐汗出,大便难而谵语者,下之愈,属承气汤证。

病人小便不利,大便乍难乍易,时有微热喘冒[2]不能卧者,有燥屎也,属承气汤证。

注[1] 漐(jí辑)然　微汗不止的样子。漐,小雨不辍。

[2] 冒　昏眩。

【语译】　阳明病,病人因汗出过多,津液大量外泄,致胃中干燥,大便一定硬结。大便硬结的,必定兼见谵语,属承气汤证。

阳明病,没有经过吐法或下法治疗,而心烦不安的,可给予承气汤。

阳明病,脉迟,虽有汗出而不恶寒,病人必见身体沉重,呼吸短气,腹部胀满,喘息,并有潮热,出现这类症状的,其外证已解,可攻下其里实。如果四肢微汗不止的,这是大便已硬的确据,可用承气汤;而患者不发潮热的,尚不可用承气汤;若腹大胀满而大便不通的,可用小承气汤,稍微调和胃气,勿使泻下太过。

阳明病,谵语,发潮热,脉滑疾,出现这类证候的,可用承气汤。给病人服承气汤一升,腹中肠鸣转矢气的,再服一升;如不转矢气的,切勿再服。明日又不大便,脉转微涩的,这是里虚,为难治之证,不可再用承气汤。

太阳、阳明并病,太阳表证已罢,只发潮热,手足不断微微出汗,大便难而且谵语的,用攻下则愈,属承气汤证。

病人小便不利,大便忽难忽易,时有微微发热,喘息昏眩而不能安卧的,这是肠中有燥屎内结,属承气汤证。

病发汗吐下以后证第八

【提要】　本篇全面论述汗、吐、下后出现的脉证及治疗。

师曰:病人脉微而涩者,此为医所病[1]也。大发其汗,又数大下之,其人亡血,病当恶寒而发热,无休止时。夏月盛热而与仲景作欲。【此注可从,下同】著复衣[2];冬月盛寒而与仲景作欲。裸其体。所以然者,阳微即恶寒,阴弱即发热,故仲景医。发其汗,使阳气微,又大下之,令阴气弱。五月之时,阳气在表,胃中虚冷,以阳气内微,不能胜冷,故与仲景作欲。著复衣;十一月之时,阳气在里,胃中烦热,以阴气内弱,不能胜热,故与仲景作欲。裸其体。又阴脉迟涩,故知亡血。

太阳病三日,已发其汗,吐下、温针而不解,此为坏病,桂枝复不中与也。观其脉证,知犯何逆,随证而治之。

脉浮数,法当汗出而愈,而下之,则身体重,心悸,不可发其汗,当自汗出而解。所以然者,尺中脉微,此里虚,须表里实,津液和,即自汗出愈。

凡病若发汗,若吐,若下,若亡血,无津液而阴阳自和者,必自愈。

注[1] 病 错误。此指误治。

　　[2] 复衣 夹衣。

【语译】 老师说:病人脉微而涩的,这是医生误治所致。由于误用大发汗,又屡用峻烈攻下,致病者阴血亏耗,病初起当有恶寒,继而发热,没有停止之时。夏天气候酷热,还想要穿夹衣(想要,原作"与",从仲景作"欲"改);冬天气候严寒,却想要裸露身体(想要原作"与",从仲景作"欲"改)。其所以会这样,是由于阳气微故而恶寒,阴气弱故而发热。反而("反而"仲景作"医生")误用发汗,导致阳气衰微;再误用峻下,而致阴气虚弱。五月时节,阳气在外,胃中虚冷,因阳气内微,不能胜寒,所以要("要"原作"与",从仲景作"欲"改)穿夹衣;十一月时节,阳气在内,胃中烦热,因阴气内弱,不能胜热,所以要("要"原作"与",从仲景作"欲"改)赤膊露体。而且病人尺脉见迟涩,由此可知是阴血虚弱。

太阳病三天,已用汗、吐、下、温针等法治疗,病仍不解,这叫坏病,桂枝汤不能再用了。应当根据所见的脉证,探知疾病所在,随证施治。

脉浮数,理应使邪随汗出而解,而误用攻下,则出现身体沉重,心悸不安,不可再发汗,应当自然汗出而愈。所以会这样,是尺脉微,里气虚,须等表里之气平复,津液充沛调和,便会自汗出而愈。

大凡疾病,如因发汗、催吐、泻下或大出血,致津液亏竭,而其阴阳能自趋调和的,仍必定可以自愈。

大下后,发汗,其人小便不利,此亡津液,勿治,其小便利,必自愈。

下以后,复发其汗,必振寒,又其脉微细。所以然者,内外俱虚故也。

太阳病,先下而不愈,因复发其汗,表里俱虚,其人因冒。冒家[1]当汗出自愈。所以然者,汗出表和故也。表和,然后下之。

得病六七日,脉迟浮弱,恶风寒,手足温。医再三下之,不能食,其人胁下满,面目及身黄,颈项强,小便难,与柴胡汤,后必下重,本渴饮水而呕,柴胡汤复不中与也。食谷者哕。

太阳病,二三日,终不能卧,但欲起者,心下必结,其脉微弱者,此本寒也。而反下之,利止者,必结胸;未止者,四五日后复重下之。此挟热利也。

太阳病,下之,其脉促,不结胸者,此为欲解。其脉浮者,必结胸;其脉紧者,必咽痛;其脉弦者,必两胁拘急;其脉细而数者,头痛未止;其脉沉而紧者,必欲呕;其脉沉而滑者,挟热利;其脉浮而滑者,必下血。

注[1] 冒家 指头目昏眩的病人。

【语译】 峻下之后,又进行发汗,患者小便不利,这是津液耗失的缘故,不用治疗,待小便通利,必定自愈。

攻下以后,又进行发汗,必定出现振栗恶寒,而且脉微细。所以这样,是表里皆虚的缘故。

太阳病,先用下法而病不愈,如果又用发汗的方法,导致表里皆虚,因而头目昏眩。头目昏眩的病人当会汗出而愈。所以这样,因为汗出则表气得和的缘故。表和之后,然后再用下法治疗。

得病六七天,脉迟而浮弱,恶风寒,手足温。经医生多次攻下,因而不能食,患者胁下胀满,面目及全身发黄,颈项强急,小便困难,用柴胡汤则大便必定里急后重,本来作渴而饮水却呕吐,柴胡汤不再适用了。如进食谷物的则发呃逆。

太阳病二三天,不能安卧,总想起床的,心下必然痞结;患者脉微弱的,这是原有寒饮在里的缘故。反以攻下,治疗后如下利自止的,必将引起结胸;如下利未止的,四五天后再行攻下。这是协热利。

太阳病,误用下法之后,患者脉促,没有结胸的,是病邪将解之兆。其脉浮的,必然结胸;其脉紧的,必有咽痛;其脉弦的,必见两胁拘急;其脉细而数的,头痛仍未止;其脉沉而紧的,必想呕吐;其脉沉滑的,会出现协热下利;其脉浮而滑的,必然大便下血。

太阳少阳并病,而反下之,成结胸,心下坚,下利不复止,水浆不肯下,其人必心烦。

脉浮紧,而下之,紧反入里,则作痞,按之自濡,但气痞耳。

伤寒吐下发汗,虚烦,脉甚微,八九日心下痞坚,胁下痛,气上冲咽喉,眩冒,经脉动惕者,久而成痿。

阳明病,不能食,下之不解,其人不能食,攻其热必哕。所以然者,胃中虚冷故也。

阳明病,脉迟,食难用饱,饱即发烦头眩者,必小便难,此欲作谷疸[1]。虽下之,其腹满如故耳,所以然者,脉迟故也。

太阳病,寸缓关浮尺弱,其人发热而汗出,复恶寒,不呕,但心下痞者,此为医下之也。

伤寒,大吐大下之,极虚,复极汗者,其人外气怫郁,复与之水,以发其汗,因得哕。所以然者,胃中寒冷故也。

吐、下、发汗后,其人脉平,而小烦者,以新虚不胜谷气故也。

注[1] 谷疸 一种以寒热不食,食即头眩,胸腹胀满,身目发黄,小便不利为主的病证。

【语译】 太阳与少阳并病,反用攻下,致成结胸证,心下坚硬,下利不止,胃纳呆滞而水浆不入,病人必定心烦不安。

脉浮紧,而用攻下,因而变为沉紧,遂成痞证,按之柔软,这仅是气分的痞结。

伤寒病,经过吐、下与发汗,虚烦不安,脉搏十分微弱,到八九天,又出现心下痞硬,胁下疼痛,气上冲咽喉,目眩头晕,全身经脉抽掣跳动的,时间长了,就会成为痿证。

阳明病,不能进食,用下法后病仍不解,仍不能食,若用苦寒药攻其热则必然发生呃逆。所以这样,是因为胃中虚冷的缘故。

阳明病,脉迟,不能饱食,饱食就会感到心烦不安,头目眩晕的,必然小便困难,这是将要成为谷疸。虽用攻下,而腹部胀满仍然和原来一样。所以这样,是因为脉迟的缘故。

太阳病,寸脉缓,关脉浮,尺脉弱,病人发热汗出,又恶寒而不呕,但觉心下痞满的,这是医生误下所致的变证。

伤寒病,大吐大下之后,已极度虚弱,又极度发汗,病人因卫气怫郁,无力泄邪,又再给予饮水,以发其汗,因而引起呃逆。所以发生这样的变化,是胃中虚冷的缘故。

经用吐、下、发汗之后,病人脉象已平和,但觉微烦的,是因胃气受损未复,不能消化食物的缘故。

太阳病,医发其汗,遂发热而恶寒,复下之,则心下痞。此表里俱虚,阴阳气并竭,无阳则阴独。复加火针,因而烦,面色青黄,肤瞤,如此者,为难治。今色微黄,手足温者,易愈。

服桂枝汤,下之,头项强痛,翕翕发热,无汗,心下满微痛,小便不利,属桂枝去桂加茯苓术汤。

太阳病,先发其汗,不解,而下之,其脉浮者,不愈。浮为在外,而反下之,故令不愈。今脉浮,故在外,当解其外则愈,属桂枝汤。

下以后，复发其汗者，则昼日烦躁不眠，夜而安静，不呕不渴，而无表证，其脉沉微，身无大热，属干姜附子汤。

伤寒吐、下、发汗后，心下逆满，气上撞胸，起即头眩，其脉沉紧，发汗即动经，身为振摇，属茯苓桂枝术甘草汤。

发汗、吐、下以后，不解，烦躁，属茯苓四逆汤。

伤寒发汗、吐、下后，虚烦不得眠，剧者，反复颠倒，心中懊憹，属栀子汤；若少气，栀子甘草汤；若呕，栀子生姜汤；若腹满者，栀子厚朴汤。

发汗若下之，烦热，胸中塞者，属栀子汤证。

【语译】 太阳病，医生给予发汗之后，仍见发热恶寒，因而又用攻下法，以致心下痞塞。这是表里皆虚，阴阳之气都衰竭，阳气衰则浊阴不化。又加用火针，一误再误，因而出现心烦，面色青黄，肌肉不自主地跳动，出现这类证候的，为难治；今见面色微黄，手足温暖的，容易治愈。

服桂枝汤后，又用攻下法，仍见头颈部强直而痛，微微发热，无汗，胸脘满闷而微感疼痛，小便不利，可用桂枝去桂加茯苓术汤。

太阳病，先发汗，病未解，又用下法，若脉浮的，病不能愈。因为浮脉主表，表证反用下法，所以病不愈。今脉仍浮，可见病邪尚在外，应当解表，才能痊愈，可用桂枝汤。

攻下之后，再发其汗，病人则白天烦躁不眠，夜间安静，没有呕吐，不渴，也没有表证，其脉沉微，肌肤无大热，可用干姜附子汤。

伤寒病，经用吐、下、发汗之后，见心下满闷不适，逆气上冲胸膈，起立时即感头目晕眩，脉沉紧，此时再发汗就会扰动经脉，出现身体振动摇摆，可用茯苓桂枝白术甘草汤。

经用汗、吐、下法以后，病仍不解，烦躁不安，可用茯苓四逆汤。

伤寒病,经用汗、吐、下法以后,病未解,虚烦不得安眠,严重的就会翻来复去,心中烦闷不宁,可用栀子汤;若呼吸时气息不足,可用栀子甘草汤;若呕吐,可用栀子生姜汤;若腹部胀满的,可用栀子厚朴汤。

经发汗,又行攻下,出现烦热不安,胸中痞塞的,属栀子汤证。

太阳病,过经十余日,心下温温欲吐,而胸中痛,大便反溏,其腹微满,郁郁微烦,先时自极吐下者, 与承气汤。不尔者,不可与。欲呕,胸中痛,微溏,此非柴胡汤证,以呕故知极吐下也。

太阳病,重发其汗,而复下之,不大便五、六日,舌上燥而渴,日晡所小有潮热,从心下至少腹坚满而痛,不可近,属大陷胸汤。

伤寒五六日,其人已发汗,而复下之,胸胁满微结,小便不利,渴而不呕,但头汗出,往来寒热,心烦,此为未解,属柴胡桂枝干姜汤。

伤寒汗出,若吐下,解后,心下痞坚,噫气不除者,属旋覆代赭汤。

大下以后,不可更行桂枝汤。汗出而喘,无大热,可以麻黄杏子甘草石膏汤。

伤寒大下后,复发其汗,心下痞,恶寒者,表未解也。不可攻其痞,当先解表,表解,乃攻其痞。解表属桂枝汤,攻痞属大黄黄连泻心汤。

【语译】 太阳病,已过经十多天,心中泛泛欲吐,而胸中疼痛,大便反而溏薄,腹部稍有胀满,精神郁郁不乐而微觉烦闷,如果原来是由于大吐大下所致的,可用承气汤。不是这样的,就不能用。病人想呕吐,胸中疼痛,大便微溏,这不是柴胡汤证,从呕吐的情况可知本证是由于大吐下而致。

太阳病,经多次发汗,又行攻下,不大便已五六天,舌上干燥而渴,傍晚时有轻度潮热,从心下至少腹部硬满而痛,手不可触近,可用大陷胸汤。

伤寒五六天,病人经发汗后,又行攻下,见胸胁胀满微结,小便不利,渴而不呕,只头部汗出,寒热往来,心烦不安,这是病邪未解的征象,可用柴胡桂枝干姜汤。

伤寒病,经过发汗,或再用吐、下,原有症状已解除之后,尚见心下痞硬,噫气不减的,可用旋覆代赭汤。

峻下之后,不可再用桂枝汤。如见汗出而气喘,无大热,可用麻黄杏仁甘草石膏汤。

伤寒病,峻下之后,又再行发汗,见心下痞塞不舒,恶寒的,是表证未解。不可先攻治痞证,应当先解表邪,待表证解除之后,才可攻痞。解表可用桂枝汤,攻痞可用大黄黄连泻心汤。

伤寒吐下后,七八日不解,热结在里,表里俱热,时时恶风,大渴,舌上干燥而烦,欲饮水数升,属白虎汤。

伤寒吐下后未解,不大便五六日,至十余日,其人日晡所发潮热,不恶寒,独语如见鬼神之状。若剧者,发则不识人,循衣妄撮[1],怵惕[2]不安,微喘直视,脉弦者生,涩者死。微者,但发热谵语,属承气汤。若下者,勿复服。

三阳合病,腹满身重,难以转侧,口不仁,面垢,谵语遗溺。发汗则谵语,下之则额上生汗,手足厥冷,自汗,属白虎汤证。

阳明病,其脉浮紧,咽干口苦,腹满而喘,发热汗出,而不恶寒,反偏恶热,其身体重。发其汗即躁,心愦愦[3]而反谵语;加温针,必怵惕,又烦躁不得眠;下之,即胃中空虚,客气动膈,心中懊侬,舌上胎者,属栀子汤证。

阳明病,下之,其外有热,手足温,不结胸,心中懊侬,若饥不能食,但头汗出,属栀子汤证。

阳明病,下之,心中懊侬而烦,胃中有燥屎者,可攻。其人腹微满,头坚后溏者,不可下之。有燥屎者,属承气汤证。

注[1] 循衣妄撮　病人神志昏迷时用手摸弄衣服,或两手伸向空间,像要抓取东西的症状。

[2] 怵惕　惊惧的样子。

[3] 愦愦(kuì kuì 溃溃)　昏乱的样子。

【语译】　伤寒病,经用吐、下之后,七八天仍未解除,热邪蕴结在里,使内外皆热,时常怕风,口大渴,舌上干燥而心烦,饮水很多,可用白虎汤。

伤寒病,经用吐、下法后,病仍未解,五六天至十多天不解大便,患者傍晚时发潮热,不恶寒,自言自语,像遇见鬼神一样。若病情严重的,发作时不知人事,两手循摸衣服或乱抓器物,惊惕不安,鼻息微喘,两目直视。这时脉弦的,还有生机;脉涩的,属死候。病情较轻微的,只有发热谵语,可用承气汤。服后若已泻下的,不可再服。

太阳、阳明、少阳合病,腹部胀满,身体沉重,转侧困难,口不仁而不知食味,面部油污垢浊,神昏谵语,遗尿。若误用发汗,则神昏谵语更甚;误用攻下则引起额部出汗,四肢厥冷,自汗出,属白虎汤证。

阳明病,脉浮紧,咽喉干燥,口苦,腹部胀满,呼吸喘促,发热汗出,不恶寒,反恶热,身体沉重。如误用发汗,就会躁扰,心中烦乱不安,反见谵语;如误用温针,必然导致惊恐不安,心烦失眠;如误用攻下,则胃气受伤,邪热扰于胸膈,心中烦闷不舒,舌有苔垢的,属栀子汤证。

阳明病,攻下后,患者体表仍有热,手足温暖,没有结胸现象,而只有心中烦闷不舒,好像饥饿而又不能进食,只是头部出汗,属栀子汤证。

阳明病,攻下后,心中烦闷不舒,肠中有燥屎未净的,可以继续攻下。患者腹部微满,大便初硬后溏的,不可攻下。有燥屎内结的,属承气汤证。

太阳病,吐下发汗后,微烦,小便数,大便因坚,可与小承气汤和之,则愈。

大汗若大下,而厥冷者,属四逆汤证。

太阳病,下之,其脉促胸满者,属桂枝去芍药汤。若微寒,属桂枝去芍药加附子汤。

伤寒五六日,大下之,身热不去,心中结痛者,未欲解也,属栀子汤证。

伤寒下后,烦而腹满,卧起不安,属栀子厚朴汤。

伤寒,医以丸药大下之,身热不去,微烦,属栀子干姜汤。

伤寒,医下之,续得下利清谷不止。身体疼痛,急当救里;身体疼痛,清便自调,急当救表。救里宜四逆汤,救表宜桂枝汤。

太阳病,过经十余日,反再三下之,后四五日,柴胡证续在,先与小柴胡汤。呕止小安,呕止小安,一云呕不止,心下急。其人郁郁微烦者,为未解,与大柴胡汤,下者止。

【语译】 太阳病,经用吐、下、发汗以后,轻微烦闷,小便频数,大便因而硬结,可用小承气汤微和胃气,就可痊愈。

大发汗或峻下后,而见手足厥冷的,属四逆汤证。

太阳病,误下之后,患者脉促,胸部痞满的,可用桂枝去芍药汤。如见微微恶寒,可用桂枝去芍药加附子汤。

伤寒五六天,误用峻下后,发热不退,心胸部郁结疼痛的,病情并未解除,属栀子汤证。

伤寒病,误下后,心中烦闷,腹部胀满,坐卧不安的,可用栀子厚朴汤。

伤寒病,经医生用丸剂峻下,发热不退,微觉烦闷,可用栀子干姜汤。

伤寒病,医生误用攻下,出现下利不止,完谷不化,身体疼痛,应当急治其里证;若身体疼痛,大便正常,则应急治其表证。急治其里宜用四逆汤,急治其表宜用桂枝汤。

太阳病,过经十多天,反而多次攻下,四五天之后,柴胡证仍在,可先服小柴胡汤。如果呕吐已止,病情稍安(呕吐已止,病情稍安,一种说法:呕吐不止,心下急),病者郁郁微烦的,是病未解,可用大柴胡汤,攻下便可痊愈。

伤寒,十三日不解,胸胁满而呕,日晡所发潮热,而微利,此本当柴胡汤下之,不得利,今反利者,故知医以丸药下之,非其治也。潮热者,实也,先再服小柴胡汤,以解其外,后属柴胡加芒硝汤。

伤寒十三日,过经而谵语,内有热也,当以汤下之。小便利者,大便当坚,而反利,其脉调和者,知医以丸药下之,非其治也。自利者,其脉当微,厥,今反和者,此为内实,属承气汤证。

伤寒八九日,下之,胸满烦惊,小便不利,谵语,一身不可转侧,属柴胡加龙骨牡蛎汤。

火逆下之,因烧针烦躁,属桂枝甘草龙骨牡蛎汤。

太阳病,脉浮而动数,浮则为风,数则为热,动则为痛,数则为虚。头痛发热,微盗汗出,而反恶寒,其表未解。医反下之,动数则迟,头痛即眩,一云膈内拒痛。胃中空虚,客气动膈,短气躁烦,心中懊憹,阳气内陷,心下因坚,则为结胸,属大陷胸汤。若不结胸,但头汗出,其余无有,齐颈而还,小便不利,身必发黄,属柴胡栀子汤。

【语译】 伤寒病,经过十三天未愈,见胸胁胀满呕吐,傍晚发潮热而且轻微下利,这本来应该用柴胡汤攻下,攻下后大便仍不得通利,而现在反而出现轻微下利,由此知道是医生用丸药攻下的结果,这是不正确的治法。潮热的,是里实的见证,应先用柴胡汤解表,然后再用柴胡加芒硝汤治疗。

伤寒十三天,过经传入阳明,而见谵语,这是里热的表现,应当用汤药攻下。如果小便通利的,大便应当硬结,现在反而下利,脉调和的,知道是医生误用丸药攻下的结果,是错误的治疗。如果是病人自下利的,脉应当微弱,四肢厥冷,今反而调和的,这是内实的证候,属承气汤证。

伤寒八九天,误用攻下,见胸部胀满,烦扰惊惕,小便不通利,谵语,全身沉重不能转侧,可用柴胡加龙骨牡蛎汤。

误用火法而导致的病变,又用下法来治疗,因为烧针而引起烦躁的,可用桂枝甘草龙骨牡蛎汤。

太阳病,脉浮而动数,浮则风邪在表,数则身体有热,动则主痛,数则主虚。头痛发热,微发盗汗,而反有恶寒,这是表邪未解。医生反而误用下法,以致动数的脉变为迟脉,证见头痛目眩(一种说法:胸膈内疼痛拒按),胃气空虚,邪气侵犯胸膈,则见呼吸短促,烦躁不安,心中郁闷不舒,由于阳热邪气内陷,心下因而硬满,以致成为结胸,可用大陷胸汤。若不结胸,只是头上出汗,颈项以下都没有汗,小便不通利,身体必定发黄,可用柴胡栀子汤。

伤寒五六日,呕而发热,柴胡汤证具,而以他药下之,柴胡证仍在,复与柴胡汤。此虽已下,不为逆也。必蒸蒸而振[1],却发热汗出而解。若心下满而坚痛者,此为结胸,属大陷胸汤。若但满而不痛者,此为痞,柴胡复不中与也,属半夏泻心汤。

本以下之,故心下痞,与之泻心,其痞不解,其人渴而口燥,小便不利者,属五苓散。一方言忍之一日乃愈。

伤寒中风,医反下之,其人下利日数十行,谷不化,腹中雷鸣,心下痞坚而满,干呕而烦,不能得安。医见心下痞,为病不尽,复重下之,其痞益甚,此非结热,但胃中虚,客气上逆,故使之坚,属甘草泻心汤。

伤寒,服汤药,而下利不止,心下痞坚,服泻心汤已。后以他药下之,利不止,医以理中与之,利益甚。理中理中焦,此利在下焦,属赤石脂禹余粮汤。若不止者,当利其小便。

注[1] 蒸蒸而振　指热气向外蒸腾,精神兴奋。

【语译】　伤寒已经五六天,呕吐而且发热,柴胡汤的主要症状已经具备,而用了其他药物攻下,误下后柴胡证仍在的,可再给予柴胡汤。这是虽已误下,病情尚未成逆。再用柴胡汤后,必定蒸蒸而振,然后发热汗出而愈。假如心下满而硬痛的,这是结胸证,可用大陷胸汤。倘若心下只满闷而不硬痛的,这是痞证,柴胡汤已不适用了,可用半夏泻心汤。

　　原来是因误下而致心下痞满,用了泻心汤,痞证却未解除,病人渴而口燥,小便不利的,可用五苓散。此外,另有一说,若能忍耐不饮,坚持一天即可痊愈。

　　患伤寒或中风病,医生反而用攻下法,以致病人下利一天数十次,水谷不能消化,腹中漉漉鸣响,心下痞硬而胀满,干呕心烦,不得安宁。医生见到心下痞满,认为病未除尽,又再用攻下,下后病人心下痞满更甚,这并不是热邪痞结,而是胃中虚,邪气上逆,所以致痞且硬,可用甘草泻心汤。

　　伤寒病,服攻下的汤药,见下利不止,心下痞硬。服过泻心汤之后,又用其他药攻下,下利仍不止。医生又用理中汤治疗,下利更甚。理中汤可调理中焦虚寒,现在的下利病在下焦,可用赤石脂禹余粮汤。假如再不止的,应当利其小便。

　　太阳病,外证未除,而数下之,遂挟热而利不止,心下痞坚,表里不解,属桂枝人参汤。

　　伤寒吐后,腹满者,与承气汤。

　　病者无表里证,发热七八日,脉虽浮数者,可下之。假令下已,脉数不解,今热则消谷喜饥,至六七日不大便者,有瘀血,属抵当汤。若脉数不解,而不止,必夹热,便脓血。

　　太阳病,医反下之,因腹满时痛,为属太阴,属桂枝加芍药汤。

　　大实痛,属桂枝加大黄汤。

　　伤寒六七日,其人大下后,脉沉迟,手足厥逆,下部脉不至,喉咽不利,唾脓血,泄利不止,为难治,属麻黄升麻汤。

　　伤寒,本自寒下,医复吐下之,寒格更遂吐,—本作更逆吐下。食入即出,属干姜黄芩黄连人参汤。

　　【语译】　太阳病,表证未解,而屡用攻下,于是导致挟表热而下利不止,心下痞硬,为表里之证不解,可用桂枝人参汤。

　　伤寒病,误用吐法后,腹部胀满,给予承气汤。

病人没有表、里之证,已发热七八天,脉虽浮数的,也可用攻下。假使攻下后,脉数不解,今见发热而消谷善饥,六七天不大便的,为内有瘀血,可用抵当汤。假如脉数不解,而下利不止,必挟有邪热,大便带脓血。

太阳病,医生反用攻下,因而引起腹部胀满,时而疼痛,这是邪陷太阴,可用桂枝加芍药汤。

腹部大实痛,可用桂枝加大黄汤。

伤寒六七日,病人经误用峻下后,见脉沉迟,手足厥逆,尺脉摸不到,咽喉吞咽不利,吐出脓血,而又下利不止,病属难治,可用麻黄升麻汤。

伤寒病,原来是里寒下利,医生又用吐法治疗,以致里寒更甚而格热于外,使呕吐更甚(另一版本作里寒更格逆于里,而致呕吐泻下),饮食入口即吐,可用干姜黄芩黄连人参汤。

病可温证第九

【提要】 本篇全面论述可用温法治疗的各种脉证。

大法,冬宜服温热药及灸。

师曰:病发热头痛,脉反沉,若不差,身体更疼痛,当救其里,宜温药,四逆汤。

下利,腹满,身体疼痛,先温其里,宜四逆汤。

自利,不渴者,属太阴,其脏有寒故也,当温之,宜四逆辈。

少阴病,其人饮食入则吐,心中温温欲吐,复不能吐。始得之,手足寒,脉弦迟。若膈上有寒饮,干呕者,不可吐,当温之,宜四逆汤。

少阴病,脉沉者,急当温之,宜四逆汤。

下利,欲食者,就当温之。

下利,脉迟紧,为痛未欲止,当温之。得冷者满,而便肠垢。

下利,其脉浮大,此为虚,以强下之故也。设脉浮革,因尔肠鸣,当温之,宜当归四逆汤。

少阴病,下利,脉微涩者,即呕,汗出,必数更衣,反少,当温之。

伤寒,医下之,续得下利清谷不止,身体疼痛,急当救里,宜温之,以四逆汤。

【语译】　一般的治则,冬季宜服温热药物和使用灸法。

老师说:病人发热头痛,而脉反见沉,若病不减,身体疼痛更甚,应当救治其里,宜温药,用四逆汤。

下利,腹胀满,身体疼痛,可先温其里,宜用四逆汤。

自利,口不渴的,属于太阴病,这是因为本脏虚寒的缘故,应当用温法,宜用四逆汤之类的方药。

少阴病,患者饮食入口则呕吐,心中泛泛欲吐,而又不能吐。初得病时,手足冷,脉弦迟。如果膈上有寒饮而干呕的,不可用吐法,应当用温法,宜用四逆汤。

少阴病,脉沉的,应当急用温法治疗,宜用四逆汤。

下利,想饮食的,就应当用温法。

下利,脉迟紧的,是腹痛未止,应当用温法。如果误用寒凉则生胀满,而出现大便下垢浊之物。

下利,脉浮大,这是虚象,为强用攻下的缘故。如果脉见浮革,因而肠鸣的,应当用温法,宜用当归四逆汤。

少阴病,病人下利,脉微涩的,若呕而汗出,必频频欲解大便,而大便量反而很少,应当用温法。

伤寒病,经医生误下后,继而出现下利清谷不止,身体疼痛,急须救治其里,宜用温法,用四逆汤。

病不可灸证第十

【提要】　本篇论述不宜用灸法的脉证以及误治后的变证。

微数之脉,慎不可灸,因火为邪,则为烦逆,追虚逐实[1],血散脉中[2]，火气虽微，内攻有力，焦骨伤筋[3]，血难复也。

脉浮，当以汗解，而反灸之，邪无从去，因火而盛，病从腰以下必当重而痹，此为火逆。若欲自解，当先烦，烦乃有汗，随汗而解。何以知之？脉浮，故知汗出当解。

脉浮，热甚，而灸之，此为实，实以虚治，因火而动，咽燥必唾血。

注[1] 追虚逐实　血本虚，而更用火法，劫伤阴分，是为"追虚"；热本实，而更用火法，增加里热，是为"逐实"。

[2] 血散脉中　指火邪内攻，火邪随血脉而流散。

[3] 焦骨伤筋　指火毒危害极烈，营血为火所灼，筋骨失去濡养。

【语译】　脉微数的，切不可用灸，因火为害，则引起烦乱上逆，导致阴血更虚，邪热更炽，火热之邪随血脉流散，火气虽然微小，内攻却非常有力，造成焦骨伤筋，阴血亏耗而难以恢复。

脉浮，当用发汗解表，反用灸法，则病邪不能出，因火助邪而病势更甚，病从腰部以下必见沉重而麻痹，这是火逆而致。若自行转愈的，必先见心烦，烦后汗出，病邪随汗出而解。怎样知道呢？因见脉浮，所以知道汗出而愈。

脉浮，热重的病人，误用灸法，病本是实证，实证作虚证治疗，阴血被火热迫灼，必致咽燥吐血。

病可灸证第十一

【提要】　本篇论述可用灸法的脉证及其预后。

烧针令其汗，针处被寒，核起而赤者，必发贲豚。气从少腹上撞者，灸其核上一壮，一本作作一壮。与桂枝加桂汤。

少阴病，得之一二日，口中和，其背恶寒者，当灸之。

少阴病，其人吐利，手足不逆，反发热，不死。脉不至者，灸其少阴七壮。

少阴病，下利，脉微涩者，即呕，汗出，必数更衣，反少，当温其上,灸之。一云灸厥阴可五十壮。

诸下利,皆可灸足大都五壮,一云七壮。商丘、阴陵泉皆三壮。

下利,手足厥,无脉,灸之不温,反微喘者,死。少阴负跌阳者,为顺也。

伤寒六七日,其脉微,手足厥,烦躁,灸其厥阴。厥不还者,死。

伤寒,脉促,手足厥逆,可灸之,为可灸少阴、厥阴,主逆。

【语译】 用烧针使病人发汗,针刺部位受寒,而起红色核块的,必然发奔豚。证见气从少腹上冲的,可用艾在核上灸一壮(另一版本作"各一壮"),并给予桂枝加桂汤。

得了少阴病一二天,口中和,其背部恶寒的,应用灸法。

少阴病,患者呕吐下利,但手足并不厥冷,反见发热,这不是死候。如果脉搏一时不至的,可急灸少阴经太溪穴七壮。

少阴病,下利,脉微涩的,即呕吐,汗出,必频频欲解大便,但大便量反少,当温其上,用灸法(另一种说法:可灸厥阴经五十壮)。

凡下利病,都可以灸足上大都穴五壮(另一种说法灸七壮),商丘、阴陵泉各三壮。

下利,手足厥冷,脉搏按不到,用灸法后手足仍不转温,反见微喘的,是死候。如果足少阴经太溪穴的脉比足跌阳脉略小的,这是顺候。

伤寒六七天,患者脉微,四肢厥冷,烦躁不安,可灸厥阴经的穴位。若四肢厥冷仍不转温的,是死候。

伤寒病,脉促,四肢厥冷,可用灸法,可灸少阴、厥阴经穴位,主治厥逆证。

病不可刺证第十二

【提要】 本篇论述不宜针刺的各种情况和脉证。

大怒无刺,大,一作新。已刺无怒。已,一作新。新内[1]无刺,已刺无内。大劳无刺,大,一作新。已刺无劳。大醉无刺,已刺无醉。大饱无刺,已刺无饱。大饥无刺,已刺无饥,大渴无刺,已刺无渴。无刺大惊,无刺熇熇[2]之热,无刺漉漉[3]之汗,无刺浑浑之脉。身热甚,阴阳皆争[4]者,勿刺也。其可刺者,急取之,不汗则泄,所谓勿刺者,有死征也。无刺病与脉相逆者。上工刺未生,其次刺未盛,其次刺已衰,粗工逆此,谓之伐形。出《九卷》。

注[1] 内 此指房事。

[2] 熇熇(hè hè 贺贺) 火势炽盛的样子。

[3] 漉漉(lù lù 鹿鹿) 汗出淋漓的样子。

[4] 阴阳皆争 指脉搏浮沉皆盛。

【语译】 大怒时(一说刚发怒后)不可针刺,已针(一说刚针刺)刺后不要发怒。刚过性生活不可针刺,已针刺后不可行性生活。重劳动(一说刚劳动)后不可针刺,已针刺后不要从事重劳动。大醉时不可针刺,已针刺后不要醉酒。太饱时不可针刺,已针刺后不要吃得太饱。太饥饿时不要针刺,已针刺后不要饥饿。大渴时不可针刺,已针刺后不要使之口渴。不要针刺大惊恐的病人,不要针刺火热炽盛的病人,不要针刺大汗淋漓的病人,不要针刺脉搏盛大的病人。身发大热,脉浮沉皆盛的,不可针刺。当其可刺之时,就应急刺之,即使不出汗,病邪亦可得泄。所谓不可针刺的,是因为已有死的征象。病证与脉象相反的,不可针刺。高明的医生针刺在病未发之时,其次针刺病邪未盛,再次针刺病邪已衰退,技术粗浅的医生,则完全违反上述的针刺法则,这叫做攻伐形体(出自《九卷》)。

病可刺证第十三

【提要】 本篇论述宜用针刺的体征和症状,及针刺的具体方法。

太阳病,头痛,至七日,自当愈,其经竟[1]故也。若欲作再经者,当针足阳明,使经不传则愈。

太阳病,初服桂枝汤,而反烦不解者,当先刺风池、风府,乃却与桂枝汤则愈。

伤寒,腹满而谵语,寸口脉浮而紧者,此为肝乘脾,名纵[2],当刺期门。

伤寒,发热,啬啬恶寒,其人大渴,欲饮酢[3]浆者,其腹必满,而自汗出,小便利,其病欲解,此为肝乘肺,名曰横[4],当刺期门。

阳明病,下血而谵语,此为热入血室。但头汗出者,当刺期门,随其实而泻之,濈然[5]汗出者则愈。

妇人中风,发热恶寒,经水适来,得之七八日,热除,脉迟,身凉,胸胁下满,如结胸状,其人谵语,此为热入血室,当刺期门,随其虚实而取之。《平病》云:热入血室,无犯胃气及上二焦。与此相反,岂谓药不谓针耶?

太阳与少阳并病,头痛,颈项强而眩,时如结胸,心下痞坚,当刺大杼第一间,肺俞、肝俞,慎不可发汗,发汗则谵语,谵语则脉弦。谵语五日不止,当刺期门。

注[1] 竟 尽。

[2] 纵 指克制所胜之脏。按五行相克关系,其势顺,故曰"纵"。

[3] 酢 醋的本字。

[4] 横 指反侮所不胜之脏。其势横肆无忌,故曰"横"。

[5] 濈(jī辑)然 迅疾。

【语译】 太阳病,头痛,到了第七天,应当自愈,这是因为太阳经已经行尽的缘故。若有继续发展而传经的趋势,应当针刺足阳明经穴,使邪不传经,则病可痊愈。

太阳病,初服桂枝汤,反见心烦不解的,应当先刺风池,风府穴,然后再服桂枝汤,就可痊愈。

伤寒病,腹胀满而谵语,寸口脉浮而紧的,这是肝克脾,叫做纵,应当针刺期门穴。

伤寒病,发热而畏缩怕冷,病人大渴,喜欢喝醋浆的,腹部必定胀满,若自汗出,小便通利,为病邪欲解,这是肝反侮肺,叫做横,应当针刺期门穴。

阳明病,便血,谵语,这是热入血室。若只有头部出汗的,应当针刺期门穴,顺其邪实的所在而泻之,微微出汗的,则病可向愈。

妇人感受风邪,发热恶寒,正遇月经来潮,得病七八天,热退,脉转迟,身体凉和,但有胸胁胀满,如结胸之状,病人谵语,这是热入血室,应当针刺期门穴,根据病情的虚实而取穴治疗。《平病》说:热入血室,治疗时不应侵犯胃气及中、上二焦。若与此相违背,难道只是讲药治而不讲针治吗?

太阳与少阳并病,头痛,颈项强而目眩,时如结胸那样,心下痞硬,应当针刺大杼第一间,肺俞、肝俞穴,切不可发汗,如误发汗,则会发生谵语,谵语则脉弦。若谵语五天不止的,应当针刺期门穴。

少阴病,下利,便脓血者,可刺。

妇人伤寒,怀身腹满,不得小便,加从腰以下重,如有水气状,怀身七月,太阴当养不养,此心气实,当刺泻劳宫及关元,小便利则愈。

伤寒,喉痹,刺手少阴。少阴在腕,当小指后动脉是也,针入三分,补之。

问曰:病有汗出而身热烦满,烦满不为汗解者何?对曰:汗出而身热者,风也;汗出而烦满不解者,厥也,病名曰风厥也。太阳主气,故先受邪,少阴与为表里也,得热则上从之,从之则厥。治之,表里刺之,饮之汤。

热病三日,气口静,人迎躁者,取之诸阳五十九刺,以泻其热,而出其汗,实其阴,以补其不足。所谓五十九刺者,两手外内侧各三,凡十二痏[1];五指间各一,凡八痏;足亦如是;头入发一寸傍三分,各三,凡六痏;更入发三寸,边各五,凡十痏;耳前后、口下、项中各一,凡六痏;巅上一。

注[1] 痏(wěi 委) 孔穴、疮口。

【语译】 少阴病,下利,大便有脓血的,可用针刺疗法。

妇人伤寒,已怀孕,腹胀满,不得小便,自腰以下觉沉重,像有水气的样子,怀孕到了七个月,正当太阴经养胎的时候,得不到滋养,这是心气实,应当针刺泻劳宫、关元穴,小便通利则痊愈。

伤寒病,咽喉痹痛,针刺手少阴的腕侧,正对尾指后面动脉应手的穴上,即神门穴,针刺入三分,用补法。

问:病人有汗出,而身热、心烦、胸满、心烦、胸满而不因汗出而愈,这是为什么? 答:汗出而身发热的,是风邪;汗出而心烦胸满不愈的,是气上逆而阴阳失调的厥证,病名叫做风厥。太阳主诸阳之气,故先受病邪,少阴与太阳相表里,太阳受邪身热,身热则少阴之气上逆,上逆则成厥证。治疗方法,应于太阳之表、和少阴之里来针刺,并服汤药。

热病已三天,如果气口脉象平静,而人迎部躁动的,选取诸阳经治热病的五十九穴,以泻其在表之热,泄出其汗,并配用充实阴经的针法,以补其不足。所谓治热病的五十九个穴位,就是两手内、外各三穴,左右共十二穴;在五指指缝间各有一穴,左右共八穴;足上也一样;头上入前发际一寸的上星穴旁开三分,各有三穴,左右共六穴;再从入发际的中行向后三寸的两边各有五穴,左右共十穴;耳前后,口下,项中各一穴,共六穴;巅顶一穴。

热病先肤痛,窒鼻充面[1],取之皮,以第一针[2]五十九。苛菌为轸—云苛轸。鼻[3],索皮于肺,不得,索之火。火,心也。

热病,嗌干多饮,善惊,卧不能安,取之肤肉,以第六针[4]五十九。目眦赤,索肉于脾,不得,索之木。木,肝也。

热病而胸胁痛,手足躁,取之筋间,以第四针[5],针于四达。一作逆。筋辟目浸[6],索筋于肝,不得,索之金。金,肺也。

热病数惊,瘛疭而狂,取之脉,以第四针,急泻有余者。癫疾,毛发去,索血—作脉。于心,不得,索之水。水,肾也。

热病而身重骨痛,耳聋而好瞑,取之骨,以第四针五十九。骨病食齼牙齿,耳清,索骨于肾,无—本作不。得,索之土。土,脾也。

注[1] 充面　面部浮肿。

　　[2] 第一针　指镵针。

　　[3] 苛菌为轸(zhěn 诊)鼻　指鼻生细密之疹。苛,细、密。轸,通“疹”。

　　[4] 第六针　指员利针。

　　[5] 第四针　指锋针。

　　[6] 筋辟目浸　指足病不能行,两目流泪不止。

【语译】　热病先见皮肤疼痛,鼻塞,面部浮肿,是邪在皮毛,当用九针中之第一针即镵针,在治疗热病的五十九个腧穴中选取穴位进行浅刺。若疥疮的毒菌使鼻部生细密之疹(一说鼻部有痒疹),是病在肺,治当浅刺皮部而调肺气,如果达不到治疗目的,应取火脏的俞穴。火脏是心脏,泻火以治金。

热病,咽干多饮,易惊,不能安卧,是热在肌肉,以九针中的第六针员利针选刺五十九穴中的穴位。如果目眦红赤,治在肌肉及脾,如果达不到治疗目的,应取木脏的俞穴。木脏是肝脏,泻木以安土。

热病,见胸胁痛,手足躁动,是热在筋,以九针中的第四针锋针刺其四肢(一本作四肢厥逆)。如果足病不能行,眼睛流泪不止,治在筋及肝,如果达不到治疗目的,应取金脏的俞穴。金脏是肺脏,补金以制木。

热病而多惊,抽搐而狂躁,是热传血脉,以九针中的锋针急泻其血中有余的邪热。如因癫狂,毛发脱落,治在血(“血”一本作“脉”)及心,如仍达不到治疗目的,应取水脏的俞穴。水脏是肾脏,补水以制火。

热病而肢体重痛,耳聋而喜合目,是热邪伤骨,以九针中的锋针刺五十九穴。骨病,食物腐蚀牙齿,耳朵清冷,治在骨及肾,如没有(没有一本作达不到)治疗效果,可取土脏的俞穴。土脏是脾脏,补土以制水。

热病,先身涩傍敖[1],傍敖,《太素》作倚。烦闷,干唇嗌,取之第一针五十九。肤胀,口干,寒汗【此后疑脱出字】。

热病,头痛,摄摄,一作颛颛。目脉紧,善衄,厥热也,取之以第三针[2],视有余不足。寒热病【前三字疑衍】。

热病,体重,肠中热,取之以第四针,于其输及下诸指间,索气于胃络,得气也。

热病,侠脐痛急,胸胁支满,取之涌泉与太阴、阳明,一云阴陵泉。以第四针,针嗌里。

热病而汗且出,及脉顺可汗者,取之鱼际、太渊、大都、大白。泻之则热去,补之则汗出。汗出太甚者,取踝上横文以止之。

热病七日、八日,脉口动,喘而眩者,急刺之。汗且自出,浅刺手大指间。

热病,先胸胁痛,手足躁,刺足少阳,补手太阴,病甚,为五十九刺。

热病,先手臂痛,刺手阳明、太阴而汗出止。

热病,始于头首者,刺项太阳而汗出止。

热病,先身重骨痛,耳聋目瞑,刺足少阴,病甚,为五十九刺。一云刺少阳。

热病,先眩冒而热,胸胁满,刺足少阴、少阳。

热病,始足胫者,先取足阳明而汗出。

注[1] 傍敖 如同"旁薄",广泛之意。
[2] 第三针 指锃针。

【语译】 热病,先见全身(《太素》作"倚")干涩不润,心中烦闷,唇干咽燥,用第一针的镵针刺五十九穴。本病还有腹胀、口干、出冷汗等证。

热病,头痛,颞部(一本作"颛颛")与眼睛之间的经脉紧缩,常衄血,这是盛热上冲所致的厥热病,用锃针针刺,根据疾病的

279

有余、不足而施治。

热病,体重,肠中有热,可用锋针针刺脾胃二经的腧穴及足趾间诸穴,再取胃之别络,以得气为度。

热病,挟脐疼痛拘急,胸胁支撑胀满,取足少阴经的涌泉穴及足太阴、足阳明(另一种说法:阴陵泉)两经穴位,并用锋针刺廉泉穴。

热病而汗将出,脉与证相符,可用汗法的,当取手太阴经的鱼际、太渊穴和足太阴经的大都、太白穴。用泻法则热去,用补法则汗出。如汗出太多的,可取踝上横纹处的三阴交,用泻法以止汗。

热病七、八天,气口脉躁动,气喘而眩晕的,急刺之,汗将自出,应浅刺手大指之少商穴。

热病,先见胸胁痛,手足躁动的,刺足少阳胆经,补手太阴肺经,病邪甚的,针刺五十九穴。

热病,先见手臂痛的,刺手阳明、太阴两经,汗出则热除痛止。

热病,症状从头部开始的,针刺项部太阳经穴位,汗出则病止。

热病,先身体沉重,骨节痛,耳聋,眼睛爱闭的合,针刺足少阴,病邪甚,针刺五十九穴(另一种说法"刺少阳")。

热病,先见眩晕而发热,胸胁苦满的,刺足少阴、少阳两经。

热病,症状由足胫部开始的,先取足阳明经,汗出后病止。

病不可水证第十四

【提要】　本篇论述忌用水疗法的脉证以及误用所致的变证。

发汗后,饮水多者,必喘。以水灌之,亦喘。

伤寒,大吐、大下之,极虚,复极汗者,其人外气怫郁,复与之水,以发其汗,因得哕,所以然者,胃中寒冷故也。

阳明病,潮热,微坚,可与承气汤。不坚,勿与之。若不大便六七日,恐有燥屎,欲知之法,可与小承气汤。若腹中不转失气者,此为但头坚后溏,不可攻之,攻之必腹满,不能食,欲饮水者,即哕。

阳明病,若胃中虚冷,其人不能食,饮水即哕。

下利,其脉浮大,此为虚,以强下之故也。设脉浮革,因尔肠鸣,当温之,与水即哕。

病在阳,当以汗解,而反以水噀[1]之,若灌之,其热却不得去,益烦,皮上粟起,意欲饮水,反不渴,宜文蛤散。若不差,与五苓散。若寒实结胸,无热证者,与三物小陷胸汤,白散亦可。身热皮粟不解,欲引衣自复,若以水噀之洗之,益令热却不得出。当汗而不汗,即烦。假令汗出已,腹中痛,与芍药三两,如上法。

寸口脉浮大,医反下之,此为大逆。浮即无血,大即为寒,寒气相搏,即为肠鸣,医乃不知,而反饮水,令汗大出,水得寒气,冷必相搏,其人即饐[2]。

寸口脉濡而弱,濡即恶寒,弱即发热,濡弱相搏,藏气衰微,胸中苦烦,此非结热,而反薄居水渍[3]布,冷铫[4]贴之,阳气遂微,诸腑无所依,阴脉凝聚,结在心下,而不肯移,胃中虚冷,水谷不化,小便纵通,复不能多,微则可救,聚寒心下,当奈何也。

注[1] 噀(xùn 训) 喷洒。

[2] 饐(yē 椰) 即噎证。

[3] 渍(zì 字) 浸泡。

[4] 铫(diào 掉) 吊子,一种有柄有流的小烹器。

【语译】 发汗以后,饮水过多的,必见喘促。如用水灌洗,也会喘促。

伤寒,大吐大下后,已极度虚弱,又大发其汗的,导致患者阳热郁阻在表,若再用水疗法,以发其汗,可引起呃逆,所以会这样,是由于胃中寒冷的缘故。

　　阳明病,发潮热,大便稍硬结,可用承气汤。如不硬结,不可用。假若不大便六七天,恐有燥屎停积,探测的方法,可给小承气汤,服后腹中不转矢气的,是大便初硬后溏之兆,不可攻下,若用攻下,必见腹满,不能进食。要饮水的,即会发生呃逆。

　　阳明病,若胃中虚寒,患者不能进食,想喝水的就会发生呃逆。

　　下利,脉浮大的,这是正气虚,是妄用攻下所致。假如脉浮革,因而肠鸣,应当温补,若给喝水,则发生呃逆。

　　病在太阳,应当发汗解表,而反用水喷洒或灌水的方法治疗,邪热被水郁而不得除,病人心烦更甚,肌表有粟粒状突起,想要喝水,但又不是真正口渴,宜用文蛤散。如病势未减,用五苓散。若是寒实结胸,没有热象的,用三物小陷胸汤,也可用白散。身热、皮肤粟起不解除,欲引衣自盖,若用水喷洒洗涤,更使邪热内郁而不能外达。该汗出而不汗出,就会发生烦躁。假如汗出后,腹中疼痛,给予芍药三两,如上法服用。

　　寸口脉浮大,医生反用下法,这是治疗上的大错。因为脉浮是无血,脉大是寒,寒气相搏,引起肠鸣,医生不明病理,反而施用饮水的方法,使其汗大出,水邪遇到寒气,与里寒相搏,患者即出现噎证。

　　寸口脉濡弱,濡见恶寒,弱见发热,濡弱相搏,五脏阳气衰弱,胸中烦闷,这不是热邪蕴结,而反用水浸布敷贴,或用小烹器盛水冷敷,使阳气更加衰微,六腑无所依,阴脉凝聚,结在心下不散,胃中虚冷,水谷不能运化,纵然小便通,但又量不多,症状轻者可以救治,若寒气结聚心下,就没有什么办法了。

病可水证第十五

　　【提要】　本篇论述宜饮水及服利水剂的脉证和机理。

　　太阳病,发汗后,若大汗出,胃中干燥,烦不得眠,其人欲饮水,当稍饮之,令胃中和则愈。

厥阴病,渴欲饮水者,与水饮之即愈。

太阳病,寸口缓,关上小浮,尺中弱,其人发热而汗出,复恶寒,不呕,但心下痞者,此为医下也。若不下,其人复不恶寒而渴者,为转属阳明。小便数者,大便即坚,不更衣十日,无所苦也。欲饮水者,但与之,当以法救,渴宜五苓散。

寸口脉洪而大,数而滑,洪大则荣气长,滑数则胃气实,荣长则阳盛,怫郁不得出身,胃实则坚难,大便则干燥,三焦闭塞,津液不通,医发其汗,阳盛不周,复重下之,胃燥热畜,大便遂摈[1],小便不利,荣卫相搏,心烦发热,两眼如火,鼻干面赤,舌燥齿黄焦,故大渴。过经成坏病,针药所不能制,与水灌枯槁,阳气微散,身寒温衣复,汗出表里通,然其病即除。形脉多不同,此愈非法治,但医所当慎,妄犯伤荣卫。

霍乱而头痛发热,身体疼痛,热多欲饮水,属五苓散。

呕吐而病在膈上,后必思水者,急与猪苓散。饮之水亦得也。

注[1] 大便遂摈(bìn 宾) 谓大便秘结不通。摈,通"宾",留止之意。

【语译】 太阳病,发汗后,若汗出太多,胃中干燥,心烦而不能安睡,病人想饮水,当少量给予,使胃燥得润,胃气调和,则病自愈。

厥阴病,口渴想要饮水的,给水喝后,便能向愈。

太阳病,寸脉缓,关脉小浮,尺脉弱,病人发热汗出,又见恶寒而不呕吐,但觉心下痞满的,这是医生误下的变证。假如没有经过误下,病人又不恶寒而口渴的,是病转属阳明。小便频数的,大便即硬结,即使不大便十多天,也不感到痛苦。假如想饮水的,可以给他水喝,要根据病情,进行适当的治疗,如见口渴的,宜用五苓散。

寸口脉洪而大,数而滑,洪大为荣气旺,滑数为胃气实,荣气旺则阳盛,郁热不能透达肌表,胃气热则大便坚结难出,三焦气机闭塞,津液不能通调,若医者用发汗治之,阳气虽盛而汗出不均,再用下法治之,胃肠干燥热气内蓄,大便不通,小便不利,荣卫之气相搏,病人心烦发热,两目灼热如火,鼻干面赤,舌干燥,齿焦黄,所以口大渴。这是病情恶化过经而成坏病,针和药都不能制止。用水浇浴病者枯槁之体,使阳气微散,身怕冷爱盖衣被,汗出表里气机畅通,其病即会消除。身形与脉多不一致,此病之愈,不是按常法而治,医者应当谨慎,不要乱伤荣卫之气。

霍乱病头痛发热,身体疼痛,如热多而想喝水,可用五苓散。

呕吐而病变在膈上,吐后必定想饮水的,急予五苓散治疗。用饮水方法进行治疗也可以得愈。

病不可火证第十六

【提要】 本篇论述忌用火热疗法的脉证和误治所致的变证,以及其治疗与预后。

太阳中风,以火劫发其汗,邪风被火热,血气流泆【洪通溢】,失其常度,两阳相熏灼,其身发黄。阳盛则欲衄,阴虚小便难,阴阳俱虚竭,身体则枯燥,但头汗出,齐颈而还,腹满而微喘,口干咽烂,或不大便,久则谵语,甚者至哕,手足躁扰,循衣摸床。小便利者,其人可治。

太阳病,医发其汗,遂发热而恶寒,复下之,则心下痞,此表里俱虚,阴阳气并竭,无阳则阴独,复加火针,因而烦,面色青黄,肤眴,如此者为难治。今色微黄,手足温者愈。

伤寒,加温针必惊。

阳脉浮,阴脉弱,则血虚,血虚则筋伤。其脉沉者,荣气微也;其脉浮,而汗出如流珠者,卫气衰也。荣气微,加烧针,血留不行,更发热而躁烦也。

伤寒,脉浮,而医以火迫劫之,亡阳惊狂,卧起不安,属桂枝去芍药加蜀漆牡蛎龙骨救逆汤。

【语译】 太阳病的中风证，以火法强发其汗，风邪被火热相迫，血气流溢，失却正常规律，风火交相熏灼，致病人身体发黄。热盛迫血于上则衄血，阴虚津亏于下则小便困难，阴阳俱亏耗，身体则枯燥，只头上有汗，到颈部为止，腹满而微微气喘，口干，咽喉溃烂，或大便不通，病久则谵语，严重的出现呃逆、手足躁扰不安、循衣摸床等症。此时如果小便通利的，病还可治。

太阳病，医生用了发汗法，病人仍发热恶寒，又用了攻下法，则致心下痞满。此时表里俱虚，阴阳之气都受到损耗而衰竭，阳气虚而阴邪独留，若又再用烧针，误而又误，因而心烦，面色青黄，肌肤瞤动，这种情况为难治。现在面色微黄，手足温暖的，可治愈。

伤寒病，加用温针治疗，必定导致惊惕不安。

寸脉浮，尺脉弱，则为血虚，血虚则筋脉失养而受伤。患者脉沉的，是荣气微弱；脉浮而且汗出如流珠的，是卫气衰微。荣气微弱，加用烧针，则气血凝滞不行，以致发热更甚而烦躁。

伤寒病，脉浮，医生用火法强行发汗，以致亡阳，惊惕狂乱，起卧不安，可用桂枝去芍药加蜀漆牡蛎龙骨救逆汤。

问曰：得病十五、十六日，身体黄，下利，狂欲走。师脉之，言当下清血[1]如豚肝，乃愈。后如师言，何以知之？师曰：寸口脉阳浮阴濡弱，阳浮则为风，阴濡弱为少血，浮虚受风，少血发热，恶寒洒淅[2]，项强头眩。医加火熏，郁令汗出，恶寒遂甚，客热因火而发，怫郁蒸肌肤，身目为黄，小便微难，短气，从鼻出血。而复下之，胃无津液，泄利遂不止，热瘀在膀胱，畜结成积聚，状如豚肝，当下未下，心乱迷愦，狂走赴水，不能自制。畜血若去，目明心了。此皆医所为，无他祸患。微轻得愈，极者不治。

注[1] 清血　此指大便带血。
　　[2] 洒淅　寒栗的样子。

【语译】 问：发病已十五六天，身体发黄，下利，发狂而欲奔走。老师诊脉后说，病人应当泻下猪肝色的大便，才会痊愈。

后来情况果然像老师说的那样,怎么知道会这样呢?老师说:寸脉浮而尺脉濡弱,寸脉浮则为风,尺脉濡弱为血虚,感受风邪故脉浮虚,血虚故发热,恶寒洒淅,项强,头眩。此时医生加用火熏,郁迫其出汗,以致恶寒更甚,邪热因火熏而发,郁结于肌肤,使全身与目发黄,小便稍难,短气,鼻衄。而再误下,致胃中津液亏损,泄泻不止,瘀热蓄结膀胱而成积聚,积聚物状如猪肝,这些积聚物当下而未能下,邪热扰乱心神,致心乱昏愦,发狂而奔走投水,不能自制。假若蓄血能排除,则两目明了,心神安定。以上病情的变化,这都是医生所造成的,并非其他祸患所致。如果病情轻微就能治愈,病情危重的,就难于治愈。

伤寒,其脉不弦紧而弱者,必渴,被火必谵言。弱者发热,脉浮,解之,当汗出愈。

太阳病,以火熏之,不得汗,其人必躁,到经不解,必有清血。

阳明病,被火,额上微汗出,而小便不利,必发黄。

阳明病,其脉浮紧,咽干口苦,腹满而喘,发热汗出,而不恶寒,反偏恶热,其身体重,发其汗则躁,心愦愦[1]而反谵语,加温针必怵惕,又烦躁不得眠。

少阴病,咳而下利,谵语,是为被火气劫故也,小便必难,为强责少阴汗出。

太阳病二日,而烧瓦熨其背,大汗出,火气入胃,胃中竭燥,必发谵语,十余日振而反汗出者,此为欲解。其汗从腰以下不得汗,其人欲小便反不得,呕欲失溲,足下恶风,大便坚者,小便当数,而反不数及多,便已,其头卓然而痛,其人足心必热,谷气下流故也。

注[1] 愦愦(kuì 溃) 混乱。

【语译】 伤寒病,脉不弦紧而弱的,必见口渴,如用火熏取汗,必然出现谵语。脉弱的病人出现发热,若脉浮的,应当解表,汗出则病愈。

太阳病,用火熏治疗,如不得汗,病人必然发生烦躁,经六、七天仍然不愈,必见大便下血。

阳明病,误用火法治疗后,额部微微出汗,而小便不通利,必见肌肤发黄。

阳明病,患者脉浮紧,咽干口苦,腹满而呼吸喘促,发热汗出而不恶寒,反恶热,周身沉重,若发其汗就会烦躁,心中昏乱,反见谵语,加用温针,必致惊恐不安,又烦躁不得安眠。

少阴病,咳嗽,下利,谵语,这是被火气劫迫所致,其小便必艰涩难下,这是强发少阴之汗所造成的。

太阳病两天,用烧瓦熨背部进行治疗,致大汗出,火气入胃,胃液竭燥,必见谵语,经过十多天,如发生振颤出汗,这是病快解除的象征。其发汗的特点是腰以下没有汗,病人欲解小便而不得,呕吐时小便失禁,足底怕风,大便坚硬的,小便应当频数,而今反不频数及量多,大便以后,突然头特别疼痛,病人足心必见发热,这是阳气下达的缘故。

病可火证第十七

【提要】 介绍一则可用火法的证候及其治疗方药。

下利,谷道中痛,当温之以火,宜熬末盐熨之。一方炙枳实熨之。

【语译】 下利,肛门疼痛,应当用火法以温之,宜用炒热的盐末来熨治。另一方法是用炒热的枳实来熨治。

热病阴阳交并少阴厥逆阴阳竭尽生死证第十八

【提要】 本篇论述阴阳交、少阴证、厥逆、阴阳竭尽的病因病机、辨证要点和预后。

问曰:温病,汗出辄[1]复热,而脉躁疾,不为汗衰,狂言,不能食,病名为何？对曰:名曰阴阳交[2],交者,死。人所以汗出者,生于谷,谷生于精。今邪气交争于骨肉而得汗者,是邪却而精胜。精胜则当能食而不复热。热者邪气也,汗者精气也。今汗出而辄复热者,邪胜也;不能食者,精无俾也;汗而热留者,寿可立而倾也。

夫汗出而脉尚躁盛者,死。此今脉不与汗相应,此不胜其病也。狂言者,是失志,失志者,死。有三死[3],不见一生,虽愈必死。

热病,已得汗,而脉尚躁盛,此阳脉[4]之极也,死。其得汗而脉静者,生也。

热病,脉尚躁盛,而不得汗者,此阳脉之极也,死。脉躁盛得汗者,生也。

热病,已得汗,而脉尚躁,喘且复热,勿肤刺,喘甚者,死。

热病,阴阳交者,死。

热病,烦已而汗,脉当静。

太阳病,脉反躁盛者,是阴阳交,死。复得汗,脉静者,生。

热病,阴阳交者,热烦身躁,太阴寸口脉两冲,尚躁盛,是阴阳交,死。得汗脉静者,生。

热病,阳进阴退,头独汗出,死。阴进阳退,腰以下至足汗出,亦死。阴阳俱进,汗出已热如故,亦死。阴阳俱退,汗出已寒栗不止,鼻口气冷,亦死。右热病阴阳交部。

注[1] 辄(zhé 折) 立刻。

[2] 阴阳交 指热病阳邪入于阴分,交结不解的病证。

[3] 三死 指阴阳交的三种死亡征象,即汗出辄复热、不能食;汗出脉尚躁盛;狂言失志。

[4] 阳脉 此指阳经之脉。包括手足三阳经、督、冲、阳维、阳跷等经脉。

【语译】 问:温病,汗出后即刻又发热,脉躁动急疾,病势不因汗出而减,狂言乱语,饮食不进,这叫什么病呢？答:病名为阴阳交,阴阳交是死证。人体所以汗出,是汗液由水谷精气所化生,水谷之气化生精气。现在邪正交争于骨肉之间,而能够出汗的,是邪退而精胜。精气胜就应当能食而不再发热。发热由邪气所致,汗出为精气抗邪。今见汗出而又即刻发热,为邪胜于精;不能食的,精气无从得到补充;汗出而热不解的,立刻就有生命危险。

凡汗出而脉仍躁盛的,是死候。现在脉象不能与其汗出的症状相应,这是精气不能胜其病邪。狂言乱语的,是神志失常,神志失常是死候。今见三种死候,而不见一点生机,虽有暂时症状减轻,而结果必死无疑。

热病,已经发汗,而脉仍躁动有力,这是阳经邪热极盛的见证,是死候。若汗出而脉平静的,为可生之证。

热病,脉仍躁甚,而没有汗出的,这是阳经邪热极盛的见证,是死候。脉躁动有力而有汗出的,为可生之证。

热病,已经汗出,而脉仍躁动,气喘且再发热,不可刺其肌肤,气喘甚的,是死候。

热病,属阴阳交的,是死证。

热病,烦躁后汗出,脉象应当平静。

太阳病,脉反躁动有力的,这是阴阳交,是死候。如果又出汗,脉平静的,有生机。

热病,阴阳交,病人烦热躁动不安,太阴的寸口脉冲动而躁甚的,是阴阳交,属死候。如汗出脉平静的,有生机。

热病,阳盛阴竭,仅头部出汗的,是死候。阴盛阳衰,腰以下至足出汗的,也是死候。阴阳俱亢盛,汗出后热仍不解的,也是死候。阴阳俱虚,汗出后恶寒战栗不止,呼吸气冷的,也是死候(以上热病阴阳交部)。

热病,所谓并阴者,热病已得汗,因得泄,是谓并阴,故治。治,一作活。

热病,所谓并阳者,热病已得汗,脉尚躁盛,大热,汗之,虽不汗出,若衄,是谓并阳,故治。右热病并阴阳部。

少阴病,恶寒,蜷而利,手足逆者,不治。

少阴病,下利止而眩,时时自冒者,死。

少阴病,其人吐利,躁逆者,死。

少阴病,四逆,恶寒而蜷,其脉不至,其人不烦而躁者,死。

少阴病六七日,其人息高者,死。

少阴病,脉微细沉,但欲卧,汗出不烦,自欲吐,五六日自利,复烦躁,不得卧寐者,死。

少阴病,下利,若利止,恶寒而蜷,手足温者,可治。

少阴病,恶寒而蜷,时时自烦,欲去其衣被者,可治。

少阴病,下利止,厥逆无脉,干烦,一本作干呕。服汤药,其脉暴出者,死。微细者,生。右少阴部。

伤寒六七日,其脉微,手足厥,烦躁,灸其厥阴,厥不还者,死。

伤寒,下利,厥逆,躁不能卧者,死。

伤寒,发热,下利至厥不止者,死。

伤寒,厥逆,六七日不利,便发热而利者,生。其人汗出,利不止者,死。但有阴无阳故也。

伤寒五六日,不结胸,腹濡,脉虚复厥者,不可下,下之,亡血,死。

伤寒,发热而厥,七日,下利者,为难治。右厥逆部。

【语译】 热病,所谓并阴的,是热病已经发汗,汗后又引起泄泻,这叫做并阴,可以治疗("治"一本作"活")。

热病,所谓并阳的,是热病已经发汗,汗后脉仍躁盛,高热,用发汗法,而汗不得出,或出现衄血,这叫做并阳,可以治疗(以上热病并阴阳部)。

少阴病,恶寒,身蜷卧而下利,手足厥冷的,属不治之证。

少阴病,下利止而头眩,且时见昏眩的,是死候。

少阴病,病人呕吐下利,烦躁而四肢厥冷的,是死候。

少阴病,四肢厥冷,恶寒蜷卧,其脉不来,病人不心烦而躁动不安的,是死候。

少阴病六七天,病人呼吸喘促的,是死候。

少阴病,脉微而沉细,只想卧床,汗出而不心烦,想呕吐,五六天后出现下利,又烦躁不安,不能卧寐的,是死候。

少阴病,下利,若下利已止,而见恶寒而蜷卧,手足转温的,可以治愈。

少阴病,恶寒而蜷卧,时觉心烦不安,要减其衣被的,可以治愈。

少阴病,下利已止,四肢厥冷,脉摸不着,心烦(一本作"干呕"),服汤药后,脉搏突然出现剧烈跳动的,是死候。脉微细的,有生机(以上少阴部)。

伤寒六七天,患者脉微,手足厥冷,烦躁不安,灸厥阴经的腧穴,如灸后四肢厥冷不回暖的,是死候。

伤寒,下利,四肢厥冷,躁动不能安卧的,是死候。

伤寒,发热,下利而致四肢厥冷不止的,是死候。

伤寒,四肢厥冷,六七天无下利,以后发热而下利的,有生机。病人汗出,下利不止的,是死候。这是有阴无阳的缘故。

伤寒五六天,无结胸证,腹软,脉虚而又四肢厥冷的,不可攻下,若误下,则会亡血而死。

伤寒,发热,四肢厥冷,到了第七天,出现下利的,属难治(以上厥逆部)。

热病,不知所痛,不能自收,口干,阳热甚,阴颇有寒者,热在髓,死不治。

热病在肾,令人渴,口干,舌焦黄赤,昼夜欲饮不止,腹大而胀,尚不厌饮,目无精光,死不治。

脾伤,即中风,阴阳气别离,阴不从阳,故以三分[1]候其死生。

伤寒,咳逆上气,其脉散者,死。谓其人形损故也。

伤寒,下利,日十余行,其人脉反实者,死。

病者胁下素有癖,而下在脐傍,痛引少腹,入阴侠阴筋,此为脏结,死。

夫实则谵语,虚则郑声[2]。郑声者,重语是也。直视、谵语、喘满者,死。若下利者,亦死。

结胸证悉具而躁者,死。

吐舌下卷者,死。唾如胶者,难解。舌头四边,徐有津液,此为欲解。病者至经,上唇有色,脉自和,为欲解。色急者,未解。右阴阳竭尽部。

注[1] 三分　此指寸、关、尺三部。

[2] 郑声　语言低怯,重复。

【语译】　热病,不知痛处,四肢弛缓不收,口干,在阳气偏胜时热得厉害,而阴气偏胜时就发冷的,这是邪热深入骨髓,为不治之死证。

热病在肾,病人口渴而干,舌苔焦黄质红赤,日夜欲饮水不停,致腹大而胀满,还是喜欢饮水,双目无神,为不治之死证。

脾气损伤,又感中风,阴阳之气互相离决,阴不从阳,所以可从寸、关、尺三部脉象来诊察其生死。

伤寒病,咳嗽气上逆,患者脉散的,是死候。这是病人形气虚损的缘故。

伤寒病,下利,一天十多次,脉反实而有力的,是死候。

病者胁下素有癖积,而下连脐傍,疼痛牵引至少腹,入阴部挟阴筋,这是脏结,是死候。

凡病属实则多见谵语,病属虚则多见郑声。所谓郑声,就是语言低沉重复。如见两目直视、谵语、喘息胸满的,是死候。如兼见下利的,也是死候。

结胸的全部症状都具备,而又烦躁不宁的,是死候。

病人吐舌或舌下卷的,是死候。唾出物如胶状的,病难治。舌边渐渐湿润而有津液,这是病将愈的佳兆。病在经,上唇转为正常颜色,脉调和的,是病将愈的佳兆。如果色泽不和的,病未能解除(以上阴阳竭尽部)。

重实重虚阴阳相附生死证第十九

【提要】 本篇首先论述虚实和重实、重虚的概念,进而论述重实、重虚的脉证与治疗,以及阴阳相附的证候与预后。

问曰:何谓虚实?对曰:邪气盛则实,精气夺则虚。重实者,言大热病,气热,脉满,是谓重实。问曰:经络俱实何如?对曰:经络皆实,是寸脉急而尺缓也。皆当俱治。故曰滑则顺,涩则逆。夫虚实者,皆从其物类始,五脏骨肉滑利,可以长久。寒气暴上,脉满实。实而滑,顺则生;实而涩,逆则死。形尽满,脉急大坚,尺满而不应,顺则生,逆则死。所谓顺者,手足温;所谓逆者,手足寒也。

问曰:何谓重虚?对曰:脉虚、气虚、尺虚,是谓重虚也。所谓气虚者,言无常也;尺虚者,行步匡然[1]也;脉虚者,不象阴也。如此者,滑则生,涩则死。气虚者,肺虚也;气逆者,足寒也。非其时则生,当其时则死,余脏皆如此也。脉实满,手足寒,头热者,春秋则生,冬夏则死。脉浮而涩,涩而身有热者,死。络气不足,经气有余,脉热而尺寒,秋冬为逆,春夏为顺。经虚络满者,尺热满而寒涩,春夏死,秋冬生。络满经虚,灸阴刺阳;经满络虚,刺阴灸阳。问曰:秋冬无极阴,春夏无极阳,何谓也?对曰:无极阳者,春夏无数虚阳明,阳明虚则狂;无极阴者,秋冬无数虚太阴,太阴虚则死。右重实重虚部。

热病,所谓阳附阴者,腰以下至足热,腰以上寒,阴气下争,还心腹满者,死。所谓阴附阳者,腰以上至头热,腰以下寒,阳气上争,还得汗者生。右阴阳相附部。

注[1] 匡然 恐惧的样子。匡,通"恇"。

【语译】 问:什么叫做虚实?答:邪气壅盛便是实证,精气虚衰便是虚证。所谓重实,是说大热之病,气盛而热,脉盛而满,就叫重实。又问:经络俱实怎样?答:经络俱实,是指寸口脉急而尺肤弛缓。经和络都应当一齐治疗。所以说脉滑利是顺候,脉涩滞是逆象。虚与实的道理都可以从同类事物中通过取类比象之法推理求得。所以五脏骨肉滑利就可以长寿。寒气骤然上逆,则脉盛满而实。脉实而滑,与病证相符则生;脉实而涩,与病证相逆则死。身体肿满,脉急大坚实,尺肤肿满脉不应指,如脉证相符则生,脉证相逆则死。所谓顺的,则见手足温和;所谓逆的,则见手足寒冷。

问:什么叫做重虚?答:脉虚,气虚,尺肤虚弱,这称为重虚。所谓气虚,是语言低怯失其常态;所谓尺虚,是行步怯弱无力,慌失不稳;所谓脉虚,是脏阴之象不足。象这些情况;脉滑利则生,脉涩滞则死。气虚的,是肺虚;气逆的,见手足寒冷。如肺虚不是发生在相克的时令,则其人可生;如发生在克贼之时令,则其人有死亡危险。其他各脏也是这样。脉实而满,手足冷,头部热的,在春、秋季则生,在冬、夏季则死。脉浮而涩,涩脉而见身热的,死。络气不足,经气有余,则脉呈热象而尺肤冷,在秋、冬季为逆,在春、秋季为顺。经虚络满的,则尺肤热而胀满,且见寒象的涩脉,春、夏季死,秋、冬季生。络满经虚,应灸阴经刺阳经;经满络虚,应刺阴经灸阳经。问:秋、冬时节不要使阴极虚,春、夏时节不要使阳极虚,怎么讲呢?答:不要使阳极虚,是春、夏时不要时常使阳明空虚,阳明空虚就会发狂;不要使阴极虚,是秋、冬时不要时常使太阴空虚,太阴空虚就会死亡(以上重实重虚部)。

热病,所谓阳气依附于阴气的,腰以下至足部发热,腰以上寒冷,是因为阴气至下部与阳气相争,在下相争的阴阳之气回返上行,到了心腹部就会出现胀满,这会死亡。所谓阴气依附予阳气的,腰以上至头部发热,腰以下寒冷,阳气至上部与阴气相争,在上相争的阴阳之气回复下行,身体得汗出的,则其人可生(以上阴阳相附部)。

热病生死期日证第二十

【提要】 本篇论述热病的生死日期及其脉证。

太阳之脉,色荣颧骨,热病也。荣未夭,曰今且得汗,待时自已。与厥阴脉争见者,死期不过三日,其热病气内连肾。少阳之脉,色荣颊前,热病也。荣未夭,曰今且得汗,待时自已。与少阴脉争见者,死期不过三日。

热病七八日,脉微小,病者溲血,口中干,一日半而死。脉代者,一日死。

热病七八日,脉不躁喘,不数,后三日中有汗。三日不汗,四日死。未曾汗,勿肤刺。肤,一作庸。

热病三四日,脉不喘,其动均者,身虽烦热,今自得汗,生。传曰:始腑入脏,终阴复返阳,故得汗。

热病七八日,脉不喘,其动均者,生。微热在阳不入阴,今自汗也。

热病七八日,脉不喘,动数均者,病当痞。期三日不得汗,四日死。

热病,身面尽黄而肿,心热,口干,舌卷,焦黄黑,身麻臭,伏毒伤肺。中脾者,死。

热病,瘈疭,狂言,不得汗,瘈疭不止,伏毒伤肝。中胆者,死。

热病,汗不出,出不至足,呕胆,吐血,善惊不得卧,伏毒在肝。腑足少阳者,死。

【语译】 太阳经脉有病,颧部颜色特别明显,是热病的征象。若荣气未减,全身尚且有汗,待其本经当旺的时日,就可自愈。若同时出现厥阴脉象的,死期不会超过三天,这是邪热之气内伤肾精。少阳经脉有病,颊前颜色特别明显,是热病的征象。若荣气未减,全身尚且有汗,待其本经当旺的时日,就可自愈。

若同时出现少阴脉象的,死期也不会超过三天。

热病七八天,脉微小,病者尿血,口中干,一天半左右死。出现代脉的,一天内死。

热病七八天,脉不躁动数急,以后三天之内将会出汗。如三天之中不出汗,第四天会死亡。如果尚未出汗的,就不要在肌肤上进行针刺("肤"一本作"庸")。

热病三四天,脉不急疾,搏动较为均匀的,病人虽然烦热,现在自行出汗,就有生机。古医书说:开始由腑入脏,在阴脏行尽又复出于阳腑,所以会出汗。

热病七八天,脉不急疾,搏动较为均匀的,为有生机。因微热出于阳而未入阴分,所以现在会自行出汗。

热病七八天,脉不急疾,搏动次数均匀的,病人应该出现声哑不能言。在三天内如不出汗,到第四天会死亡。

热病,身体和面部都发黄肿胀,心热,口干,舌卷,舌苔焦黄而黑,身麻而臭,这是伏毒伤肺。如果毒中脾的,就会死亡。

热病,筋脉抽搐,狂言乱语,不得汗出,如果抽搐不止,这是伏毒伤肝。如果毒中胆,就会死亡。

热病,汗不出,或汗出不至足部,呕胆汁,吐血,易惊,不得安卧,这是伏毒在肝。如果毒中足少阳胆腑的,就会死亡。

热病十逆死证第二十一

【提要】 本篇论述热病的十种逆证及其脉候。

热病,腹满膜胀[1],身热者,不得大小便,脉涩小疾,一逆见,死。

热病,肠鸣腹满,四肢清,泄注,脉浮大而洪不已,二逆见,死。

热病,大衄不止,腹中痛,脉浮大绝,喘而短气,三逆见,死。

热病,呕且便血,夺形肉,身热甚,脉绝动疾,四逆见,死。

热病,咳喘,悸眩,身热,脉小疾,夺形肉,五逆见,死。

热病,腹大而胀,四肢清,夺形肉,短气,六逆见,一旬内死。

热病,腹胀便血,脉大,时时小绝,汗出而喘,口干舌焦,视不见人,七逆见,一旬死。

热病,身热甚,脉转小,咳而便血,目眶陷,妄言,手循衣缝,口干,躁扰不得卧,八逆见,一时死。

热病,瘛疭,狂走,不能食,腹满,胸痛引腰脐背,呕血,九逆见,一时死。

热病,呕血,喘咳,烦满,身黄,其腹鼓胀,泄不止,脉绝,十逆见,一时死。

注[1] 䐜(chēn 嗔)胀　胀满。䐜,胀起。

【语译】　热病,腹部胀满,身发热,大小便不通,脉涩小而疾,这是出现第一逆证,死。

热病,肠鸣腹满,四肢清冷,泄泻下注,脉浮而洪大不止,这是出现第二逆证,死。

热病,大量衄血不止,腹痛,脉象过于浮大,喘而短气,这是出现第三逆证,死。

热病,呕吐且兼便血,形体消瘦,身热甚,脉微弱动疾,这是出现第四逆证,死。

热病,咳嗽喘促,心悸目眩,身热,脉细小急疾,形体消瘦,这是出现第五逆证,死。

热病,腹部胀大,四肢清冷,形体消瘦,短气,这是出现第六逆证,十天之内死。

热病,腹胀便血,脉大,时而出现短暂的停顿,汗出而喘息,口干而舌焦,看不见人,这是出现第七逆证,十天之内死。

热病,身体热甚,脉象转小,咳嗽,便血,眼眶凹陷,谵言乱语,手循摸衣缝,口干,烦躁扰乱,不得安卧,这是出现第八逆证,一个时辰内死。

热病,筋脉抽搐,发狂乱走,不能食,腹满胸痛,牵引到腰部,脐部,背部,呕血,这是出现第九逆证,一个时辰内死。

热病,呕血,气喘咳嗽,心烦满闷,身体发黄,腹胀大如鼓,泄泻不止,脉伏而不见,这是出现第十逆证,一个时辰内死。

热病五脏气绝死日证第二十二

【提要】 本篇论述热病五脏气绝的证候及死日。

热病,肺气绝,喘逆,咳唾血,手足腹肿,面黄,振栗不能言语,死。魄与皮毛俱去,故肺先死,丙日笃,丁日死。

热病,脾气绝,头痛,呕宿汁,不得食,呕逆吐血,水浆不得入,狂言谵语,腹大满,四肢不收,意不乐,死。脉与肉气俱去,故脾先死,甲日笃,乙日死。

热病,心主气绝,烦满骨痛,—作瘦。嗌肿,不可咽,欲咳不能咳,歌哭而笑,死。神与荣脉俱去,故心先死,壬日笃,癸日死。

热病,肝气绝,僵仆,足不安地,呕血,恐惧,洒淅恶寒,血妄出,遗屎溺,死。魂与筋血俱去,故肝先死,庚日笃,辛日死。

热病,肾气绝,喘悸,吐逆,踵疸,尻痛,目视不明,骨痛,短气,喘满,汗出如珠,死。精与骨髓俱去,故肾先死,戊日笃,己日死。

故外见瞳子青小,爪甲枯,髮坠,身涩,齿挺而垢,人皮面厚尘黑,咳而唾血,渴欲数饮,【此处疑脱腹字】大满,此五脏绝表病也。

【语译】 热病,肺气绝,气喘上逆,咳嗽唾血,四肢、腹部皆肿,面色黄,身体振栗,口不能言,死。魄与皮毛的功能均已竭尽,所以肺气先绝,到丙日病危重,丁日死亡。

热病,脾气绝,头痛,呕吐隔宿进食的水汁,不能进食,呕逆吐血,水浆不得入口,狂言乱语,腹部胀满甚,四肢不能收持,精神不乐,会死。脉气和肌肉的功能均已竭尽,所以脾气先绝,到甲日病危重,乙日死亡。

热病,心主气绝,心烦满闷,骨节疼痛(一本作抽搐),咽肿,不能吞咽,欲咳而不能咳出,歌唱哭笑无常,会死。神明与荣气血脉的功能均已竭尽,所以心气先绝,到壬日病危重,癸日死亡。

热病,肝气绝,忽然昏倒仆地,足不能安稳着地,呕血,恐惧,洒渐恶寒,血妄出,大、小便失禁,会死。魂与筋血的功能均已竭尽,所以肝气先绝,到庚日病危重,辛日死亡。

热病,肾气绝,气喘心悸,呕吐上逆,足跟生疽,骶尾部生痛,眼睛视物不清,骨节疼痛,呼吸短促,气喘而满,汗出如珠,会死。精和骨髓的功能均已竭尽,所以肾气先绝,到戊日病危重,己日死亡。

所以外表见到病人瞳仁青而缩小,爪甲干枯,头发脱落,身体燥涩,牙齿凸起而秽垢,病人皮肤面上好像罩着很厚的黑色灰尘,咳嗽而吐血,口渴而频频饮水,腹胀大而满,这是五脏气绝的外在表现。

热病至脉死日证第二十三

【提要】 本篇论述从至脉的次数以判断热病的死期。

热病,脉四至,三日死。脉四至者,平人一至,病人脉四至也。

热病,脉五至,一日死。时一大至,半日死。忽忽[1]闷乱者,死。

热病,脉六至,半日死。忽忽疾大至,有顷死。

注[1] 忽忽 恍惚的样子。

【语译】 热病,脉见四至的,三天死。所谓四至的脉象,就是正常人一至,而病人脉四至,比正常人的脉快四倍。

热病,脉见五至的,一天死。有时出现一大跳的,半天死。若出现神志恍惚闷乱的,亦死。

热病,脉见六至的,半天死。脉忽然急疾而大跳的,片刻死。

热病损脉死日证第二十四

【提要】 本篇论述从损脉的次数以判断热病的死期。

热病,脉四损,三日死。所谓四损者,平人四至,病人脉一至,名曰四损。

热病,脉五损,一日死。所谓五损者,平人五至,病人脉一至,名曰五损。

热病,脉六损,一时死。所谓六损者,平人六至,病人脉一至,名曰六损。若绝不至,或久乃至,立死。

治伤寒形证所宜进退,晋王叔和集仲景评脉要论[1]。

注[1] 治伤寒形证所宜进退,晋王叔和集仲景评脉要论 此二十字当为后人所添,不译。

【语译】 热病,脉象如见四损,三天死。所谓四损,就是正常人脉搏动四次,而病人脉才搏动一次,这叫做四损之脉。

热病,脉象如见五损,一天死。所谓五损,就是正常人脉搏动五次,病人脉才搏动一次,这叫做五损之脉。

热病,脉象如见六损,一个时辰内死。所谓六损,就是正常人脉搏动六次,而病人脉才搏动一次,这叫做六损之脉。假若脉搏停止不至,或者停了好久才跳一次,即刻会死亡。

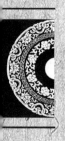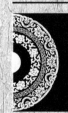

脉经卷第八

朝散大夫守光禄卿直秘阁判登闻检院上护军臣林亿等类次

平卒尸厥[1]脉证第一

【提要】 本篇主要讨论卒尸厥的脉证表现及其预后。

寸口沉大而滑,沉则为【此后疑脱血字】实,滑则为气【此后疑脱实字】,实气相搏,血气入于脏即死,入于腑即愈,此为卒厥。不知人,唇青身冷,为入脏,即死;如身温和,汗自出,为入腑,而复自愈。

注[1] 卒(cù促)尸厥 指突然昏倒,不省人事,状如昏死之病证。

【语译】 寸部脉沉大而滑,沉则为血实,滑则为气实,血实与气实相并侵犯,血气之邪侵入于脏就会死亡,侵入于腑就易治愈,这是卒厥。如见突然昏倒,不省人事,唇口青紫,浑身冰冷,是病邪入脏的表现,很快会死亡;如果身体温和,汗自出,是病邪入腑的表现,可以康复自愈。

平痉湿暍脉证第二 痉,一作痓

【提要】 本篇主要讨论外感所致的痉、湿、暍三种病证的病因、脉证表现、预后及治疗。

太阳病,发热无汗,而反【前字疑衍】恶寒者,名刚痉。

太阳病,发热汗出,而不【前字疑衍】恶寒者,名柔痉。一云恶寒。

太阳病,发热,其脉沉而细者,为痉。

太阳病,发其汗,因致痓。论云:发其汗太多,因致痓。

病者身热足寒,颈项强急,恶寒,时头热,面赤目脉【前字疑衍】赤,独头动摇者,为痓。论云:独头而摇,卒口噤,背反张者,痓病也。

太阳病,无汗,而小便反少,气上冲胸,口噤不得语,欲作刚痓,葛根汤主之。

刚痓为病,胸满口噤,卧不著席,脚挛急,其人必齘齿,可与大承气汤。

痓病,发其汗已,其脉浛浛[1]如蛇,暴腹胀大者,为欲解。脉如故,反伏弦者,必痓。一云痓脉出,欲已。

痓脉来,按之筑筑[2]而弦,直上下行[3]。

痓家,其脉伏坚,直上下。

夫风病,下之则痓。复发其汗,必拘急。

太阳病,其证备,身体强几几然[4],脉沉迟,此为痓,瓜蒌桂枝汤主之。

痓病有灸疮,难疗。

疮家,虽身疼痛,不可发其汗,汗出则痓。

注[1] 浛浛(hán hán 含含) 滑利的样子。

[2] 筑筑 坚硬强直的样子。

[3] 直上下行 指从寸部至尺部皆见同一脉象。上,指寸部;下,指尺部。

[4] 几几(shū shū 殊殊)然 颈项强直的样子。

【语译】 太阳病,发热无汗,恶寒的,叫刚痓。

太阳病,发热汗出,恶寒的,叫柔痓(另一种说法认为本证亦可恶寒)。

太阳病,发热,患者脉象沉细的,为痓病。

太阳病,发汗,因而导致痓病。(《伤寒杂病论》说:发汗太多,因而导致痓病)。

病人身热脚冷,颈项强急,恶寒,阵阵头部发热,面红目赤,尚见头部动摇的,为痓病。(《伤寒杂病论》说:仅见头部摇动,突然牙关紧急,背反张,这是痓病)。

太阳病,无汗,小便短少,气上冲胸,牙关紧闭不能讲话,这是将发刚痉之兆,用葛根汤治疗。

刚痉之病症,胸部胀满,牙关紧闭,卧时不能著席,下肢痉挛拘急,病人必有磨牙,可用大承气汤。

痉病,发汗后,病人的脉象变得滑利如蛇之蜿蜒蠕动,突然腹部胀大的,为病将缓解之兆。脉象仍然一样,甚至更加伏弦的,必然再发痉病。(另一种说法:痉病见到脉搏浮出于外,是欲解的征兆)。

痉病之脉象,按之强直而弦紧,自寸至尺三部都一样。

患痉病之人,其脉象沉伏而坚,自寸至尺三部都一样。

太阳中风病,误用攻下则成痉病。如再发其汗,必会出现四肢拘急。

太阳病,症状具备,又见身体强直,活动不利,脉沉迟,这是痉病,用瓜蒌桂枝汤治疗。

痉病又有灸疮,难治。

疮疡病人,即使身体疼痛,也不能发汗,误汗则导致痉病。

太阳病,关节疼烦,脉沉而缓者,为中湿。论云:中湿为湿痹之候,其人小便不利,大便反快,但当利其小便。

病者一身尽痛,一云疼烦。发热,日晡即剧,此为风湿,汗出所致也。论云:此病伤于汗出当风,或久伤取冷所致。

湿家之为病,一身尽疼,发热,而身色熏黄也。

湿家之为病,其人但头汗出,而背强,欲得被覆向火。若下之早,则哕,或胸满,小便利,一云不利。舌上如胎,此为丹田[1]有热,胸上有寒,渴欲饮而不能饮,则口燥也。

湿家下之,额上汗出,微喘,小便利一云不利。者,死。若下利不止者,亦死。

问曰:风湿相搏,身体疼痛,法当汗出而解,值天阴雨不止,师云此可发汗,而其病不愈者,何也? 答曰:发其汗,汗大出者,但风气去,湿气续在,是故不愈。若治风湿者,发其汗,微微似欲出汗者,则风湿俱去也。

湿家身烦疼,可与麻黄汤加术四两,发其汗为宜,慎不可以火攻之。

风湿,脉浮身重,汗出恶风者,防己汤主之。

病人喘,头痛,鼻塞而烦,其脉大,自能饮食,腹中和,无病。病在头中寒湿,故鼻塞,内药鼻中即愈。论云:湿家病,身疼痛,发热,面黄而喘,头痛鼻室而烦。

伤寒八、九日,风湿相搏,身体疼痛,不能自转侧,不呕不渴,脉浮虚而涩者,桂枝附子汤主之。若其人大便硬,小便自利者,术附子汤主之。

风湿相搏,骨节疼烦,掣痛不得屈伸,近之则痛剧,汗出短气,小便不利,恶风不欲去衣,或身微肿者,甘草附子汤主之。

注[1] 丹田 脐下三寸之处。此泛指下部,与胸上对举。

【语译】 太阳病,关节疼痛而心烦,脉沉而缓的,为中湿。(《伤寒杂病论》说:感受了湿邪而成湿痹,湿痹的症候是病人小便不利,大便反而下利,治疗只要通利小便,湿邪即去)。

病人全身皆痛(一说疼烦),发热,到傍晚时更加厉害,这是风湿病,是由于汗出后风湿侵入肌表所致。(《伤寒杂病论》说:此病病因是由于汗出后感受了风邪;或经常贪凉受寒邪所伤而致)。

素有湿邪的病人,发病时全身皆疼痛,发热,身体发黄,黄色晦暗如烟熏。

素有湿邪的病人,只有头上局部出汗,而背部强直不舒,怕冷而喜暖,喜欢添加衣被或烤火,如果过早地用下法,则胃中阳虚寒气上逆而呕吐,或胸阳虚阴寒上乘而胸中满闷;下焦气化失常而小便清长(一种说法:小便不利)。舌上白滑,似苔非苔。这是由于寒湿郁阻,郁热伏于下焦,寒湿停积胸中。所以病人口渴想饮水而又不能喝,由于阳气不化、津液不布,故口中干燥。

素有湿邪的病人,误用下法,上见额上汗出,微微气喘,下见小便清利(另一说法：小便不利)的,是难治之死证。如果误下后下利不止的,也是死证。

问道：风湿之邪相搏结侵犯人体,病人周身疼痛,按理应当用发汗法,使风湿之邪从表而解,但正值阴雨连绵不止,老师说这时可以发汗,可是使用汗法后病人仍不愈,这是什么缘故? 回答说：用发汗法治疗风湿病,如果发汗太过,汗出量多,仅能使风气去掉、而湿邪仍然逗留未去,所以病仍不愈。因此,治疗风湿病虽宜发汗,但只宜微微似有汗出,这样风湿之邪才能一并解除。

久患湿病的人,身体疼痛发烦,可用麻黄汤加术四两,发其汗为适宜,切不可用火攻的方法治疗。

风湿病,脉象浮,身体重,汗出恶风的,用防己汤治疗。

病人气喘,头痛,鼻塞而且心烦,其脉大,饮食如常,腹中调和而没有病变。病在头部感受寒湿,所以鼻塞,用药纳入鼻中就可治愈。(《伤寒杂病论》说：素有湿邪的病人,发病时身体疼痛,发热,面色发黄而气喘,头痛,鼻塞而心烦……)

伤寒表证八、九日,风邪和湿邪相并侵犯,身体疼痛,病人不能自身转侧,没有呕吐,没有口渴,脉浮虚而涩的,用桂枝附子汤治疗。假如病人大便坚硬,小便自利的,用术附子汤治疗。

风邪和湿邪相并侵犯,骨节疼痛而烦,手足牵引作痛,不能屈伸,外物触近它则痛更剧,汗出气短,小便不利,怕风,不敢减去衣服,或有一身微肿的,用甘草附子汤治疗。

太阳中热,暍是也。其人汗出恶寒,身热而渴也,白虎汤主之。

太阳中暍,身热疼重,而脉微弱,此以夏月伤冷水,水行皮肤中所致也,瓜蒂汤主之。

太阳中暍,发热恶寒,身重而疼痛,其脉弦细芤迟,小便已洒洒然毛耸,手足逆冷,小有劳,身热,口前开,板齿燥,若发其汗,恶寒则甚;加温针,则发热益甚;数下之,淋[1]复甚。

注[1] 淋 此指小便涩痛,淋沥不断之病证。

【语译】 太阳病,由于中暑热而引起的,是中暍病。病人汗出而恶寒,身热口渴,用白虎汤治疗。

太阳中暍,身体发热,疼痛沉重,而脉搏微弱,这是夏天伤于冷水,水湿行于皮肤中所致,用瓜蒂汤治疗。

太阳中暍,发热恶寒,身体沉重而疼痛,病人之脉象弦细兼芤迟,小便后自觉寒栗而毫毛竖起,四肢厥冷,稍劳动,便感身热,口开气喘,门齿干燥,如果再误汗,则恶寒更甚;加用温针,则发热更甚;如多次地用下法,小便短赤涩痛更加严重。

平阳毒阴毒百合狐惑脉证第三

【提要】 本篇主要讨论阳毒阴毒、百合、狐惑三种疾病的脉证表现、预后及其治疗。

阳毒为病,身重,腰背痛,烦闷不安,狂言,或走,或见鬼,或吐血下痢,其脉浮大数,面赤斑斑如锦文[1],喉咽痛,唾脓血。五日可治,至七日不可治也。有伤寒一二日便成阳毒。或服药吐、下后变成阳毒,升麻汤主之。

阴毒为病,身重背强,腹中绞痛,咽喉不利,毒气攻心,心下坚强,短气不得息,呕逆,唇青面黑,四肢厥冷,其脉沉细紧数,身如被打,五六日可治,至七日不可治也。或伤寒初病一二日,便结成阴毒;或服药六七日以上至十日,变成阴毒。甘草汤主之。

注[1] 锦文 织锦上之花纹。此指条状或块状的斑疹。

【语译】 阳毒的病证,身体沉重,腰背疼痛,心中烦闷不安,狂言乱语,或到处乱跑,或幻视而见鬼怪,或吐血下痢,病人的脉浮大而数,面上出现红色斑疹,像织锦上之花纹,咽喉痛,吐脓血。发病五日内还可治疗,到了七日就难治了。有的患伤寒病一二日就变成阳毒证。有的因服药吐、下后变成阳毒证。可用升麻汤治疗。

阴毒的病证,身体沉重,背部强直,腹中绞痛,咽喉不利,毒气攻心,心下硬满,气息短促,呼吸困难,呕逆,口唇青紫而面黑,四肢厥冷,病人的脉沉细紧数,身体疼痛像被棍打,发病五六日内还可治疗,到了七日就难治了。有的患伤寒病一二日就聚结成阴毒证。有的因服药六七日以上到十日以内,便变成阴毒证。可用甘草汤治疗。

百合之为病,其状常默默,欲卧复不能卧,或如强健人,欲得出行而复不能行,意欲得食复不能食,或有美时[1],或有不用[2]闻饮食臭时,如寒无寒,如热无热,朝至口苦,小便赤黄,身形如和,其脉微数。百脉一宗,悉病,各随证治之。

百合病,见于阴者,以阳法救之;见于阳者,以阴法救之。见阳攻阴,复发其汗,此为逆,其病难治;见阴攻阳,乃复下之,此也为逆,其病难治。《千金方》云:见在于阴而攻其阳,则阴不得解也,复发其汗为逆也。见在于阳而攻其阴,则阳不得解也,复下之,其病不愈。

注[1] 美时 指食欲很好之时。

[2] 不用 不欲食。用,饮食之婉词。

【语译】 百合病,其病状常沉默不语,想睡又睡不安稳,有时像健康人,想要出外行走而又不能行走,心里想吃东西而又不能吃,有时食欲很好,有时又不想吃,且怕嗅到食物气味,好像恶寒而又不是真恶寒,好像发热而又不是真发热,到了早晨则口苦,小便黄赤,身体外表好像安和无病,病人脉象微数。因人体所有经脉都同出一源,所以人身一当有病,则所有经脉都受病,应各自随着不同证候进行治疗。

百合病,见到阴证的,用补阳方法救治它;见到阳证的,用滋阴方法救治它。见到阳证而攻其阴,又发其汗,这是逆治,其病不易治愈;见到阴证而攻其阳,又再用下法,这也是逆治,其病亦不易治愈。(《千金方》说:见病邪在阴而反攻伐其阳,则阴分之邪不得解,所以再发其汗就是误治。见病邪在阳而反攻伐其阴,则阳分之邪不得解,所以再攻下则表邪内陷,其病就不会好)。

狐惑为病,其状如伤寒,默默欲眠,目不得闭,卧起不安。蚀于喉为惑,蚀于阴为狐。狐惑之病,并不欲饮食,【此处疑脱恶字】闻食臭,其面目乍赤、乍白、乍黑。其毒蚀于上者,则声喝[1];其毒蚀下部者,咽干。蚀于上部,泻心汤主之;蚀于下部,苦参汤淹洗之;蚀于肛者,雄黄熏之。

其人脉数,无热,微烦,默默欲卧,汗出,初得三四日,目赤如鸠眼,得之七八日,目四眦黄黑,若能食者,脓已成也,赤小豆当归散主之。

病人或从呼吸上蚀其咽,或从下焦蚀其肛阴。蚀上为惑,蚀下为狐。狐惑病者,猪苓散主之。

注[1] 喝(yè夜) 声嘶哑。

【语译】 狐惑之病证,它的症状类似伤寒,沉默想睡,眼睛不能闭,坐卧不安。病毒损伤于咽喉,称为惑;病毒损伤于前后二阴,称为狐病。狐惑病之特征,是不想饮食,厌恶闻食物气味,患者的面目颜色时红、时白、时黑。它的病毒损伤上部的,则声音嘶哑;它的病毒损伤下部的,则咽干。蚀于上部,用泻心汤治疗;蚀于下部,用苦参汤泡洗;蚀于肛门的,用雄黄外熏。

病人的脉数,无发热,心中微烦,沉默想睡,出汗,病初起三四日,眼睛红赤似鸠眼,到了七八日,两眼内、外眼角黄黑,此时病人如果能饮食的,脓血已成,用赤小豆当归散治疗。

狐惑病的病人,有的是病毒随着呼吸道向上损伤其咽喉,有的是病毒从下焦损伤其前后阴。蚀于上部咽喉叫惑病,蚀于下部二阴叫狐病。患狐惑病的,可用猪苓散治疗。

平霍乱转筋脉证第四

【提要】 本篇首先论述霍乱病的主证,进而讨论霍乱后又病伤寒及转筋等变证。

问曰:病有霍乱者何？师曰:呕吐而利,此为霍乱。

问曰:病者发热,头痛,身体疼,恶寒,而复吐利,当属何病？师曰:当为霍乱。霍乱吐泻止,而复发热也。伤寒,其脉微涩,本是霍乱,今是伤寒,却四五日至阴经上,转入阴必吐利。

转筋[1]为病,其人臂脚直,脉上下行[2],微弦,转筋入腹,鸡屎白散主之。

注[1] 转筋　俗名"抽筋"。即肢体筋脉拘挛扭转急痛之病证。

[2] 脉上下行　即"脉直上下行"。此指脉从寸至尺,三部脉都见到同一脉象。

【语译】 问:疾病中有叫霍乱的,是怎样呢？师答:呕吐并且下泻,这叫霍乱病。

问:病人发热,头痛,全身疼痛,恶寒,并且又呕吐下泻,应当属什么病？师答:应当是霍乱病。霍乱病在呕吐下泻停止后,又会出现发热的情况。伤寒,病人的脉象微涩,因本来是霍乱,现在复感寒邪,过了四五日,病邪入里传至阴经,邪转入阴,则必然呕吐泻利。

转筋之病证,病人的臂脚筋脉挛急强直,脉象从寸部到尺部都见微弦,转筋自两腿牵引至少腹作痛,用鸡屎白散治疗。

平中风历节脉证第五

【提要】 本篇主要讨论中风、历节两类疾病之病因病机、脉证表现及治疗。

夫风之为病,当半身不遂,或但臂不遂者,此为痹。脉微而数,中风使然。

头痛脉滑者,中风,风脉虚弱也。

寸口脉浮而紧,紧则为寒,浮则为虚,虚寒相搏,邪在皮肤。浮者血虚,络脉空虚,贼邪不泻,或左或右,邪气反缓,正气则急,正气引邪,喎僻不遂。邪在于络,肌肤不仁;邪在于经,则重不胜;邪入于腑,则不识人;邪入于脏,舌即难言,口吐于涎。

寸口脉迟而缓,迟则为寒,缓则为虚。荣缓则为亡血,卫迟则为中风。邪气中经,则身痒而瘾疹。心气不足,邪气入中,则胸满而短气。

跗阳脉浮而滑,滑则谷气实,浮则汗自出。

少阴脉[1]浮而弱,弱则血不足,浮则为风,风血相搏,则疼痛如掣。

注[1] 少阴脉 此指太溪穴处的动脉,在足内踝后跟骨上,动脉陷中处。

【语译】 中风的病证,应当半身不能随意运动,或只有一臂不能活动的,这是经脉闭塞不通。脉微而数,是中风致使这样的。

头痛脉滑的,是中风,风的脉象是虚弱的。

寸口脉浮而紧,紧是感受外寒,浮是血气虚弱,气血内虚并加上外寒侵犯,病邪聚在肌表。浮的脉象是血虚,血虚则络脉空虚,邪气留在体内不能向外排泄,或在身之左侧,或在身之右侧,受邪的一侧筋脉松弛,无病的一侧筋脉相对紧张,无病紧张的一侧牵引受邪松弛的一侧,因而口眼歪斜和不能随意运动。风邪侵入络脉,可出现肌肤麻木不仁;风邪侵入经脉,可见肢体沉重无力;风邪入腑,可出现神志昏迷不识人;风邪入于脏,可出现舌体板硬难以说话,口流涎水。

寸口脉迟而缓,迟脉主寒,缓脉主虚。营缓是为失血,卫迟是为风邪所伤。邪气中于经脉,可出现全身发痒,皮肤有瘾疹。如果胸中阳气不足,邪气入里,可出现胸中满闷而呼吸短促。

跗阳脉浮而滑,滑为食积热盛,浮为汗液自出。

少阴脉浮而弱,弱是阴血不足,浮是感受风邪,阴血不足加之风邪侵犯,就产生牵制性的疼痛。

盛人脉涩小,短气,自汗出,历节疼,不可屈伸,此皆饮酒汗出当风所致也。

寸口[1]脉沉而弱,沉则主骨,弱则主筋;沉则为肾,弱则为肝。汗出入水中,如水伤心,历节黄汗[2]出,故曰历节也。

味酸则伤筋,筋伤则缓,名曰泄。咸则伤骨,骨伤则痿,名曰枯。枯泄相搏,名曰断泄。荣气不通,卫不独行,荣卫俱微,三焦无所御[3],四属断绝,身体羸瘦,独脚肿大,黄汗出,胫冷,假令发热,便为历节也。病历节,疼痛不可屈伸,乌头汤主之。

诸肢节疼痛,身体尪羸[4],脚肿如脱,头眩短气,温温欲吐,桂枝芍药知母汤主之。

注[1] 寸口　此指寸口三部脉而言。

[2] 黄汗　此指历节病的一个症状,在关节痛处溢出黄水,故曰"历节黄汗"。

[3] 御　统驭,统摄。

[4] 尪羸(wāng léi 汪雷)　尪,曲胫人,此指关节变形而肢体弯曲。羸,指肌肉消瘦。

【语译】　肥胖的人脉涩小,短气,自汗出,全身关节疼痛,不能屈伸,这都是饮酒后出汗当风所致。

寸口脉沉而弱,沉是主骨有病,弱是主筋有病;从脏气方面说,沉脉是肾有病,弱脉是肝有病。汗出时入水中,水湿伤心,致血脉不通,关节肿痛,又出黄汗,所以叫历节病。

酸味太过则伤筋,筋伤则弛缓不收,名叫泄。咸味太过则伤骨,骨伤则痿软无力,名叫枯。枯和泄相并同时侵犯,名叫断泄。荣气不能通行,则卫气不能独行,荣卫都很衰微,三焦统摄水道失司。不能输布精微,四肢营养来源断绝,身体消瘦,只有膝关节肿大,出黄汗,小腿发冷,假使再加上发热,便成为历节病。患历节病,关节疼痛而不能屈伸,用乌头汤治疗。

全身各个关节疼痛,肢体弯曲,肌肉消瘦,膝关节肿大突出,头昏眼花,呼吸短促不能连续,胃中郁积不舒而想呕吐,用桂枝芍药知母汤治疗。

平血痹[1]虚劳脉证第六

【提要】　本篇主要讨论血痹和虚劳之病因病机、脉证表现及其治疗。

问曰:血痹从何得之? 师曰:夫尊荣人,骨弱肌肤盛,重因疲劳汗出,卧不时动摇,加被微风,遂得之。形如风状。《巢源》云:其状如被微风所吹。但其脉自微涩,在寸口、关上小紧,宜针引阳气,令脉和紧去则愈。

血痹,阴阳俱微,寸口、关上微,尺中小紧,外证身体不仁,如风【此后疑脱"痹"字】状,黄芪桂五物汤主之。

夫欲治病,当先知其证何趣,乃当攻之耳。

注[1] 血痹 指体虚人受邪,邪入阴经血脉痹阻的病证。

【语译】 问:血痹病怎样得的? 师答:好逸恶劳,养尊处优的人,筋骨脆弱而肌肉肥胖,又因疲劳出汗,睡卧时经常转动,受了微风侵袭,就会得这个病。它的症状像风痹(《巢源》说:其症状是,自觉身体如被微风所吹)。但其脉微涩,在寸口和关上脉小而紧,宜用针刺法导引阳气,使脉象平和而不紧,病就痊愈。

血痹病,营卫气血俱不足,寸口、关上脉微弱,尺脉小而紧,外证见身体麻木不仁,像风痹证,用黄芪桂枝五物汤治疗。

凡是治病,应该首先知道病证之所在,才适宜攻治。

男子平人[1],脉大为劳,极虚亦为劳。

男子劳之为病,其脉浮大,手足暖,春夏剧,秋冬差,阴寒精自出,【此处疑脱足字】酸削不能行,少腹虚满。

人年五十、六十,其病脉大者,痹侠背行,苦肠鸣。马刀侠瘿者,皆为劳得之。

男子平人,脉虚弱细微者,喜盗汗出也。

男子面色薄者,主渴及亡血。卒喘悸,其脉浮者,里虚也。

男子脉虚沉弦,无寒热,短气,里急,小便不利,面色白,时时目瞑,此人喜衄,少腹满,此为劳使之然。

注[1] 平人 此指外表似无病,而内脏气血已虚损的人,即《难经》所说的"脉病形不病者"。

【语译】 男子平人,脉象浮大为虚劳证,脉象极虚也是虚劳病。

男子虚劳的病证,其脉象浮大,手足心烦热,春夏病情加剧,秋冬病情减轻,前阴寒冷而滑精,两足痠痛消瘦不能行,少腹虚胀满闷。

人到五六十岁,其病见脉大的,沿背脊两旁有麻痹感,伴有肠鸣,腋下和颈项瘰疬,都是虚劳病引起。

男子平人,脉象虚弱细微的,经常出现盗汗。

男子面色苍白无华的,主口渴及失血。突然气喘心悸,脉象浮大无力的,是里虚。

男子脉虚兼见沉弦,无恶寒发热,呼吸短促,腹中拘急,小便不利,面色苍白,时常两眼昏花,视物不清,这病人容易流鼻血,少腹胀满,这是虚劳致使这样。

男子脉微弱而涩,为无子,精气清冷。

夫失精家,少腹弦急,阴头寒,目眶痛,一云目眩。发落,脉极虚芤迟,为清谷,亡血,失精。

脉得诸芤动微紧,男子失精,女子梦交通,桂枝加龙骨牡蛎汤主之。

脉沉小迟,名脱气[1],其人疾行则喘喝,手足逆寒,腹满,甚则溏泄,食不消化也。

脉弦而大,弦则为减,大则为芤,减则为寒,芤则为虚,寒虚相搏,此名为革。妇人则半产、漏下男子则亡血、失精。

注[1] 脱气 指阳气虚脱。

【语译】 男子的脉微弱而涩,是不能生子的象征,因精气清冷。

经常遗精的人,少腹拘急,阴茎头寒冷,目眶作痛(另一种说法:目眩),头发脱落,脉极度虚弱而兼芤迟,多有下利清谷,失血、遗精。

脉见芤、动或微、紧,于男子可见遗精,于女子可出现梦中性交,用桂枝加龙骨牡蛎汤治疗。

脉沉小而迟,名叫脱气,病人走路快速就会喘促喝喝有声,四肢逆冷,腹部胀满,严重的可见溏泄,食物不消化。

脉弦而大,但按之比弦脉则较为减弱,比大脉则又中空如芤,弦而减弱是为寒象,大而中空是为虚象,正气内虚并加上寒邪侵袭,这种脉叫革脉。在妇女可见小产、崩漏;在男子可见失血、遗精。

平消渴小便利淋脉证第七

【提要】 本篇主要讨论消渴病及小便淋涩证的病因病机、脉证表现及其治疗。

师曰:厥阴之为病,消渴[1]。气上冲心,心中疼热,饥而不欲食,食即吐,下之不肯止。

寸口脉浮而迟,浮则为虚,迟则为劳。虚则卫气不足,迟则荣气竭。

趺阳脉浮而数,浮则为气,数则消谷而紧。《要略》紧作大坚。气盛则溲数,溲数则紧,《要略》作坚。紧数相搏,则为消渴。

男子消渴,小便反多,以饮一斗,小便一斗,肾气丸主之。

注[1] 消渴 此指严重的口渴引饮,是厥阴病热胜时的一个症状。与下文杂病中多饮,多食、多尿之三消病有所不同。

【语译】 老师说:厥阴病的症状,是口渴引饮而渴不止,气逆上冲心胸,心中疼痛灼热,饥饿而不想吃,吃后就吐,如果用下法就会泄泻不止。

寸口脉浮而迟,浮是由于虚弱,迟是由于劳损。虚是卫气不足,迟是荣气衰竭。

趺阳脉浮而数,浮是胃热气盛,数是消谷善饥而大便坚硬(《要略》作大便坚硬)。胃气盛则小便频数,小便频数则大便更坚硬(《要略》作大便坚硬),大便坚硬与小便频数相结合,就成为消渴病。

男子消渴病,小便反常地增多,饮水一斗,小便也排出一斗,用肾气丸治疗。

师曰:热在一作结。下焦则溺血,亦令人淋闭不通。淋之为病,小便如粟状[1],少腹弦急,痛引脐中。

寸口脉细而数,数则为热,细则为寒。数为强吐。

趺阳脉数,胃中有热,则消谷引食,大便必坚,小便则数。

少阴脉数,妇人则阴中生疮,男子则气淋[2]。

淋家不可发汗,发汗则必便血。

注[1] 小便如粟状 指小便有粟粒状砂石。

[2] 气淋 淋证之一。证见下腹至阴囊胀痛,小便涩滞或尿后疼痛,多因膀胱气滞所致。

【语译】 老师说:热在(一作结)下焦则尿血,也会使人小便淋闭不通。淋闭的症状,小便如粟状,少腹拘急,疼痛牵引脐中。

寸口脉细而数,数则主热,细则主寒。数脉是因强力呕吐所致。

趺阳脉数,胃中有热,则消谷善食,大便必定坚硬,小便则见频数。

少阴脉数,妇人则阴部生疮,男子则患气淋。

久患淋病的人不能发汗,发汗则必然尿血。

平水气黄汗气分脉证第八

【提要】 本篇主要讨论水气病的病因、病机、辨证及治疗。

师曰:病有风水,有皮水,有正水,有石水,有黄汗。风水,其脉自浮,外证骨节疼痛,其人恶风。皮水,其脉亦浮,外证跗肿,按之没指,不恶风,其腹如鼓,如鼓,一作如故不满。不渴,当发其汗。正水,其脉沉迟,外证自喘。石水,其脉自沉,外证腹满,不喘。

黄汗,其脉沉迟,身体发热,胸满,四肢、头面肿,久不愈,必致痈脓。

【语译】 师说:水气病有风水,有皮水,有正水,有石水,有黄汗。风水,病人脉浮,外证有骨节疼痛,怕风。皮水,病人脉也浮,外证有全身浮肿,按之陷指,不怕风,腹部肿胀如鼓(一说腹部不肿仍和原来一样),口不渴,应当用发汗法治疗。正水,病人脉沉迟,外证有呼吸喘促。石水,病人脉沉,外证有腹部胀满,但不喘促。黄汗。病人脉沉迟,身体发热,胸部胀满,四肢头面浮肿,经久不愈,必致生痈作脓。

脉浮而洪,浮则为风,洪则为气,风气相搏,风强则为瘾疹,身体为痒,痒为泄风,久为痂癞[1];气强则为水,难以俯仰。风气相击,身体洪[2]肿,汗出乃愈。恶风则虚,此为风水;不恶风者,小便通利,上焦有寒,其口多涎,此为黄汗。

注[1] 痂癞 瘾疹经久不愈,化脓结痂,有如癞疾之状。

[2] 洪 有洪大之意。

【语译】 脉浮而洪,浮则有风邪,洪则有水气,风邪与水气相并同时侵犯,如风邪偏胜,则身上发瘾疹,身体作痒,痒是风邪外泄之象,经久不愈就会成为痂癞;如水气偏胜,则为水肿,身体难以俯仰。风邪和水气相并同时侵犯,则身体浮肿厉害,汗出才会痊愈。怕风的是表虚,这是风水;不怕风的,小便通利,是上焦有寒,病人口中多涎沫,这是黄汗病。

寸口脉沉滑者,中有水气,面目肿大,有热,名曰风水。视人之目裹[1]上微拥,如新卧起状,其颈脉[2]动,时时咳,按其手足上,陷而不起者,风水。

太阳病,脉浮而紧,法当骨节疼痛,而反不痛,身体反重而酸,其人不渴,汗出即愈,此为风水。恶寒者,此为极虚,发汗得之。渴而不恶寒者,此为皮水。身肿而冷,状如周痹[3],胸中窒,不能食,反聚痛,暮躁不眠,此为黄汗,痛在骨节。咳而喘,不渴者,此为脾胀,其形如肿,发汗即愈。然诸病此者,渴而下利,小便数者,皆不可发汗。

风水,其脉浮,浮为在表,其人能食,头痛汗出,表无他病,病者言但下重,故从腰以上为和,腰以下当肿及阴,难以屈伸,防己黄芪汤主之。一云:风水,脉浮身重。汗出恶风者,防己黄芪汤主之。

风水,恶风,一身悉肿,脉浮不渴,续自汗出,而无大热者,越婢汤主之。

注[1] 目裹 即目窠,眼胞。

[2] 颈脉 此指足阳明人迎脉,在结喉两旁。

[3] 周痹 指证见周身上下游走作痛一类的痹证。

【语译】 寸口脉沉滑的病人,体内有水气,面目肿大,发热,名叫风水。可见病人眼胞轻度肿胀,像刚卧起的样子,其颈部结喉两旁的脉管有明显的跳动,时时咳嗽,按病人手足上之皮肤,凹陷而不能迅速弹起的,是风水。

太阳病,脉浮而紧,按理会骨节疼痛,可是反而不痛,身体反觉沉重而酸楚,病人口不渴,只要汗出就会痊愈,这也是风水。怕冷的,这是表阳极虚,发汗太过而造成的。口渴而不怕冷的,这是皮水。身体浮肿而冷,症如周痹,胸中窒闷,不能食,反而凝聚一处作痛,晚上躁扰不能安睡,这是黄汗病,疼痛在骨节里。咳嗽而气喘,口不渴的,这是脾胀,它的症状像水肿,发汗则痊愈。然而凡是患水肿病的人,口渴而且泄泻,小便频数的,都不可发汗。

风水,病人的脉浮,浮是邪在表,病人能食,头痛汗出,外表无其他病状,病人自述只觉下身沉重,所以从腰以上还安和,腰以下会肿胀连及阴部,难以屈伸,用防己黄芪汤治疗(一说:风水病,脉浮而身体沉重,汗出而恶风,当用防己黄芪汤治之)。

风水病,先出现怕风,全身都浮肿,脉象浮而口不渴,连续不断的自汗出,全身没有大热的,用越婢汤治疗。

师曰:裹水[1]者,一身面目洪肿,其脉沉,小便不利,故令病水。假如小便自利,亡津液,故令渴也,越婢加术汤主之。一云:皮水,其脉沉,头面浮肿,小便不利,故令病水。假令小便自利,亡津液,故令渴也。

皮水之为病,四肢肿,水气在皮肤中,四肢聂聂动者,防己茯苓汤主之。

注[1] 裹水　即文中所说的皮水,指皮下有水气停积的病证。

【语译】　老师说:裹水病人,全身面目浮肿得厉害,其脉象沉,小便不利,水湿不能下行,所以导致水气病,用越婢加术汤治疗。如果病人小便通利,则津液损耗于外,会使病人口渴。(另一种说法:皮水病,水气壅遏脉道故脉沉,水气上溢则头面浮肿,小便不通,水气内停,所以发生水肿病如果病人小便通利,则津液耗损于外,会使病人口渴)。

皮水的症状,四肢浮肿,水气充溢皮肤之中,四肢肌肉微微牵动的,用防己茯苓汤治疗。

趺阳脉当伏,今反紧,本自有寒,疝瘕,腹中痛。医反下之,下之则胸满短气。

趺阳脉当伏,今反数,本自有热,消谷,一作消渴。小便数,今反不利,此欲作水。

寸口脉浮而迟,浮脉热,迟脉潜,热潜相搏,名曰沉。趺阳脉浮而数,浮脉数,数脉止,热止相搏,名曰伏。沉伏相搏,名曰水。沉则络脉虚,伏则小便难,虚难相搏,水走皮肤,则为水矣。

寸口脉弦而紧,弦则卫气不行,卫气不行则恶寒,水不沾流,走在肠间。

少阴脉紧而沉,紧则为痛,沉则为水,小便即难。师曰:脉得诸沉者,当责有水,身体肿重。水病脉出[1]者,死。

注[1] 脉出　指脉浮大无根,上有而下无,为阳气越脱之象。

【语译】　趺阳胃脉本当伏藏于下,现在反而见紧,这是由于患者体内有寒,寒凝肝脉,所以发生疝气,或腹中瘕聚,症见腹中疼痛。体内有寒本不当下,而医生反误用下法治疗,下后里气受伤,导致胸中满闷,肺气不降而呼吸短气。

跌阳胃脉本当伏藏于下，现在反而见数，这是由于患者体内原本有热。胃有热则水谷易消（另一种说法：口渴多饮），饮水多则小便量和次数也多。如果饮水多而小便反而不利，那么水气就将停积于内而发生水肿病。

寸口脉浮而迟，脉浮是阳热在外，脉迟是下焦所潜真阳不足，浮阳在外与潜阳不足相并为患，名叫沉。跌阳脉浮而数。浮脉是阳热在外，数脉是里有热邪结止，阳热在外与里热结止相并为患，名叫伏。沉与伏相并为患，名叫水。沉是络脉空虚，伏则小便困难，络脉空虚与小便困难相并为患，水邪流溢于肌表，则成为水气病了。

寸口脉弦而紧，弦是卫气不能正常运行，卫气不行则恶寒，水液不能随气运行输布，流溢于肠间。

少阴太谿脉紧而沉，紧是寒邪凝滞而作痛，沉是阳衰水盛，小便困难。老师说：凡诊得沉脉的，应当考虑是水气为患，身体肿胀沉重。水气病脉浮大无根的，是死证。

夫水病人，目下有卧蚕，面目鲜泽，脉伏，其人消渴。病水腹大，小便不利，其脉沉绝者，有水，可下之。

问曰：病下利后，渴饮水，小便不利，腹满阴肿者，何也？答曰：此法当病水，若小便自利及汗出者，自当愈。

水之为病，其脉沉小，属少阴。浮者为风，无水虚胀者为气。水发其汗即已。沉者与附子麻黄汤，浮者与杏子汤。

【语译】 水气病人，下眼帘浮肿，状如卧蚕，面目颜色光亮润泽，脉象见伏，病人口渴多饮。患水气病人腹部胀大，小便不利，其脉沉绝如无的，是水邪在里，可用下法治疗。

问道：患泄泻、痢疾之后。出现渴欲饮水，小便不利，腹部胀满，阴部浮肿的，是什么原因呢？回答说：按道理是要发生水肿病，假如小便通利及有汗出的，应当可以自愈。

水气病，脉象沉小，病属少阴。脉浮的是风水，无水而虚胀的是气病。水气病发汗就能治愈。脉沉的用附子麻黄汤，脉浮的用杏子汤。

心水者,其身重而少气,不得卧,烦而躁,其阴大肿。

肝水者,其腹大,不能自转侧,胁下腹中痛,时时津液微生,小便续通。

肺水者,其身肿,小便难,时时鸭溏。

脾水者,其腹大,四肢苦重,津液不生,但苦少气,小便难。

肾水者,其腹大,脐肿,腰痛,不得溺,阴下湿如牛鼻上汗,其足厥冷,面反瘦。一云大便反坚。

【语译】 心水病,病人身体沉重而且呼吸短促,不能平卧,烦躁不安,其阴部肿得厉害。

肝水病,病人腹部肿大,不能自己翻身,胁下及腹中疼痛,口中时有津液微生,小便时通时不通。

肺水病,病人全身浮肿,小便困难,时时解出如鸭粪样稀便。

脾水病,病人腹部肿大,四肢困乏沉重,津液不能产生,只苦于气息不足,小便困难。

肾水病,病人腹部肿大,肚脐肿突,腰痛,小便不通,阴部湿润如牛鼻上出汗一般,两足发冷,面部反见消瘦(另一说法:大便反坚)。

师曰:诸有水者,腰以下肿,当利小便;腰以上肿,当发汗乃愈。

师曰:寸口脉沉而迟,沉则为水,迟则为寒,寒水相搏,趺阳脉伏,水谷不化,脾气衰则鹜溏,胃气衰则身肿。少阳[1]脾卑[2],少阴脉细,男子则小便不利,妇人则经水不通。经为血,血不利则为水,名曰血分。一云水分。

问曰:病者苦水,面目身体四肢皆肿,小便不利,师脉之,不言水,反言胸中痛,气上冲咽,状如炙肉,当微咳喘。审如师言,其脉何类? 师曰:寸口脉沉而紧,沉为水,紧为寒,沉紧相搏,结在关元[3]始时当微,年盛不觉,阳衰[4]之后,荣卫相干,阳损阴盛,结寒微动,紧{疑当作肾}气上冲,喉咽塞噎,胁下急痛。医以留饮而大下之,气击不去,其病不除。后重吐之,胃家虚烦,咽燥欲饮水,小便不利,水谷不化,面目手足浮肿。又与葶苈丸下水,当时如少差,食饮过度,肿复如前,胸胁苦痛,像若奔豚,其水扬溢,则浮咳喘逆。当先攻击冲气,令止,乃治咳,咳止其喘自差。先治新病,病当在后。

注[1] 少阳　此指手少阳三焦经脉所行之处,当耳门和髎穴处。

　[2] 脉卑(bēi 碑)　脉沉而虚弱。卑,衰弱。

　[3] 关元　此泛指下焦。

　[4] 阳衰　阳气衰弱。此指阳明脉衰之时,即女子五七,男子六八。

【语译】 老师说:凡患水气病的,腰以下浮肿,应当通利小便,腰以上浮肿,应当发汗,就可治愈。

老师说:寸口脉沉而迟,沉主有水,迟主有寒,寒与水相并侵犯,趺阳胃脉沉伏不起,水谷不能消化,脾气衰弱则排泄鸭粪样稀便,胃气衰弱则身体浮肿。少阳脉沉而衰弱,少阴脉细小,于男子则小便不利,于女子则经水不通。月经之源是血,血不通利则为水病,名叫血分病(另一种说法:名叫水分病)。

问:病人患水气病,面目身体四肢都浮肿,小便不利,老师按脉诊病,病人不说有水病,反而说胸中疼痛,气上冲咽,咽中如有炙肉梗塞,应当有微咳气喘。确实像老师所说,病人的脉象应该如何? 老师说:寸口脉沉而紧,沉是有水气,紧是有寒邪,水气与寒邪相并侵犯,水寒凝结下焦,开始病势当是轻微,壮年没有什么感觉,至阳气衰弱之后,荣卫不协调,阳受损而阴亢盛,凝结于下焦之寒水渐动,肾中阴寒之气上冲,咽喉塞噎,胁下急痛。医生误认为有留饮而用峻下治疗,上冲之寒气不能制止,则其病不能消除。后来又用吐法治疗,致胃气虚损而烦闷,咽中干燥想喝水,小便不通利,饮食不消化,面目四肢均浮肿。医生又用葶苈丸泻水,当时似乎减轻,而饮食过量,肿又如前,胸胁急痛,病状像奔豚,水气泛溢,则上浮迫肺咳嗽喘逆。应当肃降其气,使冲气平止,才能治咳,咳嗽停止则喘急自愈。总之,要先治新病,后治旧病。

黄汗之病，身体洪肿，一作重。发热，汗出而渴，而渴，一作不渴。状如风水，汗沾衣，色正黄如柏汁，其脉自沉。

问曰：黄汗之病从何得之？师曰：以汗出入水中浴，水从汗孔入得之。黄芪芍药桂枝苦酒汤主之。

黄汗之病，两胫自冷，假令发热，此属历节。食已汗出，又身常暮卧盗汗出者，此劳气也。若汗出已反发热者，久久其身必甲错。发热不止者，必生恶疮。若身重，汗出已辄轻者，久久必身𥈤，𥈤则胸中痛，又从腰以上必汗出，下无汗，腰宽【宽通髋】弛痛，如有物在皮中状，剧者不能食，身疼重，烦躁，小便不利，此为黄汗，桂枝加黄芪汤主之。

【语译】 黄汗病，身体严重浮肿（一作沉重），发热，汗出而渴（"而渴"，另一说法作"不渴"），症状好像风水，汗液沾染衣服，汗的颜色正黄，如柏汁，病人之脉象为沉。

问道：黄汗的病怎样得来？老师说：因出汗时进入水中洗浴，水湿从汗孔渗入而得病。用黄芪芍药桂枝苦酒汤治疗。

黄汗病，两侧小腿寒冷，假如小腿发热，这是属于历节病。饭后出汗，又常在夜间睡时盗汗的，这是虚劳病。如果汗出后反而发热的，时间久了病人全身皮肤必然枯槁粗糙而像鳞甲交错。发热不止的，必生恶疮。如果身体重滞，汗出后即感轻快的，时间久了必然身上肌肉跳动，肌肉跳动则连及胸部作痛，同时从腰以上必会出汗，腰以下无汗，腰髋部松弛无力而疼痛，如有物在皮肤中，病严重的不能食，身体疼痛重滞，烦躁，小便不利，这是黄汗病，用桂枝加黄芪汤治疗。

寸口脉迟而涩，迟则为寒，涩为血不足。趺阳脉微而迟，微则为气，迟则为寒。寒气不足，则手足逆冷；手足逆冷，则荣卫不利；荣卫不利，则腹满胁鸣相逐[1]，气转膀胱，荣卫俱劳；阳气不通则身冷，阴气不通则骨痛；阳前通[2]则恶寒，阴前通[3]则痹不仁。阴阳相得，其气乃行，大气[4]一转，其气乃散。实则失气，虚则遗溺,名曰气分。气分,心下坚,大如盘,边如旋杯,水饮所作,桂枝去芍药加麻黄细辛附子汤主之。

心下坚,大如盘,边如旋盘,水饮所作,枳实术汤主之。

注[1] 相逐 相追随。此指水鸣音接连不断。

[2] 阳前通 用气断绝流通。前,齐断。此指断绝。

[3] 阴前通 阴气断绝流通。

[4] 大气 此指膻中之宗气。

【语译】 寸口脉迟而涩,迟是有寒,涩是心血不足。趺阳脉微而迟,微是正气不足,迟是里有虚寒。虚寒而正气不足,则手足逆冷;手足逆冷则荣卫之气运行不利;荣卫之气运行不利,则腹部胸胁胀满肠鸣不止;寒气转入膀胱,荣卫之气都已竭乏;阳气不能通行则身冷,阴气不能通行则骨节疼痛;阳气断绝流通则恶寒,阴气断绝流通则闭阻麻木不仁。阴阳互相协调,正气在体内就运转自如,胸中之宗气一流转,寒气就自然消散。实证则矢气多,虚证则遗尿出,这种病叫气分病。气分病,心下有坚硬病块,像盘那样大边缘像转动的圆杯,是由于水饮停积而成,用桂枝去芍药加麻黄细辛附子汤治疗。

心下坚硬,大如圆盘,边缘像转动的圆盘,是由于水饮停积而成,用枳实汤治疗。

平黄疸寒热疟脉证第九

【提要】 本篇主要讨论黄疸、疟疾两种疾病的脉证表现、预后及其治疗。

凡黄候,其寸口脉近掌无脉,口鼻冷,并不可治。脉沉,渴欲饮水,小便不利者,皆发黄。

腹满,舌【疑作身】痿黄[1],躁不得睡,属黄家。

师曰:病黄疸,发热烦喘,胸满口燥者,以发病时,火劫其汗,两热所得。然黄家所得,从湿得之。一身尽发热而黄,肚热,热在里,当下之。

师曰:黄疸之病,当以十八日为期[2],治之十日以上为差,反剧为难治。

又曰:疸而渴者,其疸难治;疸而不渴者,其疸可治。发于阴部[3],其人必呕;发于阳部[4],其人振寒而发热也。

师曰:诸病黄家,但利其小便。假令脉浮,当以汗解之,宜桂枝加黄芪汤。又男子黄,小便自利,当与小建中汤。

黄疸腹满,小便不利而赤,自汗出,此为表和里实。当下之,宜大黄黄柏栀子芒硝汤。

黄疸病,小便色不变,欲自利,腹满而喘,不可除热,热除必哕。哕者,小半夏汤主之。

夫病酒黄疸,必小便不利,其候心中热,足下热,是其证也。

心中懊侬而热,不能食,时欲吐,名曰酒疸。

酒黄疸者,或无热,靖言了了[5],腹满欲吐,鼻燥。其脉浮者,先吐之;沉弦者,先下之。

酒疸,心中热,欲吐者,吐之即愈。

酒疸,黄色,心下结热而烦。

酒疸,下之,久久为黑疸,目青面黑,心中如啖蒜齑状,大便正黑,皮肤爪之不仁,其脉浮弱,虽黑微黄,故知之。

注[1] 痿黄 暗黄晦滞而不润泽之称。

[2] 十八日为期 十八日土旺脾气至之期,虚者当复,实者可通。黄为土之色,黄疸属脾土之病,脾土旺于四季之末各十八日,故当以十八日为期。

[3] 阴部 此指病在里。

[4] 阳部 此指病在表。

[5] 靖言了了 神情安静,语言清晰。

【语译】 凡是黄疸病候,寸口脉之近掌处寸部无脉,口鼻冷,不易治疗。脉沉,口渴想饮水,小便不利的,都会发黄疸病。

腹部胀满,全身萎黄,烦躁不能安睡,属于黄疸病人。

老师说:患黄疸病,发热心烦气喘,胸满口干燥的,是病初起时,用火攻强发其汗,火邪与热邪互相搏结而成。然而黄疸之形成,多数从湿而得。凡全身发热而黄,腹部热,是热在里,当用下法治疗。

老师说:黄疸病,当以十八日为治愈期限,治疗十日以上应该好转,反而加重就难治了。

又说:黄疸又口渴的,这种黄疸难治;黄疸而口不渴的,这种黄疸可治。病发在里,病人必呕吐;病发在表,病人发抖怕冷而发热。

老师说:凡是患黄疸的病人,但利其小便。假如脉浮,应当发汗解之,宜用桂枝加黄芪汤。又男子患黄疸病,小便自利,应当用小建中汤。

黄疸病腹部胀满,小便不利而色赤,自汗出,这是表和里实。应当用下法,宜用大黄黄柏栀子芒硝汤。

黄疸病,小便颜色不变,自欲泄泻,腹满而喘,不可除热,热除必然哕逆。哕逆的,用小半夏汤治疗。

患酒黄疸,必小便不利,它的证候是心中热,足下热,这是酒黄的证候。

心中烦闷不宁而热,不能饮食,时想呕吐,病名叫酒疸。

酒黄疸的病人,有的无热,神情安静,语言清晰,腹部胀满欲呕吐,鼻腔干燥。病人脉浮的,先用吐法治疗;脉沉弦的,先用下法治疗。

酒疸病,心中烦热,想呕吐的,用吐法治疗即可痊愈。

酒疸病,全身黄色,心下痞结灼热而烦。

酒疸病,误下,久了则成黑疸,眼青面黑,胃中灼热好像吃了蒜薹菜一样,大便纯黑,皮肤搔之麻木不仁,病人之脉浮弱,皮肤虽黑而微黄,所以知道这是酒疸误下之变证。

寸口脉微而弱,微则恶寒,弱则发热。当发不发,骨节疼痛;当烦不烦,而极汗出。趺阳脉缓而迟,胃气反强。少阴脉微,微则伤精,阴气寒冷,少阴不足。谷气反强,饱则烦满,满则发热,客热消谷,发已复饥,热则腹满,微则伤精,谷强则瘦,名曰谷寒热。

阳明病,脉迟者,食难用饱,饱则发烦。头眩者,必小便难,此欲作谷疸。虽下之,腹满如故,所以然者,脉迟故也。

师曰:寸口脉浮而缓,浮则为风,缓则为痹。痹非中风,四肢苦烦,脾色必黄,瘀热以行。

趺阳脉紧而数,数则为热,热则消谷;紧则为寒,食即满也。迟脉浮为伤肾,趺阳脉紧为伤脾。风寒相搏,食谷则眩,谷气不消,胃中苦浊,浊气下流,小便不通,阴[1]被其寒,热流膀胱,身体尽黄,名曰谷疸。

额上黑,微汗出,手足中热,薄暮则发,膀胱急,小便自利,名曰女劳疸。腹如水状,不治。

黄家,日晡所发热,而反恶寒,此为女劳得之。膀胱急,少腹满,身尽黄,额上黑,足下热,因作黑疸。其腹胀如水状,大便必黑,时溏,此女劳之病,非水也。腹满者难治。硝石矾石散主之。

注[1] 阴 此指太阴脾土。

【语译】 寸口脉微而弱,微主恶寒,弱主发热。当发热而不发热,则骨节疼痛;当烦躁而不烦躁,则大汗出。趺阳脉缓而迟,胃气反而强盛。少阴脉微,微是损伤真精,阴寒内盛,是少阴不足。食欲反而旺盛,饱食则见烦闷胀满,胀满则发热,邪热消谷,发作后又感到饥饿,发热则腹满,脉微则伤真精,食欲旺盛却消瘦,病名叫谷寒热。

阳明病,脉象迟的,不能饱食,饱食则心烦。头眩的,必定小便困难,这是将要发生谷疸。虽然用了下法,腹部胀满如故,所以会这样,是脾胃虚寒脉迟之故。

老师说:寸口脉浮而缓,浮是风邪外袭,缓是湿热郁闭。痹并非中风而得,四肢困乏烦热,脾色必黄,是湿热瘀结在脾而行于体表。

趺阳脉紧而数,数是胃中有热,热则能食善饥;紧是脾中有寒,寒则食后胀满。尺脉浮主伤肾,趺阳脉紧是伤脾。风寒相并侵犯,食后就感到头眩,食物不能消化,胃中被湿热所伤,湿浊之气下流,小便不通利,太阴脾土遭受寒邪侵袭,湿热流注膀胱,全身皆黄,病名叫谷疸。

额上色黑,微微出汗,手足心热,每到傍晚发作,膀胱有急迫感,小便通利,病名叫女劳疸。腹部像水肿状,是不治之证。

黄疸病人,傍晚时发热,而反有怕冷,这是房劳伤肾而得的女劳疸。膀胱急迫,少腹胀满,全身皆黄,额上色黑,足下觉热,因此形成黑疸。病人腹部胀大如水肿状,大便必定黑色,时时便溏,这是女劳疸病,并非水病。腹部胀满的难治。可用硝石矾石散治疗。

夫疟脉自弦也,弦数者多热,弦迟者多寒。弦小紧者可下之,弦迟者可温药,若脉紧数者,可发汗,针灸之。浮大者,吐之。脉弦数者,风发也,以饮食消息止之。

疟疾结为癥瘕,名曰疟母,鳖甲煎丸主之。

疟但见热者,温疟也,其脉平,身无寒但热,骨节疼烦,时呕,朝发暮解,暮发朝解,名曰温疟,白虎加桂枝汤主之。

疟多寒者,牝疟也,蜀漆散主之。

【语译】 疟疾的脉自当出现弦象,弦数的多属热,弦迟的多属寒。弦而小紧的可用下法治疗,弦而迟的可用温药,如果脉弦紧而数的,可发汗或者针灸。脉浮大的,用吐法治疗。脉弦数的,是因风邪而发病,用饮食调理来平息。

疟疾日久,病邪瘀结胁下,形成痞块,病名叫疟母,用鳖甲煎丸治疗。

疟疾只见到发热的,是温疟,病人的脉平和,身无寒冷而反有发热,骨节疼痛发烦,时常呕吐,早晨发傍晚解,傍晚发明晨解,病名叫温疟,用白虎加桂枝汤治疗。

疟疾发作时,寒多热少的,是牝疟,用蜀漆散治疗。

平胸痹心痛短气贲豚脉证第十

【提要】 本篇主要讨论胸痹、心痛、贲豚之病因病机、脉证表现及其治疗。

师曰:夫脉当取太过与不及,阳微阴弦,则胸痹而痛。所以然者,责其极虚也。今阳虚知在上焦,所以胸痹心痛者,以其脉阴弦故也。

胸痹之病,喘息咳唾,胸背痛,短气,寸口脉沉而迟,关上小紧数者,瓜蒌薤白白酒汤主之。

平人无寒热,短气不足以息者,实也。

【语译】 老师说:诊脉应当探求它的太过和不及,若见寸脉微弱尺脉弦实,就可知病人是胸痹心痛。所以这样,是由于上焦的气极虚。现在阳虚知道在上焦,所以有胸痹心痛的症状,是因为患者尺脉弦的缘故。

胸痹的病,气喘咳嗽唾痰涎,胸背牵引作痛,呼吸短促不相接续,寸口脉沉而迟,关脉小而紧数的,用瓜蒌薤白白酒汤治疗。

平素健康无病的人,没有恶寒发热的症状,突然呼吸短促急迫的,是实证。

贲豚病者,从少腹起,上冲咽喉,发作时欲死复止,皆从惊得。其气上冲,胸腹痛,及往来寒热,贲豚汤主之。

师曰:病有贲豚,有吐脓,有惊怖,有火邪[1],此四部病皆从惊发得之。

注[1] 火邪 此指误用温针、艾灸、火熏等疗法引起的病变。

【语译】 奔豚病,有一股气从少腹开始向上冲到咽喉,发作时非常痛苦,像要死去一样,发作过后,又和发病前一样,这种病都是从惊恐引起。有气上冲,胸腹疼痛,同时往来寒热,用奔豚汤治疗。

老师说：疾病中有奔豚，有吐脓，有惊怖，有火邪，这四种病，都可以因惊恐而诱发。

平腹满寒疝宿食脉证第十一

【提要】　本篇主要讨论腹满、寒疝、宿食三种病证的脉证表现、辨证要点及其治疗。

趺阳脉微弦，法当腹满，不满者必下部闭塞，大便难，两胠[1]—云脚。疼痛，此虚寒从下上也，当以温药服之。

病者腹满，按之不痛为虚，痛者为实，可下之。舌黄未下者，下之黄自去。腹满时减，减复如故，此为寒，当与温药。

趺阳脉紧而浮，紧则为痛，浮则为虚，虚则肠鸣，紧则坚满。

脉双弦而迟者，必心下坚。脉大而紧者，阳中有阴也，可下之。

病腹中满，痛为实，当下之。

腹满不减，减不足言，当下之。

病腹满，发热数十【前二字疑倒】日，脉浮而数，饮食如故，厚朴三物汤主之。

腹满痛，厚朴七物汤主之。

寸口脉迟而缓，迟则为寒，缓即为气，气寒相搏，转绞而痛。

寸口脉迟而涩，迟为寒，涩为无血。

注[1] 胠（qū 区）　胁。

【语译】　趺阳脉微而弦，理当腹部胀满，而不胀满的，必然是下部闭塞，大便困难，两胁（另一说法两脚）疼痛，这是虚寒从下犯上之故，当用温药治疗。

病人腹满，按之不痛为虚满，痛的为实满，可用下法治疗。舌苔黄未用攻下的，攻下后黄苔自然消退。腹部胀满有时减轻，减轻后又胀满如前，这是里寒，当用温药治疗。

趺阳脉紧而浮，紧脉主痛，浮脉主虚，虚主肠鸣，紧主腹部坚满。

两手脉弦而迟的,必见心下坚硬。脉大而紧的,是阳中有阴之实证,可用下法治疗。

患腹中胀满,兼有疼痛为实证,当用下法治疗。

腹部胀满毫不减轻,即使减轻也微不足道,应当用下法治疗。

患腹部胀满,发热已十几日,脉浮而数,饮食如常,用厚朴三物汤治疗。

腹部胀满疼痛,用厚朴七物汤治疗。

寸口脉迟而缓,迟脉主寒,缓则主气,气寒相并侵犯,腹中转绞而痛。

寸口脉迟而涩,迟脉是寒,涩脉是血不足。

夫中寒家[1]喜欠,其人清涕出,发热色和者,善嚏。

中寒,其人下利,以里虚也,欲嚏不能,此人肚中寒。一作痛。

夫瘦人绕脐痛,必有风冷,谷气不行[2],而反下之,其气必冲。不冲者,心下则痞。

寸口脉弦者,则胁下拘急而痛,其人啬啬恶寒也。

寸口脉浮而滑,头中痛。趺阳脉缓而迟,缓则为寒,迟则为虚,虚寒相搏,则欲食温,假令食冷,则咽痛。

寸口脉微,尺中紧而涩,紧则为寒,微则为虚,涩则血不足,故知发汗而复下之也。紧在中央,知寒尚在,此本寒气,何为发汗复下之耶?

夫脉浮而紧乃[3]弦,状如弓弦,按之不移。脉数弦者,当下其寒。胁下偏痛,其脉紧弦,此寒也,以温药下之,宜大黄附子汤。

注[1] 中(zhōng 钟)寒家 平素中焦阳气不足而阴寒偏盛之人。

[2] 谷气不行 水谷之气滞留不行。此指大便不通。

[3] 乃 若。此有好像之意。

【语译】 平素中焦虚寒的人,易打呵欠,病人有清涕流出,发热而面色谐和的,易打喷嚏。

中焦虚寒,病人泄泻,是因里虚之故,想打喷嚏又打不出,这病人腹中虚寒。

体质虚弱的人绕脐疼痛,必定是受了风寒,大便不通,如果反用下法,风冷之气必逆而上冲。气不上冲的,心下就会痞满。

寸口脉弦的,则两胁拘急作痛,病人啬啬恶寒。

寸口脉浮而滑,头部疼痛。趺阳脉缓而迟,缓脉是胃有寒,迟脉是胃气虚,胃气虚弱加上寒邪内侵,则喜欢吃热的食物,假如吃冷的东西,就咽痛。

寸口脉微,尺部脉紧而涩,紧脉是有寒,微脉是虚弱,涩脉是血不足,所以知是发汗后又误用攻下的结果。紧脉在中央,知道寒气还在,这病本来是寒气所致,为何用发汗而又攻下呢?

脉浮而紧好像弦脉,如弓弦般硬直,按之不会移动。脉数兼弦的,当用温下去其寒。偏在胁下疼痛,其脉紧而弦,这是寒邪凝聚不散,用温下药治疗,宜用大黄附子汤。

寸口脉弦而紧,弦则卫气不行,卫气不行则恶寒;紧则不欲食,弦紧相搏,则为寒疝[1]。

趺阳脉浮而迟,浮则为风虚,迟则为寒疝,寒疝绕脐痛,若发则自汗出,手足厥寒,其脉沉弦者,大乌头汤主之。

注[1] 寒疝 一种以急性腹痛为主的病证。因其犯寒邪即发,故称"寒疝"。

【语译】 寸口脉弦而紧,弦是阳虚卫气不行于外,卫气不行则恶寒;紧是胃阳被寒所困而不思饮食,阳虚怕冷并加上寒邪内侵,胃阳被困,则成寒疝。

趺阳脉浮而迟,浮是风虚,迟是寒疝,寒疝绕脐作痛,如果发作严重就自汗出,手足厥冷,病人脉象沉弦的,用大乌头汤治疗。

问曰:人病有宿食,何以别之? 师曰:寸口脉浮大,按之反涩,尺中亦微而涩,故知有宿食。

寸口脉紧如转索,左右无常者,有宿食。

寸口脉紧,即头痛风寒,或腹中有宿食不化。

脉滑而数者,实也,有宿食,当下之。

下利,不欲饮食者,有宿食,当下之。

大下后六七日不大便,烦不解,腹满痛,此有燥屎也,所以然者,本有宿食故也。

宿食在上管,当吐之。

【语译】 问:人患宿食病,怎样辨别它?老师答:寸口脉浮大,按之反见涩象,尺部脉亦微弱而涩滞,所以知道有宿食。

寸口脉紧如转索,左右脉象变化无常的,是有宿食。

寸口脉紧,是头痛风寒,或是腹中有宿食不化。

脉滑而数的,是实证,如有宿食,应当用下法治疗。

大便泄泻,不想吃东西的,是有宿食,应当用下法治疗。

大下后六七日不大便,必烦不解,腹部胀满疼痛,这是有燥屎,所以如此,是本有宿食之故。

宿食停留在上脘,应当用吐法治疗。

平五脏积聚脉证第十二

【提要】 本篇主要讨论五脏积聚的主证、脉象及其诊断要领。

问曰:病有积、有聚、有系气,系,一作谷。下同【此注可从】。何谓也?师曰:积者,脏病也,终不移;聚者,腑病也,发作有时,展转痛移,为可治;系气者,胁下痛,按之则愈,愈复发为系气。夫病已愈,不得复发,今病复发,即为系气也。

诸积大法,脉来细而附骨者,乃积也。细,一作结。寸口,积在胸中;微出寸口,积在喉中。关上,积在脐旁;上关上,积在心下;微下关,积在少腹。尺,积在气街;脉出在左,积在左;脉出在右,积在右;脉两出,积在中央。各以其部处之。

【语译】 问:病有积、有聚、有系气("系"一作"谷"),说的是什么呢?老师说:积,是脏病,始终不移动;聚,是腑病,有时发作,有时不发作,常辗转移动作痛,这病可治愈;谷气病,胁下疼痛,用手按之可愈,愈后又复发,是谷气病。病已痊愈,就不再复发,现在病又复发,就是谷气病了。

诊断诸积总的方法,脉来沉细("细"一作"结")而寻之着骨始得的,是积病。此脉出现于寸部,是积在胸中;若微微出于寸部,是积在喉中。此脉出现于关部,是积在脐旁;出现于关的微上方,是积在心下;出现于关的微下方,是积在少腹。沉细脉出现于尺部,是积在气街。沉细脉在左手,是积在左部;沉细脉在右手,是积在右部;沉细脉在左右两手三部同时出现,则积在中央部位。各自按照出现的不同部位进行治疗。

诊得肺积,脉浮而毛,按之辟易[1],胁下气逆,背相引痛,少气,善忘,目瞑,皮肤寒,秋差夏剧,主皮中时痛,如虱缘之状,甚者如针刺,时痒,其色白。

诊得心积,脉沉而芤,上下无常处,病胸满,悸,腹中热,面赤,嗌干,心烦,掌中热,甚即唾血,主身瘈疭,主血厥,夏差冬剧,其色赤。

诊得脾积,脉浮大而长,饥则减,饱则见,膜起与谷争减,心下累累[2]如桃李,起见于外,腹满,呕,泄,肠鸣,四肢重,足胫肿,厥不能卧,是主肌肉损,其色黄。

诊得肝积,脉弦而细,两胁下痛,邪走心下,足肿寒,胁痛引少腹,男子积疝,女子瘕淋,身无膏泽,喜转筋,爪甲枯黑,春差秋剧,其色青。

诊得肾积,脉沉而急,苦脊与腰相引痛,饥则见,饱则减,少腹里急,口干,咽肿伤烂,目肮肮,骨中寒,主髓厥,善忘,其色黑。

注[1] 辟易　退避。此指脉隐伏不显。
　[2] 累累　联贯成串的样子。

【语译】　诊断为肺积,脉浮而轻虚无力,按时脉搏隐伏不显,胁下有气上逆,背部互相牵引作痛,气息低微,遇事易忘,眼闭不想睁开,皮肤寒冷,秋季好转,夏天加剧,皮肤时常疼痛,如虱子爬行之状,严重的像针刺,时常发痒,皮肤色白。

诊断为心积,脉沉而芤,忽上忽下无常处,常感胸满闷,心悸,腹中热,面色赤,咽喉干,心中烦,手掌热,严重的则唾血,主全身筋脉抽搐;又主血虚而发生的昏厥,夏天好转,冬天加剧,皮肤色赤。

诊断为脾积,脉浮大而长,饥饿时则减轻,饱食时明显,肿胀随着饮食多少而见增大或减少,心下有成串的块状物,像桃李般大小,站立时在外面可以见到,腹部胀满,呕吐,泄泻,肠鸣,四肢沉重,足胫肿大,厥冷不能卧,肌肉瘦削,皮肤色黄。

诊断为肝积,脉弦而细,两胁下疼痛,斜走心下,脚肿大寒冷,胁痛牵引少腹,在男子是积疝,在女子是瘕聚淋浊,全身肌肤干枯而没有脂膏润泽,经常抽筋,爪甲干枯发黑,春季好转,秋天加剧,皮肤色青。

诊断为肾积,脉沉而急,苦于脊部与腰部互相牵引作痛,饥饿时就发作,饱食后则缓解,少腹拘急,口中干燥,咽部肿大溃烂,眼睛视物不明,病人感到骨里寒冷,主髓海空虚而昏厥,易忘,皮肤色黑。

寸口脉沉而横[1]者,胁下及腹中有横积痛,其脉弦,腹中急痛,腰背痛相引,腹中有寒,疝瘕。脉弦紧而微细者,癥也。夫寒痹、癥瘕、积聚之脉,皆弦紧。若在心下,即寸弦紧;在胃管,即关弦紧;在脐下,即尺弦紧。一曰:关脉弦长,有积在脐左右上下也。

又脉癥法,左手脉横,癥在左;右手脉横,癥在右;脉头大者,在头;头小者,在下。

又法:横脉见左,积在右;见右,积在左。偏得洪实而滑,亦为积。弦紧亦为积,为寒痹,为疝痛。内有积不见脉,难治;见一脉一作胁。相应,为易治;诸不相应,为不治。

左手脉大,右手脉小,上病在左胁,下病在左足;右手脉大,左手脉小,上病在右胁,下病在右足。

脉弦而伏者,腹中有癥,不可转也,必死不治。

脉来细而沉,时直者,身有痈肿,若腹中有伏梁[2]。

脉来小沉而实者,胃中有积聚,不下食,食即吐。

注[1] 横　充溢。此指弦而有力。

　　[2] 伏梁　古病名。指心下至脐部周围有包块或气块的病证。

【语译】 寸口脉沉而搏指强盛有力的,是胁下和腹中有坚硬之积块并伴有疼痛,其脉弦,腹中拘急作痛,腰背疼痛互相牵引,腹中有寒气,是疝气和瘕病。脉弦紧而微细的,是癥病。寒痹、癥、瘕、积、聚的脉,都是弦紧。如果这五种病在心下部位,就见寸脉弦紧;如果在胃脘部位,就见关脉弦紧;如果在脐下,就见尺脉弦紧(另一种说法:关脉弦长,有积在脐的左右上下)。

又有一种用脉来诊断瘕病的方法,左手脉强盛有力,癥病在左;右手脉强盛有力,癥病在右;脉搏来大去小,癥病在上部;脉搏来小去大,癥病在下部。

又一种脉诊方法,强盛有力的脉象出现在左手,积病在右部;出现在右手,积病在左部。独见洪实而滑的脉象,也是积病。弦紧的脉,也是积病,或是寒痹,或是疝痛。体内有积病而不体现于脉中,病难治;出现一种脉(一作"胁")象而且和积病相应,病易治;凡脉和病不相应,是不治之症。

左手脉大,右手脉小,上部有病在左胁,下部有病在左足;右手脉大,左手脉小,上部有病在右胁,下部有病在右足。

脉弦而伏的,是腹中有瘕病,坚硬不能转动,必然是不治的死证。

脉来细而沉,时有强直之象的,是身上有痈肿,或腹中有伏梁。

脉来小沉而实的,胃中有积聚,食物不能下胃,食入即吐。

平惊悸衄吐下血胸满瘀血脉证第十三

【提要】 本篇主要讨论惊悸、吐衄、下血、瘀血等疾患的病理、证候、脉象、诊断及其预后。

寸口脉动而弱,动则为惊,弱则为悸。

趺阳脉微而浮,浮则胃气虚,微则不能食,此恐惧之脉,忧迫所作也。惊生病者,其脉止而复来,其人目睛不转,不能呼气。

寸口脉紧,趺阳脉浮,胃气则虚。

寸口脉紧,寒之实也。寒在上焦,胸中必满而噫。胃气虚者,趺阳脉浮,少阳脉紧,心下必悸。何以言之? 寒水相搏,二气相争,是以悸。

【语译】 寸口之脉动摇而弱,动是受惊,弱是心悸。

趺阳脉微而浮,浮是胃气虚,微是不能食,这是恐惧脉象,是精神忧郁紧张所产生。若是惊恐产生的病变,病人的脉会出现止而复来的结代脉,同时病人的眼睛不能转动,呼吸困难。

寸口脉紧,趺阳脉浮,是病人的胃气虚弱。

寸口脉紧,是寒实的脉象。若寒在上焦,胸部必感胀满而噫气。胃气虚的,趺阳脉浮,少阳脉紧,必然出现心悸。凭什么说会出现心悸呢? 因寒邪与水气相并侵犯,二气共同侵入,所以出现心悸。

脉得诸涩濡弱,为亡血。

寸口脉弦而大,弦则为减[1],大则为芤。减则为寒,芤则为虚。寒虚相搏,此名为革。妇人则半产漏下,男子则亡血。

亡血家,不可攻其表,汗出则寒栗而振。

问曰:病衄连日不止,其脉何类? 师曰:脉来轻轻在肌肉,尺中自溢[2],一云尺脉浮。目睛晕黄[3],衄必未止;晕黄去,目睛慧了[4],知衄今止。

师曰:从春至夏发衄者,太阳;从秋至冬发衄者,阳明。

寸口脉微弱,尺脉涩。弱则发热,涩为无血,其人必厥,微呕。夫厥,当眩不眩,而反头痛,痛为实,下虚上实,必衄也。

太阳脉大而浮,必衄、吐血。

病人面无血色,无寒热,脉沉弦者,衄也。

衄家,不可发其汗,汗出必额上促急而紧【疑作必额上陷,脉紧急。】,直视而不能眴^[5],不得眠。

注[1] 弦则为减　此指比弦脉较为减弱。革脉亦见弦象,然革脉之弦,重按之方减,故曰"弦则为减"。

[2] 溢　此指浮泛之脉象。

[3] 目睛晕黄　此指视物昏黄不清。

[4] 目睛慧了　此指视物清晰。

[5] 眴(shùn 瞬)　同"瞬"。目珠转动。

【语译】　脉见涩而濡弱的,是失血。

寸口脉弦而大,但比弦脉较为减弱,比大脉则又中空如葱管。弦而减弱的脉是阳衰寒盛,大而中空如葱管的脉是阴血虚弱。阴血虚弱并加上阴寒内犯,这种脉象叫革脉。在妇人是小产崩漏,在男子是失血。

平素失血的人,不可发汗解表,若发表汗出就出现寒战怕冷而振颤。

问:患鼻衄连日不止,其脉象应属哪一类? 老师说:脉来轻虚无力,见于肌肉之间,尺部浮泛(另一种说法:尺部脉浮),视物昏黄不清,鼻衄必然未止;昏黄消失,视物清晰,就知道鼻衄停止。

老师说:从春季到夏季发生鼻衄的,属太阳病;从秋季到冬季发生鼻衄的,属于阳明病。

寸脉微弱,尺脉涩。脉弱主发热,脉涩是血虚,病人必然厥逆,轻微呕吐。出现厥逆,应当目眩而没有目眩,却反而头痛,痛属实证,这为下虚上实,必会出现鼻衄。

太阳脉大而浮,必鼻衄、吐血。

病人面部苍白无血色。无恶寒发热,脉象沉弦的,是鼻衄的见证。

经常鼻衄的病人,不可发汗,汗出必定见额上动脉低陷,寸口脉紧急,两眼直视,眼珠不能转动,不能睡眠。

脉浮弱,手按之绝者,下血;烦咳者,必吐血。

寸口脉微而弱,气血俱虚,男子则吐血,女子则下血。呕吐、汗出者,为可治。

趺阳脉微而弱,春以胃气为本。吐利者为可,不者,此为有水气,其腹必满,小便则难。

病人身热,脉小绝者,吐血,若下血,妇人亡经,此为寒。脉迟者,胸上有寒,噫气喜唾。

脉有阴阳,趺阳、少阴脉皆微,其人不吐下,必亡血。

脉沉为在里,荣卫内结,胸满,必吐血。

男子盛大,其脉阴阳微,趺阳亦微,独少阴浮大,必便血而失精。设言淋者,当小便不利。

趺阳脉弦,必肠痔下血。

【语译】 脉象浮弱,重按不见的,属于下血,心烦咳嗽的,必吐血。

寸口脉微而弱,是气血俱虚,于男子则吐血,于女子则下血。出现呕吐、汗出的,尚可治疗。

趺阳脉微而弱,春天以胃气为本。病吐利的为可治;否则,这是有水气,病人腹部必胀满,小便困难。

病人身中发热,脉微小欲绝的,吐血,或下血,妇人停经,这是有寒。脉迟的,是胸上有寒,病人噫气,经常唾痰涎。

脉象有阴阳,趺阳、少阴三部脉皆微,病人没有呕吐、下利,必定是失血。

脉沉为病在里,荣卫内结,胸部胀满,必定吐血。

男人强壮高大,而脉见阴阳微,趺阳也微,唯独少阴脉浮大,必定便血和失精。假如说有淋证的,当有小便不利。

趺阳脉弦,必见肠痔下血。

病人胸满,唇痿,舌青,口燥,其人但欲漱水,不欲咽,无寒热,脉微大来迟,腹不满,其人言我满,为有瘀血。当汗出不出,内结亦为瘀血。病者如热状,烦满,口干燥而渴,其脉反无热,此为阴伏^[1],是瘀血也,当下之。

下血,先见血,后见便,此近血也;先见便,后见血,此远血也。

注[1] 阴伏 阴血有郁热内伏。

【语译】 病人胸部胀满,口唇枯萎不华,舌质色青,口中干燥,病人只想漱水而不想咽下,没有恶寒发热,脉微大来迟,腹部不胀满,但病人却自诉胀满,这是有瘀血。应当汗出而不出,体内郁结也会形成瘀血。病人像有发热的样子,心烦胸满,口中干燥而渴,但脉反而不见有热证之脉象,这是热伏于阴,是有瘀血,应当攻下。

下血,先见到血,后见到大便,这是近血;先见到大便,后见到血,这是远血。

平呕吐哕下利脉证第十四

【提要】 本篇主要讨论呕吐、哕、下利的病因病机、脉证表现及其治疗。

呕而脉弱,小便复利,身有微热,见厥者,难治。

趺阳脉浮者,胃气虚,寒气在上,暖气在下,二气并争,但出不入,其人即呕而不得食,恐怖而死,宽缓即差。

夫呕家有痈脓者,不可治呕,脓尽自愈。

先呕却渴者,此为欲解;先渴却呕者,为水停心下,此属饮家。呕家本渴,今反不渴者,以心下有支饮也。

问曰:病人脉数,数为热,当消谷引食,而反吐者,何也? 师曰:以发其汗,令阳微,膈气^[1]虚,脉乃数,数为客热^[2],不能消谷,胃中虚冷,故吐也。

阳紧阴数,其人食已即吐,阳浮而数亦为吐。

寸紧尺涩,其人胸满,不能食而吐,吐止者为下之,故不能食。设言未止者,此为胃反,故尺为之微涩也。

寸口脉紧而芤,紧则为寒,芤则为虚,虚寒相搏,脉为阴结而迟,其人则噎。关上脉数,其人则吐。

脉弦者,虚也。胃气无余,朝食暮吐,变为胃反,寒在于上,医反下之,今脉反弦,故名曰虚。

趺阳脉微而涩,微则下利,涩则吐逆,谷不得入也。

寸口脉微而数,微则无气,无气则荣虚,荣虚则血不足,血不足则胸中冷。趺阳脉浮而涩,浮则为虚,涩则伤脾,脾伤则不磨,朝食暮吐,暮食朝吐,宿谷不化,名曰胃反。脉紧而涩,其病难治。

夫吐家,脉来形状如新卧起。

病人欲吐者,不可下之。

呕吐而病在膈上,后思水者,解,急与之。思水者,猪苓散主之。

哕而腹满,视其前后[3],知何部不利,利之即愈。

注[1]膈气 心膈间之正气。即指心气、宗气。

[2]客热 此指虚热或假热。

[3]前后 此指小便和大便。

【语译】 呕吐而脉象微弱,小便又通利,身有轻微发热,证见四肢厥冷的,难治。

趺阳脉浮的,是胃气虚弱,若寒气在上,暖气在下,两气竞争,升降失调只出不入,病人呕吐而不能食,精神上恐怖的就会死亡,精神上宽缓的就可治愈。

素患呕吐的病人有痈脓的,不可治呕,脓排尽后会自然痊愈。

先呕后渴的,这是呕病将愈;先渴后呕的,是水停心下,这是属于水饮的病人。经常呕的病人,本应口渴,现反而不渴的,是因为心下有支饮。

问道:病人脉数,数脉是有热,应该消化水谷而想进食,现在反而呕吐的,是何缘故呢?老师说:是因为发汗,使阳气衰弱,心膈间之正气虚,所以脉变数,数是假热,不能消化水谷,胃中仍然虚寒,所以出现呕吐。

阳脉紧而阴脉数,病人食后即吐,阳脉浮数也是吐证。

寸部脉紧而尺部脉涩,病人胸中满闷,不能食而呕吐,呕吐停止的是因攻下,所以不能进食。如果说呕吐一直未止的,这是胃反病,所以尺部出现微涩之脉象。

寸口脉紧而芤,紧是有寒,芤是正气虚弱,正气虚弱并加上阴寒内犯,脉为阴寒凝结而变迟,病人吞咽时就会梗噎,如果关上脉数,病人就呕吐。

脉弦的,是虚象。胃中阳气衰竭,早晨进食晚上吐出,变为胃反病,寒邪在于上部,医反而用下法,脉搏反而变弦,所以名叫虚。

趺阳脉微而涩,微是下利,涩是呕吐上逆,饮食物不能下胃。

寸口脉微而数,微是阳虚气不足,气不足则荣气也虚,荣气虚则血分不足,血不足则胸中冷。趺阳脉浮而涩,浮脉表示胃阳虚,涩脉表示脾受伤,脾伤则不能消磨食物,早晨进食晚上吐出,晚上进食翌晨吐出,胃中宿食不能消化,这种病叫胃反。脉紧而涩的,难治。

经常呕吐的病人,脉来软弱弛缓好像起床时疲乏无力。

病人想呕吐的,不可攻下。

呕吐而病在胸膈以上,吐后想喝水的,是病愈之兆,快给他水喝。呕吐思水的,可用猪苓散治疗。

呃逆而腹胀满,应该察病人大小便情况,知道哪一部分不通利,通利它就会痊愈。

夫六腑气绝于外者,手足寒,上气,脚缩。五脏气绝于内者,下利不禁,下甚者,手足不仁。

下利,脉沉弦者,下重;其脉大者,为未止;脉微弱数者,为欲自止,虽发热不死。

脉滑,按之虚绝者,其人必下利。

下利,有微热,其人渴,脉弱者,今自愈。

下利,脉数,若微发热,汗自出者,自愈。设脉复紧,为未解。

下利,寸脉反浮数,尺中自涩,其人必清[1]脓血。

下利,手足厥,无脉,灸之不温,若脉不还,反微喘者,死。

少阴负趺阳[2]者,为顺也。

下利,脉数而浮－作渴。者,今自愈。设不差,其人必清脓血,以有热故也。

下利后,脉绝,手足厥冷,晬时[3]脉还,手足温者,生;脉不还者,死。

下利,脉反弦,发热身汗者,自愈。

注[1] 清 通"圊(qīng青)",厕所。此指大便。

[2] 少阴负趺阳 指少阴太溪部位的动脉比阳明冲阳部位的动脉弱小。

[3] 晬(zuì醉)时 一周时,即一昼夜。

【语译】 六腑阳气断绝而不能通达于外的,四肢发冷,阴气上递,两脚挛缩。五脏精气断绝而不能内守的,下利不止,下利严重的,手足麻木不仁。

下利,脉沉弦的,里急后重,病人脉大的,是下利未止;脉微弱而数的,是下利将止,虽有发热也不会有危险。

脉滑,按之虚而断绝的,病人必然下利。

下利,有轻微发热,病人口渴,脉弱的,病将自愈。

下利,脉数,假如有轻微发热,汗自出的,病将自愈。假如脉复转紧,是病未愈。

下利,寸脉反而浮数,尺部脉涩,病人必便脓血。

下利,手足厥冷,摸不到脉搏,灸治后不见转温,或脉不复出,反而微喘的,是死证。

少阴脉比趺阳脉弱的,是顺证。

下利,脉数而浮的(一作口渴),病将自愈。假如不愈,病人必便脓血,是有热之故。

下利后,脉摸不到,手足厥冷,一昼夜脉复出,手足转温的,生;脉绝不复出的,死。

下利,脉反弦,发热而身上出汗的,利会自止。

下利气者,当利其小便。

下利清谷,不可攻其表,汗出必胀满。其脏寒者,当温之。

下利,脉沉而迟,其人面少赤,身有微热。

下利清谷,必郁冒[1],汗出而解,其人微厥,所以然者,其面戴阳[2],下虚故也。

下利,腹胀满,身体疼痛,先温其里,乃攻其表。

下利,脉迟而滑者,实也。利未欲止,当下之。

下利,脉反滑者,当有所去[3],下乃愈。

下利差,至其年、月、日、时复发,此为病不尽,当复下之。

下利而谵语者,为有燥屎也,宜下之。

下利而腹痛满,为寒实,当下之。

下利,腹中坚者,当下之。

下利后更烦,按其心下濡者,为虚烦也。

下利后,脉三部皆平,按其心下坚者,可下之。

下利,脉浮大者,虚也,以强下之故也。设脉浮革,因尔肠鸣,当温之。

病者痿黄,躁而不渴,胃中寒实,而下利不止者,死。

夫风寒下者,不可下之。下之后,心下坚痛。脉迟者,为寒,但当温之。脉沉紧,下之亦然。脉大浮弦,下之当已。

注[1] 郁冒　郁闭昏曚,若目无所见。此指眩晕。

[2] 戴阳　因下焦虚寒,阳气浮越于上,出现下真寒而上假热证候。

[3] 去　有留藏之意。

【语译】　下利而频频放屁的,应通利病人小便。

下利完谷不化的,不可发表,发表汗出必致腹部胀满。病人内脏寒冷的,当用温药治疗。

下利,脉沉而迟,病人脸上稍现红色,是身上有微热。

下利完谷不化,必定郁闷眩晕,汗出而愈,病人四肢有轻微厥冷,所以这样,是病人面色微赤假热戴阳,下焦虚寒之故。

下利,腹胀满,全身疼痛,应先温其里,然后才治其表。

下利,脉迟而滑的,是实证。下利还未停止,应当攻下治疗。

下利,脉反滑的,是尚有蓄藏的宿食,攻下才能痊愈。

下利已愈,但以后到他发病之年、月、日、时又复发,这是病邪未除,应当再用攻下治疗。

下利而说胡话的,是有大便燥结,应当攻下。

下利而腹痛胀满,是寒实证,应当用温药攻下。

下利,腹部坚实的,应当攻下。

下利后更觉心烦,按病人心下柔软的,是虚烦。

下利后,脉寸、关、尺三部都平匀,但按病人心下坚硬的,可用攻下。

下利,脉浮大的,是虚证,因强用攻下所致。假如脉象浮革,因而又肠鸣,应当用温法治疗。

病人面色暗淡枯黄,烦躁而不渴,胃中寒实,而下利不止的,是死证。

风寒兼下利的,不可攻下。误下后,会心下坚硬疼痛。脉迟的,是寒证,只应当用温药治疗。脉沉紧,用下法也同样会出现心下坚硬疼痛。脉大浮弦,用攻下治疗后,病当痊愈。

平肺痿肺痈咳逆上气痰饮脉证第十五

【提要】　本篇论述肺痿、肺痈、咳逆上气、痰饮等病的病因病机、脉证表现及其治疗。

问曰:热在上焦者,因咳为肺痿。肺痿之病,从何得之? 师曰:或从汗出,或从呕吐,或从消渴,小便利数,或从便难,数被驶药下利,重亡津液,故得之。

寸口脉不出,而反发汗,阳脉早索[1],阴脉不涩,三焦踯躅[2],入而不出。阴脉不涩,身体反冷,其内反烦,多唾,唇燥,小便反难,此为肺痿,伤于津液。便如烂瓜,亦如豚脑,但坐^[3]发汗故也。

肺痿,其人欲咳不得咳,咳则出干沫,久久,小便不利,甚则脉浮弱。

肺痿,吐涎沫而不咳者,其人不渴,必遗溺,小便数,所以然者,以上虚不能制下也。此为肺中冷,必眩,多涎唾,甘草干姜汤以温其脏。师曰:肺痿咳唾,咽燥欲饮水者,自愈。自张口者,短气也。

咳而口中自有津液,舌上胎滑,此为浮寒,非肺痿也。

问曰:寸口脉数,其人咳,口中反有浊唾、涎沫者,何也? 师曰:此为肺痿之病。若口中辟辟^[4]燥,咳则胸中隐隐痛,脉反滑数,此为肺痈。

咳唾脓血,脉数虚者,为肺痿;脉数实者,为肺痈。

注[1] 索　散。

[2] 踟蹰(chí chú 持楚)　徘徊不进。此指迟缓。

[3] 坐　因为,由于。

[4] 辟辟　干燥发裂的样子。

【语译】　问:热在上焦的,因咳嗽而成为肺痿。肺痿病,是怎样得的? 老师说:有的是因汗出太多,有的是因呕吐,有的是因消渴病,小便频数,有的是因大便秘结,经常用峻下药通便,严重亡失津液,因此而得肺痿。

寸口脉不见浮,却反而发汗,阳脉散竭,阴脉不涩,三焦上下出入迟缓,阳气内入而不外出。若阴脉不见涩滞,身体反而寒冷,病人心内反觉烦躁多唾,口唇干,小便反见困难,这是肺痿,是因津液受损。若大便像烂瓜,也像豚脑,只是因为发汗之故。

肺痿,病人想咳又不能咳,咳时咳出干涎沫,时间长久,小便不利,严重就见脉浮弱。

肺痿,只吐稀痰而不咳嗽的,病人不渴,必然遗尿和小便频数,所以这样,是上焦肺虚不能控制下焦水分排出。这是肺中虚寒,病人必会眩晕,多唾涎水,可用甘草干姜汤温补患者肺脏。老师说:肺痿咳唾,咽中干燥想饮水的,病将自愈。病人无故张口的,是呼吸气短。

咳嗽而口中自有津液,舌上苔滑,这是外寒,不是肺痿。

问:寸口脉数,病人咳嗽,口中反吐有浓痰或稀痰的,是什么病呢?老师说:这是肺痿病。假如口中干燥,咳时胸中隐隐作痛,脉象反而滑数,这是肺痈。

咳唾脓血,脉数而虚的,是肺痿;脉数而实的,是肺痈。

问曰:病咳逆,脉之何以知此为肺痈?当有脓血,吐之则死,后竟吐脓死,其脉何类?师曰:寸口脉微而数,微则为风,数则为热,微则汗出,数则恶寒。风中于卫,呼气不入;热过于荣,吸而不出。风伤皮毛,热伤血脉。风舍于肺,其人则咳,口干,喘满,咽燥不渴,多唾浊沫,时时振寒。热之所过,血为凝滞,畜结痈脓,吐如米粥。始萌[1]可救,脓成则死。

咳而胸满,振寒,脉数,咽干不渴,时时出浊唾腥臭,久久,吐脓如粳米粥者,为肺痈,桔梗汤主之。

肺痈,胸满胀,一身面目浮肿,鼻塞清涕出,不闻香臭酸辛,咳逆上气,喘鸣迫塞,葶苈大枣泻肺汤主之。

寸口脉数,趺阳脉紧,寒热相搏,故振寒而咳。趺阳脉浮缓,胃气如经[2],此为肺痈。

问曰:振寒发热,寸口脉滑而数,其人饮食起居如故,此为痈肿病。医反不知,而以伤寒治之,应不愈也。何以知有脓?脓之所在,何以别知其处?帅曰:假令脓在胸中者,为肺痈。其人脉数,咳唾有脓血。设脓未成,其脉自紧数。紧去但数,脓为已成也。

注[1] 始萌 此指疾病的初起阶段。

[2] 经 常。

【语译】 问:患咳嗽气逆,通过诊脉怎么知道这是肺痈?肺痈应当有脓血,到吐脓血就会死亡,后果然吐脓血而死亡,其脉象是哪一类呢？老师说：寸口脉微而数，微脉是有风邪，数脉是有内热；微脉则汗出，数脉则恶寒。风邪中于卫分，可从呼吸排出而不入于内；热邪进入荣分，可随呼吸深入内部而不出于外。风中于外则伤人皮毛；热郁于内则伤人血脉。风邪侵犯到肺部，病人就咳嗽，口干，气喘，胸满，咽燥不渴，多吐稠痰，时时寒战。热邪所过，血液因而凝滞，蓄结成痈脓，吐出物像米粥样。病初起尚可救治，如脓已成就会死亡。

咳嗽而胸部胀满，寒战，脉数，咽喉干燥但不渴饮，时常吐出腥臭之浓痰，拖延日久，吐脓像粳米粥样的，是肺痈，可用桔梗汤治疗。

肺痈，胸部胀满，周身及面目浮肿，鼻塞，流清涕，不能闻出香臭酸辛气味，咳嗽气逆，喘促痰鸣，胸部迫塞，用葶苈大枣泻肺汤治疗。

寸口脉数，趺阳脉紧，寒邪与热邪相并侵犯，所以寒战而咳嗽。趺阳脉浮缓，胃气如常，这是肺痿病。

问道：寒战发热，寸口脉滑而数，病人饮食起居如同以往，这是肺痈病。医生反而不懂，却用治伤寒的方法治疗它，当然不能治愈。凭什么知道有脓？脓之所在，依据什么来鉴别它的部位？老师说：假如脓在胸中的，是肺痈。病人脉数，咳嗽吐痰带有脓血。假如脓未形成，病人之脉自是紧数。如果紧脉消失只见数象，是脓已形成。

夫病吐血，喘咳上气，其脉数，有热，不得卧者，死。上气，面浮肿，肩息，其脉浮大，不治。又加利尤甚。上气躁而喘者，属肺胀，欲作风水，发汗则愈。一云：咳而上气，肺胀，其脉沉，心下有水气也。《要略》、《千金》、《外台》沉作浮。

夫酒客咳者，必致吐血，此坐极饮[1]过度所致也。

咳家，脉弦为有水，可与十枣汤下之。咳而脉浮，其人不咳【疑当作渴】不食，如是四十日乃已。一云：三十日。咳而时发热，脉卒弦者，非虚也，此为胸中寒实所致也，当吐之。咳家，其脉弦，欲行吐药,当相人强弱,而无热乃可吐之。其脉沉者,不可发汗。久咳数岁,其脉弱者,可治;实大数者,不可治。其脉虚者,必苦冒,其人本有支饮在胸中故也,治属饮家。

注[1] 极饮　极度喝饮,即狂饮。

【语译】　患吐血,喘促,咳嗽,气上逆,病人脉数,发热,不能安卧的,是死证。气上逆,面浮肿,呼吸困难而张口抬肩,病人脉象浮大,是不治之证。兼有腹泻则更加危险。气上逆,烦躁而喘满的,是肺胀,将要发生风水证,发汗就会痊愈(一说:咳嗽而气上逆,属肺胀;如果脉沉,是心下有水气而阻遏了脉道。《金匮要略》、《千金要方》、《外台秘要》中脉沉均作脉浮)。

嗜酒之人咳嗽的,必导致吐血,这是因饮酒过度造成的。

经常咳嗽之人,脉弦是内有水气,可用十枣汤攻下。咳嗽而脉浮,病人不渴又不能食,这种情况则要经过四十天(一云:三十天)才能痊愈。咳嗽而且时常发热,脉突然出现弦的,不是虚证,这是胸中寒实造成的,当用吐法治疗。素常咳嗽之人,其脉弦,医生要用吐药,当观察病人体质之强弱,而且没有热才能催吐。病人脉沉的,不能发汗。久咳数年,病人脉弱的,可治;脉实大数的,不可治。病人脉虚的,必然苦于头目眩晕,这是病人本来有支饮在胸中之故,治疗上应归属水饮处理。

问曰:夫饮有四,何谓也?师曰:有痰饮,一云留饮。有悬饮,有溢饮,有支饮。问曰:四饮何以为异?师曰:其人素盛今瘦,水走肠间,沥沥[1]有声,谓之淡饮。饮后水流在胁下,咳唾引痛,谓之悬饮。饮水流行,归于四肢,当汗出而不汗出,身体疼重,谓之溢饮。咳逆倚息[2],短气不得卧,其形如肿,谓之支饮。

留饮[3]者,胁下痛引缺盆,咳嗽转甚。一云辄已。

胸中有留饮,其人短气而渴,四支历节痛,其脉沉者,有留饮。

夫心下有留饮,其人背寒冷大如手。

注[1] 沥沥 水流声。此指水饮在胃肠流动时所发出的声音。

[2] 咳逆倚(yǐ以)息 咳嗽气逆,不得平卧,须倚物而呼吸。倚,有依赖,靠着的意思。

[3] 留饮 停留不去的痰饮。

【语译】 问:饮病有四种,叫什么呢? 老师说:有痰饮(一云"留饮"),有悬饮,有溢饮,有支饮。问道:四饮根据什么来区别它们的不同呢? 老师说:病人从前很肥胖,现在消瘦,水在肠间流动,沥沥有声,叫做痰饮。饮后水流在胁下,咳嗽吐痰时,牵引两胁作痛,叫做悬饮。饮后水液流行,散布于四肢,应当出汗而不出汗,身体疼痛沉重,叫做溢饮。咳嗽气逆,须倚床呼吸,气息短促不能平卧,病人的形体好像水肿,叫做支饮。

患胁下留饮的病人,胁下疼痛牵引缺盆,咳嗽时疼痛加剧(一说停止)。

胸中有痰饮停留,病人呼吸短促而且口渴,四肢关节疼痛,病人脉象沉的,是有水饮停留。

心下有痰饮停留,病人背部寒冷有如手掌般大。

病者脉伏,其人欲自利,利者反快,虽利,心下续坚满,此为留饮欲去故也。甘遂半夏汤主之。

病痰饮者,当以温药和之。

心下有痰饮,胸胁支满,目眩,甘草草一作遂。汤主之。

病溢饮者,当发其汗,小青龙汤主之。

支饮,亦喘而不能卧,加短气,其脉平也。

膈间支饮,其人喘满,心下痞坚,面色黧黑[1],其脉沉紧,得之数十日,医吐下之,不愈,木防己汤主之。

心下有支饮,其人苦冒眩,泽泻汤主之。

呕家本渴,渴者为欲解,今反不渴,心下有支饮故也,小半夏汤主之。

夫有支饮家,咳烦,胸中痛者,不卒死,至一百日或一岁。可与十枣汤。

注[1] 黧(lí离)黑 面色黑而晦暗。

【语译】 病人脉伏,患者将要下利,下利后反觉舒畅,但虽已下利,心下仍坚硬胀满,这是留饮将去之故。用甘遂半夏汤治疗。

患痰饮病的,当用温药和解。

心下有痰饮,胸胁支撑胀满,头目昏眩,用甘草汤("草"另一版本作"遂")治疗。

患溢饮的,应当发汗,用小青龙汤治疗。

支饮,亦气喘而不能平卧,加上呼吸短促不相接续,但病人之脉象却平和。

膈间有支饮,病人气喘胀满,心下痞塞坚硬,面色黑而晦暗,病人脉沉紧,得病已数十天,医生曾用吐下法治疗,不愈,可用木防己汤治疗。

心下有支饮,病人苦于头目昏眩,用泽泻汤治疗。

经常呕吐的病人,本当口渴,口渴的是病将愈之兆,现反而不口渴,是心下有支饮之故。用小半夏汤治疗。

素有支饮的病人,咳嗽烦躁,胸中疼痛的,不会突然死亡,病程可延长到一百天或一年。可用十枣汤治疗。

膈上之病,满喘咳吐,发则寒热,背痛,腰疼,目泣自出,目泣自出,一作目眩。其人振振身瞤剧,必有伏饮。

夫病人饮水多,必暴喘满。凡食少饮多,心下水停,甚者则悸,微者短气。

脉双弦者,寒也。皆大下后喜虚。脉偏弦者,饮也。肺饮[1]不弦,但喜喘短气。

病人一臂不随,时复转移在一臂,其脉沉细,非风也,必有饮在上焦。其脉虚者为微劳,荣卫气不周故也,久久自差。一云冬自差。

腹满,口苦干燥,此肠间有水气也。防己椒目葶苈大黄丸主之。

假令瘦人脐下悸,吐涎沫而癫眩[2]者,水也,五苓散主之。

先渴却呕,为水停心下,此属饮家,半夏加茯苓汤主之。

水在心,心下坚筑[3],短气,恶水不欲饮;水在肺,吐涎沫欲饮水;水在脾,少气身重;水在肝,胁下支满,嚏而痛;水在肾,心下悸。

注[1]肺饮　水饮犯肺。

[2]癫眩　即颠眩,头目眩晕。

[3]坚筑　心下痞坚而又筑筑悸动。

【语译】　膈上的病,胀满、气喘、咳嗽、呕吐,发作时就恶寒发热,背痛,腰疼,流泪不止("流泪不止",另一版本作"目眩"),病人身体颤抖严重,必然有伏饮。

病人喝水过多,必定突然气喘胀满。凡食饮少而饮水多,水停心下,严重的则心悸,轻微的则呼吸短促。

脉两手都出现弦象的,是寒证。都是大下后身体常常空虚。脉只有一侧弦的,是饮证。水饮犯肺脉不弦,只是常感气喘和呼吸短促。

病人一侧肩臂不能随意运动,有时又转到另一臂,脉象沉细,不是风症,必定有水饮停留在上焦。病人的脉象虚的,是轻微的劳病,是荣卫之气不能周转全身之故,时间久了可以自愈(另一种说法:到了冬天自然痊愈)。

腹部胀满,口苦干燥,这是肠间有水气。用防己椒目葶苈大黄丸治疗。

假如形体消瘦的人脐下悸动,吐涎沫而且头目眩晕的,是水病,用五苓散治疗。

先口渴后呕吐,是水停心下,这属素有饮病之人,用半夏加茯苓汤治疗。

水停在心,心下坚实而悸动有力,呼吸短促,厌水不想喝;水停在肺,咳吐涎沫想饮水;水停在脾,气短身体沉重;水停在肝,胁下支撑胀满,打喷嚏时牵引胁肋作痛;水停在肾,心下悸动不安。

平痈肿肠痈金疮侵淫脉证第十六

【提要】 本篇主要讨论痈肿、肠痈、金疮、浸淫疮的脉证表现和治疗。

脉数,身无热,内有痈也。一云:腹无积聚,身体(一本作无)热,脉数,此为肠有脓,薏苡附子败酱汤主之。

诸浮数脉,应当发热,而反洒淅恶寒,若有痛处,当发其痈。

脉微而迟,必发热;弱而数,为振寒,当发痈肿。

脉浮而数,身体无热,其形嘿嘿[1],胸中微躁,一作胃中微躁。不知痛之所在,此人当发痈肿。

注[1] 嘿嘿(mò mò 墨墨) 同"默默",静默不语。

【语译】 脉数,身无发热,肠内有痈肿(另一种说法:腹中并没有摸到硬块,身上发热(一本作不发热),脉数,这是肠内生了痈脓,用薏苡附子败酱汤主治)。

凡是浮数的脉象,应该发热,但反而洒淅怕冷,假如局部有疼痛,当发痈肿。

脉微兼迟,必定会发热,脉弱而数,会恶寒颤抖,当发痈肿。

脉浮而数,身体无热,病人默默不语,胸中有轻微烦躁(另一种说法:胃中轻微躁热),不知痛之部位,这是病人当发痈肿。

脉滑而数,数则为热,滑则为实;滑则主荣,数则主卫,荣卫相逢,则结为痈。热之所过,则为脓也。

师曰:诸痈肿欲知有脓与无脓,以手掩肿上,热者为有脓,不热者为无脓。

问曰:官羽林妇[1]病,医脉之,何以知妇人肠中有脓,为下之则愈?师曰:寸口脉滑而数,滑则为实,数则为热;滑则为荣,数则为卫。卫数下降,荣滑上升,荣卫相干,血为浊败,少腹痞坚,小便或涩,或时汗出,或复恶寒,脓为已成。设脉迟紧,聚为瘀血,血下则愈。

注[1] 官羽林妇　此指官家妇人。羽林,亦叫羽林骑,为帝王的护卫,长官有羽林中郎将及羽林郎。

【语译】　脉滑而数,数是有热,滑是有实邪;滑脉主荣,数脉主卫,荣卫相遇,就会结成痈肿。如果再遭受热邪,则酿成脓。

老师说:凡是痈肿,想知道它有脓无脓,用手按在痈肿上,感觉发热的是有脓,不热的是无脓。

问:官宦人家的妇人患病,医生诊其脉,根据什么知道妇人肠中有脓,用下法治疗就能痊愈？老师说:寸口脉滑而数,滑是实证,数是有热邪;滑脉主荣分,数脉主卫表。若荣卫失常,则卫数下降,荣滑上升,荣卫互相干犯,则血为浊败,少腹痞满坚实,小便有时干涩不通,或者有时汗出,或者又怕冷,说明脓已形成。假如脉迟紧,聚结成为瘀血,瘀血攻下就可获愈。

肠痈之为病,其身体甲错,腹皮一作支。急,按之濡,如肿状。

肠痈者,少腹肿,按之则痛,小便数如淋,时时发热,自汗出,复恶寒,其脉迟紧者,脓未成,可下之,当有血。脉洪数者,脓已成,不可下也。大黄牡丹汤主之。

【语译】　肠痈的病,病人身上的皮肤粗糙,像鳞甲交错,腹皮("皮"一作"支")紧急,按之却柔软,像肿的样子。

肠痈病人,少腹肿,按下觉痛,小便频数有如淋证,经常发热,自汗出,又怕冷,病人脉象迟紧的,是脓未形成,可用下法治疗,当有血排出。脉洪数的,是脓已形成,不能用下法。用大黄牡丹汤治疗。

问曰:寸口脉微而涩,法当亡血,若汗出,设不汗者云何？答曰:若身有疮,被刀器所伤,亡血故也。

侵淫疮[1],从口起流向四肢者,可治;从四肢流来入口者,不可治。

注[1] 侵淫疮　即浸淫疮,又叫黄水疮。

【语译】 问：寸口脉微而涩，照理当是失血，或出汗，如果不出汗的，是何原因？答：如果身上有创伤，是被刀器所伤，失血之缘故。

浸淫疮，从口部起流散到四肢的，可治；从四肢流向口部的，难治。

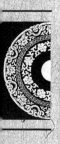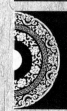

脉经卷第九

朝散大夫守光禄卿直秘阁判登闻检院上护军臣林亿等类次

平妊娠分别男女将产诸证第一

【提要】 本篇首先论述妊娠脉象及其产生机理,进而论述辨别双胎和胎儿性别的脉象和方法,并简要讨论临产的脉证。

脉平而虚者,乳子法[1]也。经云:阴搏阳别[2],谓之有子。此是血气和调,阳施阴化[3]也。诊其手少阴脉动甚者,妊子也。少阴,心脉也,心主血脉。又肾名胞门子户,尺中肾脉也,尺中之脉按之不绝,法妊娠也。三部脉沉浮正等,按之无绝者,有娠也。妊娠初时,寸微小,呼吸五至。三月而尺数也。脉滑疾,重以手按之散者,胎已三月也。脉重手按之不散,但疾不滑者,五月也。

注[1] 乳子法 指妇女产后哺乳期的常规脉象。乳子,产子,亦指乳哺儿;法,常规。

[2] 阴搏阳别 指尺脉搏击与寸口殊别。阴,指尺脉;阳,指寸脉。

[3] 阳施阴化 此指男女交媾,孕育以成胎的过程。

【语译】 脉象平和而兼见虚缓现象的,是妇女产后哺乳的常见脉象。《内经》说:阴搏阳别,叫做有子。这是气血和调,男女和合有子的缘故。若诊得妇人左寸口手少阴脉流利滑动的,是怀孕的征象。因为手少阴是心脉,心主血脉,血旺才能养胎,妇女受孕后血气旺盛,故脉动甚。又因肾主胞门、子户,而尺脉候肾,故尺脉按之不绝,论理也是怀孕的征象。寸、关、尺三部脉象,沉取与浮取恰好相等,按之滑利不绝的,也是有孕。妊娠早期,寸脉微小,呼吸一息五至。妊娠三月尺脉见数。脉滑疾,重重地用手按它而浮散不聚的,是怀孕已经三个月。脉重按不散,只快不滑的,是妊娠五个月。

妇人妊娠四月,欲知男女法,左疾为男,右疾为女,俱疾为生二子。

又法:得太阴脉为男,得太阳脉为女。太阴脉沉,太阳脉浮。

又法:左手沉实为男,右手浮大为女。左右手俱沉实,猥[1]生二男;左右手俱浮大,猥生二女。

又法:尺脉左偏大为男,右偏大为女,左右俱大产二子。大者如实状。

又法:左右尺俱浮为产二男,不尔则女作男生[2]。左右尺俱沉为产二女,不尔则男作女生[3]也。

又法:遣妊娠人面南行,还复呼之,左回首者是男,右回首者是女也。

又法:看上圊时,夫从后急呼之,左回首是男,右回首是女也。

又法:妇人妊娠,其夫左乳房有核是男,右乳房有核是女也。

注[1] 猥(wěi 委) 多。此指多数情况下(生双胎)。

[2] 女作男生 指此人体性不与别人相同而相反。即左右尺脉俱浮本应生二男,若生女者,则此人必两尺脉俱沉而生男,故曰女作男生。

[3] 男作女生 两尺脉俱沉本应生二女,若生男者,则其脉必浮而生女,故曰男作女生。说明脉无一定,因人而定。

【语译】 妇女妊娠四个月,想要知道她怀的是男胎或女胎的方法是:左寸口脉疾为男,右寸口脉疾为女,左右寸口脉都呈疾象的为双胞胎。

又一方法是:出现太阳脉为男,出现太阳脉为女。太阴脉应沉,太阳脉应浮。

又一方法是:左手脉象沉实为男,右手脉象浮大为女。左右手脉象都沉实的,多数生双男,左右手脉象都浮大的,多数生双女。

又一方法是：左尺脉象偏大的是男，右尺脉偏大的是女，左右手尺脉都大的，生两个孩子。偏大的尺脉如实脉之形状。

又一方法是：左右尺脉都浮的，为生二男，不然，是女作男生。左右尺脉都沉的，为生二女，不然，是男作女生了。

又一方法是：使孕妇面对南行，随即呼唤她，如果孕妇左回头应答的是怀男，右回头应答的是怀女。

又一方法是：看到孕妇上厕所时，她的丈夫从后面急切地呼唤她，如果孕妇左回头应答的是怀男，右回头应答的是怀女。

又一方法是：妇人怀孕时，她的丈夫左乳房有核是怀男，右乳房有核是怀女。

妇人怀娠离经[1]，其脉浮。设腹痛引腰脊，为今欲生也。但离经者，不病也。

又法：妇人欲生，其脉离经，夜半觉，日中则生也。

注[1] 离经　此指孕妇临产时，脉象突然背离其常度，多见浮数散乱或沉细而滑。

【语译】　妇女怀孕，诊得脉象背离常度，那脉出现浮象。假如并见腹痛阵阵，连及腰脊，是即将分娩的征象。这只是离经脉，不是有病。

又孕妇快要分娩时，其脉离经，若半夜觉腹痛，则第二天中午就会分娩。

平妊娠胎动血分水分吐下腹痛证第二

【提要】　本篇首先论述逐月分经养胎法，进而论述妊娠诸病之脉证和治疗，以及双胎形成机理、妊娠诊断、鉴别诊断和判断胎儿生死的方法，还对居经、激经脉证的机理、部分月经病、癥病等进行了探讨。

妇人怀胎，一月之时，足厥阴脉养。二月，足少阳脉养。三

月,手心主脉养。四月,手少阳脉养。五月,足太阴脉养。六月,
足阳明脉养。七月,手太阴脉养。八月,手阳明脉养。九月,足
少阴脉养。十月,足太阳脉养。诸阴阳各养三十日活儿。手太
阳、少阴不养者,下主月水,上为乳汁,活儿养母。怀娠者不可灸
刺其经,必堕胎。

妇人怀娠三月而渴,其脉反迟者,欲为水分[1]。复腹痛者,
必堕胎。

脉浮汗出者,必闭。其脉数者,必发痈脓。五月、六月脉数
者,必向坏。脉紧者,必胞漏[2]。脉迟者,必腹满而喘。脉浮
者,必水坏为肿。

注[1] 水分 此指水肿病。

[2] 胞漏 即胎漏。妇女怀孕后,阴道不时下血,量少,或时下时止,或淋漓
不断,无腰酸腹痛及小腹坠胀等症者。

【语译】 妇女怀孕,第一个月是足厥阴肝经养胎。第二个
月是足少阳胆经养胎。第三个月是手厥阴心包络经养胎。第四
个月是手少阳三焦经养胎。第五个月是足太阴脾经养胎。第六
个月是足阳明胃经养胎。第七个月是手太阴肺经养胎。第八个
月是手阳明大肠经养胎。第九个月是足少阴肾经养胎。第十个
月是足太阳膀胱经养胎。上述所有阴经、阳经各养胎三十日,能
使胎儿成活。手太阳小肠经和手少阴心经不养胎,是因为它们
在下主持月经,在上形成乳汁,能使胎儿成活,并养护母体。对
怀孕妇女,不可艾灸针刺其当月养胎之经脉,否则定会流产。

妇女怀孕三月,而觉口渴,其脉反见迟象的,是将要发生水
分病。如果又伴腹痛的,一定流产。

孕妇脉浮汗出的,必定是邪热闭塞壅盛。如果其脉数的,必
定发生痈肿化脓。如果妊娠五月、六月时出现数脉的,病情必定
向坏的方面发展。如果是紧脉的,必定发生胞漏。如果是迟脉
的,必定发生腹部胀满而喘的症状。如果是浮脉的,必定水湿泛
滥成为水肿病。

问曰:有一妇人,年二十所,其脉浮数,发热呕咳,时下利,不欲食,脉复浮,经水绝,何也?师曰:法当有娠。何以故?此虚家法当微弱,而反浮数,此为戴阳[1]。阴阳和合,法当有娠。到立秋,热当自去。何以知然?数则为热,热者是火,火是木之子,死于未[2]。未为六月位,土王,火休废,阴气生,秋节气至,火气当罢,热自除去,其病即愈。

注[1] 戴阳 虚阳上浮所表现的证候。此指妊娠时,因阴血下聚以养胎,不能涵养相对偏盛之阳气,致阳气上浮引起之发热。

[2] 死于未 未为季夏六月,此指热气在六月时消退。

【语译】 问道:有一妇女,年约二十岁上下,她的脉浮数,症见发热、呕吐、咳嗽,常泄泻,不想食,又见脉浮,停经。为什么呢?老师回答说:这妇女依理应当有孕。什么缘故呢?这体质虚弱之人,论理应见微弱脉,今反见浮数脉,这是虚阳上浮。阴阳和调,理应有孕。到立秋,这种发热就会自然消退。根据什么知道会这样呢?因为数脉主热,热和火的性质是一样的,火是木之子,火到夏六月就消退。而未作为一年中六月的这一位置,为土位,土旺,火就退位,阴气渐生,所以秋节之气到来时,火气就该结束了,而妇女的内热亦自行除去,她的病就会痊愈。

师曰:乳后三月有所见,后三月来,脉无所见,此便是躯。有儿者护之,恐病利也。何以故?怀妊阳气内养,乳中虚冷,故令儿利。

【语译】 老师说:产后三个月见月经来,过后三个月来诊脉,却无月经来,这便是怀孕。有哺乳小儿的,应该保护他,恐怕他患泄泻病。这是什么缘故呢?因为怀孕以后,阳气内养胎儿,乳汁虚冷,所以会使婴儿吮乳后而泄泻。

妇人怀娠六月、七月,脉弦,发热,其胎踰腹,腹痛恶寒,寒者小腹如扇[1]之状,所以然者,子脏开故也。当以附子汤温其脏。

妇人妊娠七月,脉实大牢强者生,沉细者死。

妇人妊娠八月,脉实大牢强弦紧者生,沉细者死。

妇人怀躯六月、七月,暴下斗余水,其胎必倚而堕,此非时,孤浆^[2]下故也。

注[1] 小腹如扇 小腹作冷,如被搧动之风吹拂。

[2] 孤浆 亦名胞浆、胎浆。即羊水。

【语译】 妇女怀孕六七个月,出现弦脉、发热,其胎大超过原有腹位,腹痛恶寒,而这种寒的感觉像是小腹部如同用扇子搧风的样子,所以会这样,是因为阴寒内甚,阳虚不能温煦胞宫而子宫开张。应当用附子汤温暖子宫。

妇女怀孕七个月,脉实大牢强的,胎儿能成活;脉沉细的,胎死。

妇女怀孕八个月,脉实大牢强弦紧的,胎儿能成活;脉沉细的,胎死。

妇女怀孕六七个月,突然从阴道流出很多水浆,其胎必然随之而堕,这不是产期,是孤浆提早流出的缘故。

师曰:寸口脉洪而涩,洪则为气,涩则为血。气动丹田,其形即温。涩在于下,胎冷若冰。阳气胎活,阴气必终。欲别阴阳,其下必殰【疑当作"殭"】。假令阳终,畜然^[1]若杯。

注[1] 畜然 积聚的样子。

【语译】 老师说:寸口脉洪而涩,脉洪是表示阳气盛,脉涩是表示阴血少。阳气动于丹田,胎儿的形体就温暖。涩脉在沉取时才感觉到,是阳气上越,不能温养胎儿,则胎冷如冰。所以阳气盛则胎儿能活,阴气盛则胎儿一定死亡,想辨别阴气盛或阳气盛,一定要从沉取的脉象是否洪而有力来判断,如果重按脉象洪而有力,是有阳气,则胎儿能活;假如沉取脉象,提示阳气衰绝,下腹部就会有物积聚,好像杯子一样。

问曰:妇人妊娠病,师脉之,何以知此妇人双胎,其一独死、其一独生?而为下其死者,其病即愈,然后竟免【兔通娩】躯,其脉何类?何以别之?

师曰:寸口脉,卫气平调,荣气缓舒,阳施阴化,精盛有馀,阴阳俱盛,故成双躯。今少阴微紧,血即浊凝,经养不周,胎则偏夭。少腹冷满,膝膑疼痛,腰重起难,此为血理【作痹义胜】,若不早去,害母失胎。

【语译】 问道:妇女怀孕患病,老师诊脉,凭什么知道这妇女怀双胎,还知道其中一个是死胎,一个还活着? 而替她下死胎后,她的病就立即痊愈,这样以后终于娩出了活的胎儿,她的脉象是哪一种? 如何鉴别它?

老师说:寸口脉象反映卫气正常协调,荣气和缓从容舒畅,阳布施,阴化生,男女和合,精气旺盛有余,寸口脉无论寸部、尺部都大而有力,所以必定是双胎。现在,这妇女少阴脉微紧,说明因寒邪凝闭阻滞,阴血混浊运行不畅,逐月循经养胎不用全,故一胎夭折。如果少腹冷而胀满,膝盖疼痛,腰部重坠,活动困难,这是阴血浊凝不行引起的病,若不及早去掉死胎,则损害母亲健康,也保不住另一个活的胎儿。

师曰:妇人有胎腹痛,其人不安,若胎病不长,欲知生死,令人摸之,如覆杯者则男,如肘头参差起者女也。冷在何面? 冷者为死,温者为生。

【语译】 老师说:妇女有了身孕而腹部疼痛,那人心神不安,这胎受了损害不能生长发育,想知道胎儿的生死,可叫人摸触孕妇的下腹部,若像覆盖的杯子的是男胎,好像肘头参差突起的是女胎。对胎冷当如何看待呢? 冷的为死胎,温暖的为活胎。

师曰:妇人有漏下[1]者,有中生[2]后因续下血都不绝者,有妊娠下血者,假令妊娠腹中痛,为胞漏,一云阻。胶艾汤主之。

妇人妊娠,经断三月,而得漏下,下血四十日不止,胎欲动,在于脐上,此为癥痼[3]害。妊娠六月动者,前三月经水利时,胎也。下血者,后断三月衃[4]也,所以下血不止者,其癥不去故也,当下其癥,宜桂枝茯苓丸。

注[1] 漏下　妇女不在行经期间,阴道持续下血的病证。

[2] 中生　亦名半生、半产、小产、失胎等。即怀孕三月以上,未足月而产。

[3] 癥痼　腹内之癥积久病。

[4] 衃　又名衃血。此指败恶凝聚成赤黑色的瘀血。

【语译】　老师说:妇女有漏下的,有小产后阴道继续下血不止的,有怀孕下血的。假如是在妊娠期中又有腹中疼痛,是为胞漏(另一说法:胞阻),可用胶艾汤治疗。

妇女怀孕,停经三个月,而患漏下病,下血四十日不止,感觉胎想动,部位在脐上,这是癥积久病为患。怀孕六个月时感觉腹部转动,如果孕前三月的月经正常,那是胎动。先有下血,而后停经三月的,是衃病。所以淋沥下血不止,是因她的癥积未除的缘故,应当攻下其癥积,宜用桂枝茯苓丸治疗。

问曰:妇人病,经水断一二月,而反经来,今脉反微涩,何也?师曰:此前月中,若当下利,故令妨经。利止,月经当自下,此非躯也。

妇人经自断而有躯,其脉反弦,恐其后必大下,不成躯也。

妇人怀躯七月而不可知,时时衄血而转筋者,此为躯也;衄时嚏而动者,非躯也。

脉来近去远,故曰反,以为有躯,而反断,此为有阳无阴故也。

【语译】　问道:妇女患病,月经停止一二个月,而月经又复来潮,现在诊脉反见微涩,这是为什么?老师答:这是前次月经来潮时,如果正当泄泻,所以影响月经来潮。泄泻病愈了,月经就自然来潮,这不是怀孕。

妇女月经自然停止而有孕,但是其脉反见弦象,这恐怕以后会发生大崩,以致不能成孕。

妇女怀孕七个月而不知晓,常常衄血而且抽筋的,这是怀孕;若衄血时喷嚏而且腹动的,则不是怀孕。

妇女脉象来盛去衰,所以说是反常,以为怀孕,而且月经反而停断,这是有阳无阴的缘故。

　　妇人经月下,但为微少。师脉之,反言有躯,其后审然,其脉何类? 何以别之? 师曰:寸口脉阴阳俱平,荣卫调和,按之滑,浮之则轻,阳明、少阴,各如经法,身反洒淅,不欲食饮,头痛心乱,呕哕欲吐,呼则微数,吸则不惊,阳多气溢[1],阴滑[2]气盛,滑则多实,六经养成。所以月见,阴见阳精,汁凝胞散[3],散者损堕。设复阳盛,双妊二胎。今阳不足,故令激经[4]也。

　　注[1]阳多气溢　指怀孕初期,阴血下聚养胎,阳气偏盛,冲脉之气较盛,上逆犯胃,或挟肝气上逆犯胃,而出现前述的"不欲食饮,头痛心乱,呕哕欲吐"等症。

　　[2]阴滑　阴指重按在阴部,滑指脉滑。

　　[3]阴见阳精,汁凝胞散　指女受男精成胞胎后,若阳气不足,就会流产。汁凝,指受孕,胞散指胞胎分离、消散,即流产。

　　[4]激经　又称盛胎,垢胎。怀孕后月经仍按月少量来潮,但无其他症状,又无损于胎儿,属特异性的生理现象,俟胎儿渐长,其经自停,这称为激经。

　　【语译】　妇女月经按月来潮,只是量极少。老师为她诊脉,反说是怀孕,后来果然是有孕,她的脉是哪一类? 如何鉴别呢? 老师说:寸口的寸部和尺部脉都正常,荣卫调和,重按是滑脉,浮取则滑脉呈减轻现象,阳明、少阴各如本经的常规,而病人身体反见恶寒,不思饮食,头痛,心中烦乱,呕哕欲吐,呼气稍快,吸气还不乱,这是因为阴血下聚养胎,阳气偏盛,冲气上逆,重按得滑脉是气盛,脉滑是气血充盛,六经经脉濡养所致。所以月经每月来潮,女受男精成胎。如果阳气不足,所结成的胞胎会分离、消散,胞散就会堕胎。假如阳气盛,会怀孕双胎。现在阳气不足,所以产生激经。

　　妇人妊娠,小便难,饮【此后疑脱食字】如故,当归贝母苦参丸主之。

　　妇人妊娠有水气,身重,小便不利,洒洒恶寒,起即头眩,葵子茯苓散主之。

　　妇人妊娠,宜服当归散,即易产无疾苦。

　　【语译】　妇女怀孕,小便困难,但饮食如常,用当归贝母苦参丸治疗。

妇女怀孕,患水气病,身体沉重,小便不利,洒渐恶寒,起立时即觉头晕眼花,用葵子茯苓散治疗。

妇女怀孕,宜服当归散,就容易分娩并且无疾苦。

师曰:有一妇人来诊,一作脉。自道经断不来。师言:一月为衃,二月为血,三月为居经[1]。是定作躯也,或为血积,譬如鸡乳子[2],热者为禄[3],寒者多浊,且当须后月复来,经当入月几日来。假令以七日所来,因言且须后月十日所来相问。设其主复来者,因脉之,脉反沉而涩,因问曾经半生,若漏下亡血者,定为有躯。其人言实有是,宜当护之。今经微弱,恐复不安。设言当奈何? 当为合药治之。

注[1] 居经　亦名季经。指妇女身体无病,而月经每三个月才来潮一次,属正常生理现象。

[2] 鸡乳子　即鸡孵卵之意。

[3] 禄　即好的预兆。

【语译】　老师说:有一妇女来就诊(另一本作来诊脉),自诉月经停来。老师说:停经一月是瘀血之故,停经二月是血分病,停经三月是居经。至于判定是怀孕还是血积,这就好比鸡孵卵,热的则有生机,寒冷的多混浊无生机,所以还要等待下月月经再来,月经应当入月后几日就来。假如预计入月七天左右来潮,那么就说要待下月十日左右来相问。如果她表明月经已经来潮,于是为她诊脉,脉反见沉涩,就问她曾经有无小产史,如果有漏下失血的,一定是有孕。那人说实在有这种情况,就应当很好地护理她。现在月经量微少,恐怕胎又不安。若说应该如何处理? 应当配合药物治疗。

师曰:有一妇人来诊,自道经断即去。师曰:一月血为闭,二月若有若无,三月为血积。譬如鸡伏子,中寒即浊,中热即禄。欲令胎寿,当治其母。侠寒怀子,命则不寿也。譬如鸡伏子,试取鸡一,毛拔去,覆子不遍,中寒者浊。今夫人有躯,少腹寒,手掌反逆,奈何得有躯? 妇人因言:当奈何? 师曰:当与温经汤。

设与夫家俱来者,有躯;与父母家俱来者,当言寒多,久不作躯。

【语译】 老师说:有一妇人来就诊,自诉经闭并且刚刚过期,老师说:停经一月为闭经,停经二月可能有孕也可能没有孕,停经三月为血积。譬如鸡孵卵,受寒就变混浊,受热则有生机。想要胎儿成活,应治疗胎儿的母亲。怀孕挟寒,新的生命就不能成活。譬如鸡孵卵,试取一只鸡,把鸡毛拔去,覆盖鸡卵不周,卵受寒就变混浊。至于说到人有孕,少腹寒,手掌反而逆冷,怎么能够有孕呢? 妇女于是说:应当怎样办? 老师说:应当服温经汤。如果这妇人是和丈夫家的人同来诊病的,是有孕;若与父母家的人一起来求诊的,应该说是寒气多,即使停经很久,也不是怀孕。

师曰:有一妇人来诊,因言阴阳俱和调,阳气长,阴气短[1],但出不入[2],去近来远[3]。故曰反。以为有躯,偏反血断,断来几日,假令审实者,因言急当治,恐经复下。设令宫中人,若寡妇无夫,曾夜梦寐交通邪气,或怀久作癥瘕,急当治下,服二汤。设复不愈,因言发汤当中。下胎而反不下,此何等意邪? 可使且将视赤乌[4]。一作赤马。

师曰:若宫里张氏不差,复来相问,臣亿等详此文理脱误不属,无本可校,以示阙疑。余皆仿此。

注[1] 阳气长,阴气短　指寸部脉长,尺部脉短。

[2] 但出不入　指脉只浮不沉。

[3] 去近来远　指脉去时盛大,来时微弱。

[4] 赤乌　即赤鸟,古代传说中预示吉凶祸福的神鸟。此指预示祸福。

【语译】 老师说:有一妇人来诊病,尺部和寸部的脉都平和协调,寸部脉长,尺部脉短,只浮不沉,脉去时盛大,来时微弱,所以说是反常脉,可能有孕,偏偏又停经,停经后才几天,假如确实是怀孕,就告诉她应当赶快治疗,恐怕月经再来潮。假设是宫女就像寡妇一样没丈夫,曾夜梦交合邪气,或怀情抑郁过久而成癥瘕,应当赶快用下法治疗,服二汤。假如还不痊愈,就说用发汤治疗应当中病。如果用下胎方而反不见下,这是什么意思呢?可以把她作为即将见到赤乌那样看待,预示她患了不治之症("乌"一本作"马")。

老师说:像宫里姓张的妇女病不痊愈,又来相问。(臣亿等详上文有脱漏错误不相连属,没有书可以校勘,可以说明缺漏或疑问。以后之文都与此相同)。

师曰:脉妇人得平脉,阴脉小弱,其人渴,不能食,无寒热,名为躯,桂枝主之。法六十日当有娠[1]。设有医治逆者,却一月加吐下者,则绝之[2]。方在《伤寒》中。

注[1] 娠 此指妊娠脉。
　　[2] 绝之 此指不要桂枝汤法治疗。

【语译】 老师说:为妇女诊脉得正常脉象,只是尺脉较小且软弱,这妇人口渴,不能吃东西,没有恶寒发热,这叫作妊娠,用桂枝汤治疗。理应六十日当有妊娠脉出现,假如医生治疗不当,退后一个月又加上呕吐泄泻,则不宜再用桂枝汤。方在《伤寒论》中。

妇人脉平而虚者,乳子法也。平而微实者,奄续[1]法也。而反微涩,其人不亡血、下利,而反甚其脉虚,但坐乳[2]大儿及乳[3]小儿,此自其常,不能令甚虚竭,病与亡血虚等,必眩冒而短气也。

师曰:有一妇人好装衣来诊,而得脉涩,因问曾乳子,下利?乃当得此脉耳,曾半生、漏下者可;设不者,经断三月、六月。设乳子漏下,可为奄续,断小儿勿乳,须利止复来相问,脉之。

注[1] 奄续 指继续怀孕。
　　[2] 坐乳 因为哺乳。
　　[3] 乳 此指怀孕。

【语译】 妇人脉正常而较虚弱的,是产后哺乳的常见脉象。脉平而微实的是继续有孕之脉。可是现在脉反而微涩,这位妇女无失血、下利症,但反而更明显出现这种虚脉,只是因为要哺育大儿与及怀着小儿,这自然是正常的,不过不能使她过于虚竭,这病跟失血所致的虚证相同,必然会头晕眼花和短气。

老师说:有一喜欢盛装打扮的妇女来就诊,而诊得脉涩,于是问她曾哺乳或泄泻否?如果有才会见此脉象,曾经小产、漏下的,也可能出现此种脉象;假若不是这样,是停经三月、六月。假如是哺乳漏下,可能是继续怀孕,要给小儿断乳,待泄泻止后再来相问,为她诊脉而判定。

师曰:寸口脉微迟,尺微于寸,寸迟为寒,在上焦,但当吐耳。今尺反虚,复为强下之,如此发胸满而痛者,必吐血;少腹痛、腰脊痛者,必下血。师曰:寸口脉微而弱,气血俱虚,若下血,呕吐,汗出者可。不者,趺阳脉微而弱。春以胃气为本,吐利者可。不者,此为水气,其腹必漏,小便则难。

【语译】 老师说:寸口脉微迟,尺脉微于寸脉,寸脉迟为寒,病在上焦,只应当用吐法。现在,尺脉反见虚象,还给她强行泻下,如果因此发生胸满而痛的,一定吐血;若少腹痛、腰脊痛的,一定下血。老师说:寸口脉微而弱,是气血俱虚,如果有下血、呕吐、汗出的病证,可以出现此脉。不然,则趺阳脉微而弱。春天以胃气为本,木旺克土,出现呕吐,泄泻的,可出现此种脉象。不然,这是水气病,其腹一定胀满,小便则困难。

妇人常呕吐而胃反,若常喘,一作多唾。其经又断,设来者必少。

师曰:有一妇人,年六十所,经水常自下,设久得病利,少腹坚满者为难治。

师曰:有一妇人来诊,言经水少,不如前者,何也?师曰:曾更下利,若汗出、小便利者可,何以故?师曰:亡其津液,故令经水少。设经下反多于前者,当所苦困。当言恐大便难,身无复汗也。

【语译】 妇女常呕吐而胃反,或经常气喘(另一版本作"多唾"),而月经又停来,假如来月经,量也必然很少。

老师说:有一妇女,年纪六十岁左右,月经常来潮,假若她久患泄泻病,少腹坚满的,为难治。

老师说:有一妇女来诊病,说月经量减少,不如以前那样,这是为什么呢? 老师说:她曾经有过泄泻,如果汗出、小便利的,可以出现这种情况,什么缘故呢? 老师说:因为耗失津液,所以使月经量减少。如果来月经反比以前多的,应有痛苦的表现。应当告诉她,恐怕会大便难,身无再出汗了。

师曰:寸口脉沉而迟,沉则为水,迟则为寒,寒水相搏,趺阳脉伏,水谷不化,脾气衰则鹜溏,胃气衰则身体肿。少阳脉[1]卑,少阴脉[2]细,男子则小便不利,妇人则经水不通。经为血,血不利则为水,名曰血分。—作水分。

注[1] 少阳脉　此指手少阳三焦经和髎部位的脉,在上耳角根之前,鬓发之后,即耳门微前上方。

注[2] 少阴脉　此指足少阴肾经太溪部位脉,在足内踝后跟骨上陷中。

【语译】　老师说:寸口脉沉而迟,沉为有水,脉迟为有寒,寒水相互搏结,所以趺阳脉伏,水谷不能运化,脾气虚衰则大便溏烂如鸭粪,胃气虚弱则身体浮肿。少阳脉沉而无力,少阴脉细,于男子就会小便不利,于妇女就会月经不通。月经是血,血不通利则引起水病,这叫做血分病(另一版本作"水分")。

师曰:寸口脉沉而数,数则为出,沉则为入[1],出则为阳实[2],入则为阴结[3]。趺阳脉微而弦,微则无胃气,弦则不得息。少阴脉沉而滑,沉则为在里,滑则为实,沉滑相搏,血结胞门,其藏不泻,经络不通,名曰血分。

注[1] 数则为出,沉则为入　阳脉之气生于阴部之尺,而动于阳部之寸,由内至外,故阳脉为出,数为阳脉,故数则为出。阴脉之气生于阳部之寸,而动于阴部之尺,由外入内,故阴脉为入,沉为阴脉,故沉则为入。

注[2] 出则为阳实　出为阳脉,见阳脉则为阳实。

注[3] 入则为阴结　入为阴脉,见阴脉则为阴结。

【语译】 老师说:寸口脉沉而数,数为阳脉,沉为阴脉,见阳脉则为阳气实,见阴脉则为阴分结。趺阳脉微而弦,微则胃气衰微,弦则喘不得息。少阴脉沉而滑,沉则病在里,滑则为实证,沉脉与滑脉并见,是阴血瘀结于胞门,其脏气闭塞,经络不通,叫做血分病。

问曰:病有血分,何谓也? 师曰:经水前断,后病水,名曰血分。此病为难治。

问曰:病有水分,何谓也? 师曰:先病水,后经水断,名曰水分,此病易治。何以故? 去水,其经自当下。

【语译】 问道:疾病中有血分病,说的是什么情况呢? 老师答:月经先闭,后来患水肿病,叫血分病。此病较难治疗。

问道:疾病中有水分病,说的是什么情况呢? 老师答:先患水肿病,后来闭经,叫水分病,此病较易治疗。什么缘故呢? 去其水,她的月经自然会来潮。

脉濡而弱,弱反在关,濡反在颠。迟在上,紧在下。迟则为寒,名曰浑。阳浊则湿,名曰雾。紧则阴气栗。脉反濡弱,濡则中湿,弱则中寒,寒湿相搏,名曰痹。腰脊骨节苦烦,肌为不仁,此当为痹,而反怀躯,迟归经。体重,以下脚为胕重,按之没指,腰冷不仁,此为水怀。喘则倚息,小便不通,紧脉为呕,血气无余,此为水分,荣卫乖亡,此为非躯。

【语译】 脉濡而弱,弱脉反见关部,濡脉反见于寸部。迟脉在寸部,紧脉在尺部。脉迟则为有寒,寒伤阳气,凝滞气血,气血运行不畅,因而浑浊,这叫做浑。阳气浑浊不能行水则湿胜,叫做雾。尺脉紧则阴气盛,畏寒战栗。现脉反见濡弱,濡则中焦有湿,弱则中焦有寒,寒湿相互搏结,叫做痹。腰脊骨节疲楚烦疼,肌肤麻木不仁,这应当是痹证,反而认为是怀孕,是因为月经迟来。身体沉重,下肢浮肿,按之没指,腰冷麻木不仁,这是水怀。喘息则不得平卧,小便不通,紧脉为呕吐和血气不足,这是水分病,荣卫违和,这并非怀孕。

平产后诸病郁冒中风发热烦呕下利证第三

【提要】 本篇主要论述产后痉病、郁冒、中风、腹痛、烦乱呕逆、下利、大便难等常见病的证治。

问曰：新产妇人有三病。一者病痉，亦作痓。二者病郁冒[1]，三者大便难，何谓也？师曰：新产亡血虚，多汗出，喜中风，故令病痉。何故郁冒？师曰：亡血复汗，寒多，故令郁冒。何故大便难？师曰：亡津液，胃燥，故大便难。产妇郁冒，其脉微弱，呕不能食，大便反坚，但头汗出，所以然者，血虚而厥，厥而必冒，冒家欲解，必大汗出，以血虚下厥，孤阳上出[2]，故但头汗出。所以生妇喜汗出者，亡阴血虚，阳气独盛，故当汗出，阴阳乃复。所以便坚者，呕不能食也，小柴胡汤主之。病解能食，七八日而更发热者，此为胃热气实，承气汤主之。方在《伤寒》中。

注[1] 郁冒　郁闭昏蒙，目无所见。

[2] 孤阳上出　指精血亏损，阳失所附而浮越于上。

【语译】 问道：新分娩的妇女有三种病：一是痉病（亦作痓），二是郁冒病，三是大便困难，说的是什么情况呢？老师答：新分娩妇女失血过多，血液亏虚，出汗多，容易感受风邪，因而使她患痉病。为什么会发生郁冒病呢？老师说：产后失血，又加上出汗，寒气重，所以使她发生郁冒病。什么缘故使大便困难呢？老师说：产后耗损津液，胃肠干燥，故大便困难。产妇患郁冒病，其脉象微弱，呕吐不能进食，大便反而坚硬，只是头部汗出，所以会这样，是因为阴血虚而阳气上逆，阳气上逆就会发生郁冒，郁冒病人将要痊愈时，必定大汗出，这是因为阴血虚，下肢厥冷，阳无所附，孤阳上越，所以只是头部出汗。产妇容易出汗的原因，是因为分娩耗伤阴液而营血不足，阳气偏盛。故当出汗以损阳，才能使阴阳恢复平衡。至于大便坚硬，呕吐不能进食，可用小柴胡汤治疗。病愈后能进食，七八天又发热的，是胃有邪热，阳明腑实证,用承气汤治疗。方在《伤寒论》中。

　　妇人产得风,续之数十日不解,头微痛,恶寒,时时有热,心下坚,干呕,汗出,虽久,阳旦证[1]续在,可与阳旦。方在《伤寒》中,桂枝是也。

　　妇人产后,中风发热,面正赤,喘而头痛,竹叶汤主之。

　　妇人产后,腹中疞痛[2],可与当归羊肉汤。

　　师曰:产妇腹痛,烦满不得卧,法当枳实芍药散主之。假令不愈者,此为腹中有干血著脐下,与下瘀血汤。

注[1] 阳旦证　即桂枝汤证。阳旦,即桂枝汤。
　[2] 疞(xiǔ 朽)痛　此指绵绵而痛。

　　【语译】　妇人分娩感受风邪,连续数十日不愈,头微痛,恶寒,经常发热,心下坚闷、干呕、汗出,虽然时间很久,阳旦证仍然存在,可用阳旦汤。方在《伤寒论》中,即桂枝汤。

　　妇人产后,感受风邪而发热,面色很红,气喘而头痛,用竹叶汤治疗。

　　妇人产后腹中绵绵作痛,可用当归羊肉汤治疗。

　　老师说:产妇腹痛,心烦胸满而不能安卧,按理当用枳实芍药散治疗,假如病仍不愈的,这是腹中有瘀血凝滞于脐下,用下瘀血汤。

　　妇人产后七八日,无太阳证,少腹坚痛,此恶露不尽,不大便四五日,趺阳脉微实,再倍其人发热,日晡所[1]烦躁者,不能食,谵语,利之则愈,宜承气汤。以热在里,结在膀胱[2]也。方在《伤寒》中。

注[1] 日晡所　申时左右,即傍晚左右。
　[2] 膀胱　此泛指膀胱及胞宫所在之部位。

　　【语译】　妇人产后七八日,无太阳表证,少腹坚硬疼痛,这是恶露未尽的缘故。不大便四五天,趺阳脉微实,这人倍觉发热,申时左右烦躁的,不能食,谵语,使之通利病就痊愈,宜用承气汤治疗。这是因为热邪在里,瘀结在膀胱的缘故。方在《伤寒论》中。

妇人产中虚,烦乱呕逆,安中益气,竹皮大丸主之。

妇人热利,重下,新产虚极,白头翁加甘草汤主之。《千金方》又加阿胶。

【语译】 妇人在产褥期间,身体虚弱,心烦意乱,呕吐呃逆,宜安中益气法,用竹皮大丸治疗。

妇人热盛下利,里急后重,分娩不久,气血虚极,用白头翁加甘草汤治疗(《千金方》在本方中又加阿胶)。

平带下绝产无子亡血居经证第四

【提要】 本篇主要论述妇女绝产、无子、亡血、癥瘕、腹痛和各种月经病的脉证和治疗,并对居经、避年等特殊月经现象的脉证和机理作了阐述。

师曰:妇人带下、六极[1]之病,脉浮则为肠鸣腹满,紧则为腹中痛,数则为阴中痒,洪则生疮,弦则阴疼掣痛。

师曰:带下有三门:一曰胞门,二曰龙门,三曰玉门。已产属胞门,未产属龙门,未嫁女属玉门。

问曰:未出门女有三病,何谓也?师曰:一病者,经水初下,阴中热,或有当风,或有扇者。二病者,或以寒水洗之。三病者,或见丹下[2],惊怖得病。属带下。

师曰:妇人带下,九实[3]中事。假令得鼠乳之病,剧易。当剧有期,当庚辛为期,余皆傚此。

注[1] 六极 指气极、血极、筋极、骨极、肌极、精极等六种极度劳伤虚损的病证。

[2] 丹下 此指阴道有红色液体流出。

[3] 九实 疑即《病源》卷三十八带下三十六疾候之九痛:"一者阴中痛伤;二者阴中淋痛;三者小便即痛;四者寒冷痛;五者月水来腹痛;六者气满并痛;七者汁出,阴中如虫啮痛;八者胁下皮痛;九者腰痛。"

【语译】 老师说:妇人患带下病、六极病,脉浮是肠鸣,腹部胀满,脉紧是腹中疼痛,脉数是下阴痒,脉洪是生疮,脉弦是下阴牵引抽痛。

老师说:妇科病有三种类型:一是胞门,二是龙门,三是玉门。已生育过妇女的疾病属胞门,已婚未产妇女的疾病属龙门,未婚妇女的疾病属玉门。

问道:未出嫁的女子有三种病,说的是什么情况呢? 老师答:第一种病是月经初来,觉下阴内热,有的是当风受凉所致,有的是用扇子扇风所致。第二种病有的是行经期间用冷水洗身所致。第三种病有的是见阴道流出红色液体,因惊恐而得病。这些病属带下病。

老师说:妇女患有带下病,九实之中的病,假如再患鼠乳病,病情很容易加剧。病情加剧是有日期的,应当庚辛日是疾病加重的日期。其余的病也仿此类推。

问曰:有一妇人,年五十所,病但苦背痛,时时腹中痛,少食多厌,喜膜胀,其脉阳微,关、尺小紧,形脉不相应,愿知所说? 师曰:当问病者饮食何如? 假令病者言,我不欲饮食,闻谷气臭者,病为在上焦;假令病者言,我少多为欲食,不食亦可,病为在中焦;假令病者言,我自饮食如故,病为在下焦,为病属带下,当以带下治之。

妇人带下,经水不利,少腹满痛,经一月再见,土瓜根散主之。

妇人带下,脉浮、恶寒、漏下者,不治。

【语译】 问道:有一妇人,年纪五十岁左右,患病只是苦于背痛,常常腹痛,食得少,多食就厌恶,容易腹胀,她的脉象寸口部微,关、尺部小紧,形体和脉象不相符,希望知道您的具体解说? 老师答:应当询问病人饮食情况如何? 假如病人说,我不想吃喝,一闻谷气便觉有臭味的,病是在上焦;假使病人说,我多少可以吃一点,不吃也可以,病是在中焦,假使病人说,我饮食如常,病是在下焦,属带下病,应按治带下病的方法治疗。

妇女患带下病,经水不畅,少腹胀满疼痛,月经一月两潮,用土瓜根散治疗。

妇女带下病,脉浮,恶寒,漏下的,不易治疗。

师曰:有一妇人,将一女子年十五所来诊,言女十四时经水自下,今经反断,其母言恐怖。师曰:此女为是夫人亲女非耶?若亲者,当相为说之。妇人因答言:自是女尔。师曰:所以问者无他,夫人年十四时,亦以经水下?所以断,此为避年[1],勿怪,后当自下。

注[1] 避年 指健康妇女月经周期一年来潮一次,属特殊生理现象。

【语译】 老师说:有一妇人,带一个年龄约十五岁的女子来看病,说此女子十四岁时月经来潮,现在反而停经,这女子的母亲说对此很惊恐。老师说:这女子是夫人的亲生女吗?如果是亲生女,我当然要和你说了。妇人因此答道:是我的亲生女。老师说:我所以这样问你,没有别的意思,夫人也是在十四岁时来月经吧?现在她月经停止,这是避年,不必惊疑,以后月经自然会来潮的。

妇人少腹冷,恶寒久,年少者得之,此为无子;年大者得之,绝产[1]。

师曰:脉微弱而涩,年少得此为无子,中年得此为绝产。

师曰:少阴脉浮而紧,紧则疝瘕,腹中痛,半产而堕伤。浮则亡血、绝产、恶寒。

师曰:肥人脉细,胞有寒,故令少子。其色黄者,胸上有寒。

妇人少腹碨音衮。磊力罪切。转痛[2]而复自解,发作无常,经反断,膀胱中结坚急痛,下引阴中气冲者,久必两胁拘急。

注[1] 绝产 又名绝生、断产。妇女因病而终身不孕。

[2] 碨(gǔn 滚)磊(lěi 累)转痛 痉挛样绞痛。碨磊,滚石。此指滚动,绞动。

【语译】 妇人少腹冷,恶寒很久,年轻时患此病,会无子;

年长得此病,会绝产。

老师说:脉微弱而涩,年轻时得此脉象无子,中年得此脉为绝产。

老师说:少阴脉浮而紧,脉紧为疝气痞块、腹痛、小产、堕胎。脉浮为失血、绝产、恶寒。

老师说:肥胖妇人脉细,是胞宫有寒,所以少生子女。其肤色黄的,为胸上有寒。

妇女少腹痉挛样绞痛,而能自行缓解,发作无一定规律,月经反而停止,膀胱硬结,拘急疼痛,向下牵引到下阴和气冲穴的,日久必牵引两胁拘急。

问曰:妇人年五十所,病下利【疑当作血】,数十日不止,暮则发热,少腹里急痛,腹满,手掌热,唇口干燥,何也?师曰:此病属带下,何以故?曾经半产,瘀血在少腹中不去。何以知之?其证唇口干燥,故知之。当与温经汤。

问曰:妇人病下利,而经水反断者,何也?师曰:但当止利,经自当下,勿怪。所以利不止而血(疑作经)当断者,但下利亡津液,故经断。利止,津液复,经当自下。

妇人血下,咽干而不渴,其经必断,此荣不足,本自有微寒,故不引饮。渴而引饮者,津液得通,荣卫自和,其经必复下。

【语译】 问道:妇女年纪五十岁左右,阴道流血,几十天未停止,傍晚时就发热,少腹拘急疼痛,胀满,掌心热,口干唇燥,这是什么原因呢?老师说:此属妇科病,什么缘故呢?因为病人曾经小产,瘀血残留在少腹部,还没有去尽的缘故。凭什么知道这情况?因为病人有口干唇燥的症状,所以知道。应当用温经汤治疗。

问道:妇人患下利病而月经反而停止,为什么呢?老师说:只要止住下利,月经自当来潮,不必惊疑。下利不止而月经停止的,是因为下利耗竭津液,所以月经断止。若下利止则津液恢复,月经自然会来潮。

妇人便血,咽干而不渴,月经必断,这是因为荣血不足,本身又有微寒,所以不想饮水。如果口渴喜饮水的,则津液得以通畅,荣卫自然调和,她的月经必然再来潮。

师曰:寸口脉微而涩,微则卫气不足,涩则血气无余。卫不足其息短,其形燥;血不足其形逆,荣卫俱虚,言语谬误。趺阳脉浮而涩,涩则胃气虚,虚则短气,咽燥而口苦,胃气涩则失液。少阴脉微而迟,微则无精,迟则阴中寒,涩则血不来,此为居经,三月一来。

师曰:脉微血气俱虚,年少者亡血也。乳子下利为可,不者,此为居经,三月一来。

【语译】 老师说:寸口脉微而涩,微是卫气不足,涩是血气亏少。卫气不足则病人呼吸气短,形体干燥;血不足则形体反常,荣卫俱虚,则言语错乱。趺阳脉浮而涩,涩则胃气虚,胃气虚则呼吸气短,咽喉干燥而口苦,胃气涩则胃中津液耗失。少阴脉微而迟,微是精血少,迟则下阴寒,涩则血不来,这是居经,三个月来一次月经。

老师说:脉象微是气血俱虚,年轻的是失血。如果哺乳或下利,可出现微脉,不然,这是居经,三个月来一次月经。

问曰:妇人妊娠[1]三月,师脉之,言此妇人非躯,今月经当下。其脉何类? 何以别之? 师曰:寸口脉,卫浮而大,荣反而弱[2],浮大则气强,反弱则少血,孤阳独呼,阴不能吸,二气不停,卫降荣竭,阴为积寒,阳为聚热,阳盛不润,经络不足,阴虚阳往,一俱实。故令少血。时发洒淅,咽燥汗出,或溲稠数,多唾涎沫,此令重虚,津液漏泄,故知非躯,畜烦满溢[3],月禀一经,三月一来,阴盛则泻,名曰居经。

注[1] 妊娠 此指月经不来。

[2] 卫浮而大,荣反而弱 指轻按则脉浮而大,重按则反而弱。卫在外,主脉浮。荣在内,主脉沉。

[3] 畜烦满溢(xù 恤) 阴血积聚很多,满盈经脉。

【语译】 问道:妇女停经三月,老师给她切脉,说这妇女不是怀孕,本月月经当会来潮。她的脉属哪一种? 如何鉴别呢?老师说:寸口脉象,轻按浮而大,重按反而弱,浮大是阳气亢盛,弱是血少,孤阳独自浮越,阴血不能收敛,阴阳二气不调,卫气下降而荣血衰竭,阴表现为积寒,阳表现为聚热,阳亢盛则干燥不润,经络不足,阴虚不能制阳,阳热亢盛,伤耗阴血,所以致使血少。时而洒渐恶寒,咽燥汗出,或小便浓浊频数,多唾涎沫,这样更使虚上加虚,津液漏泄,所以知道她不是怀孕。经血积聚很多,满盈经脉,就一月来一次月经,今三月来一次月经,是待阴血充盛才能来潮,称为居经。

问曰:妇人年五十所,一朝而清血[1],二三日不止,何以治之? 师曰:此妇人前绝生,经水不下,今反清血,此为居经,不须治,当自止。经水下常五日止者,五日愈。

妇人月经一月再来者,经来,其脉欲自如常。而反微,不利,不汗出者,其经二月必来。

注[1] 清血 洁除为清。此处有清除瘀血之意。

【语译】 问道:妇女年纪五十岁左右,有一天下血,二三日不止,怎样治疗呢? 老师说:这妇女以前不能生育,月经不来,现在反而下血,这是居经,不必治疗,下血当会自然停止。若她月经平时是来五天停止的,则下血五日便会痊愈。

妇女月经一个月来二次的,月经来时,她的脉象将自然和平常一样。现在反而见脉微,又不下利,不出汗,她的月经第二个月必然会来。

平郁冒五崩漏下经闭不利腹中诸病证第五

【提要】 本篇主要论述郁冒、崩漏、闭经、腹痛、带下等病的脉证。并对月经期间不注意卫生保健和误治引起的变证及其机理作了阐述。

问曰:妇人病经水适下,而发其汗,则郁冒不知人,何也? 师曰:经水下,故为里虚,而发其汗,为表复虚,此为表里俱虚,故令郁冒也。

问曰:妇人病如癫疾郁冒,一日二十余发。师脉之,反言带下,皆如师言,其脉何类? 何以别之? 师曰:寸口脉濡而紧,濡则阳气微,紧则荣中寒,阳微卫气虚,血竭凝寒,阴阳不和,邪气舍于荣卫。疾疾,一作候。起年少时,经水来以合房室,移时过度,精感命门开[1],经下血虚,百脉皆张,中极感阳动,微风激成寒,因虚舍荣卫,冷积于丹田,发动上冲,奔在胸膈,津液掩口入,涎唾涌溢出,眩冒状如厥,气冲髀里热,粗医名为癫,灸之,因大剧。

注[1] 移时过度,精感命门开　此指同房时间过长,过度劳累,撼动精气而使命门开泄。

【语译】　问道:妇女患病期间,刚好月经来潮,而医生用发汗方法发她的汗,患者就会昏冒不知人事,这是什么缘故呢? 老师答:经水来潮,所以里虚。而又误发其汗,造成表也虚,这是表里都虚,所以发生郁冒病。

问道:妇人患病,症状像癫疾、郁冒,一日发作二十多次。老师替她切脉后,反说是妇科病,果然像老师说的那样,她的脉是哪一种呢? 如何鉴别呢? 老师说:寸口脉濡而紧,濡是阳气衰微,紧是荣血有寒,阳气衰微则卫气虚,血虚寒疑,阴阳不和,邪气留于荣卫,疾病(疾病,另一本作病候)起于年轻时,月经来潮而行房事,历时过久,过度劳累,撼动精气而使命门开泄,经水下泄,血海空虚,百脉弛张,中极穴位处感觉到阳气浮动,稍为感受微风,就会变成寒,寒邪因体虚而留于荣卫,冷气积于丹田,发动上冲,奔腾胸膈,津液时泛掩口而吞之,痰涎唾液涌溢而出,头晕眼花状如昏厥,气冲穴及大腿内侧里热,粗医认为是癫病,用艾灸治,因此病情加重。

问曰:妇人病苦气上冲胸,眩冒,吐涎沫,髀里气冲热。师脉之,不名带下,其脉何类,何以别之? 师曰:寸口脉沉而微,沉则卫气伏,微则荣气绝,阳伏则为疹[1],阴绝则亡血。病当小便不利,津液闭塞,今反小便通,微汗出,沉变为寒,咳逆呕沫,其肺成痿,津液竭少,亡血损经络,因寒为血厥[2],手足苦痹,气从丹田起,上至胸胁,沉寒怫郁[3]于上,胸中窒塞,气历阳部,面翕如醉,形体似肥,此乃浮虚,医反下之,长针,复重虚荣卫,久发眩冒,故知为血厥也。

注[1] 疹(chèn 趁) 通"疢",热病。

[2] 血厥 指因失血过多,血虚不能上承而引起的厥证。

[3] 怫郁 蕴积。

【语译】 问道:妇人患病,有气上冲胸部,头晕眼花,口吐涎沫,大腿内侧和气冲穴位处热。老师为她切脉后,不说是妇科病,她的脉属哪一种?如何鉴别呢?老师说:寸口脉沉而微,沉是卫气沉伏,微是荣气衰竭,阳气沉伏则生热病,营阴衰绝则会失血。这病应当小便不利,津液闭塞,现在反而小便通利,微微汗出,此脉沉变成主寒,咳嗽气逆,呕吐涎沫,其肺已成痿,津液枯竭,失血损伤经络,因有寒而成血厥,手足麻痹,气从脐下丹田上冲至胸胁,沉寒蓄积于上焦,胸中有窒塞感,气经过阳部,面部发热潮红,犹如酒醉一样,形体似肥胖,这是浮肿虚象,医生反用下法攻之,又用长针针治,反复虚其荣卫,时间长了就会发生眩晕,所以知道这是血厥病。

问曰:五崩何等类?师曰:白崩者形如涕,赤崩者形如绛津,黄崩者形如烂瓜,青崩者形如蓝色,黑崩者形如虾血也。

【语译】 问道:五崩如何区别?老师答:白崩病,流出的液体形如鼻涕;赤崩病,流出的液体形如深红色津液;黄崩病,流出的液体形如烂瓜;青崩病,流出的液体形如青蓝色;黑崩病,流出的液体形如凝结的死血。

师曰:有一妇人来脉,反得微涩,法当吐若下利,而言不,因言夫人年几何?夫人年七七四十九,经水当断,反至今不止,以故致此虚也。

寸口脉弦而大,弦则为减,大则为芤,减则为寒,芤则为虚,虚寒相搏,脉则为革,妇人则半产、漏下,旋复花汤主之。

妇人陷经[1]漏下,黑不解,胶姜汤[2]主之。

注[1] 陷经 指经气下陷,漏血不止的病证。

[2]胶姜汤 《金匮要略》方。缺。林亿等认为可能是胶艾汤。考《千金》胶艾汤内有干姜,似可采用。

【语译】 老师说:有一妇女月经来潮,切其脉,反而得微涩之脉,理应有呕吐或下利,但她却说没有,于是问这人年龄多大?知道这人年已七七四十九岁,月经应当断绝,可是反而到现在还未停止,所以出现这种气血俱虚的微涩脉象。

寸口脉弦而大,但其弦脉,重按却呈衰减,大脉却又中空而似芤脉,重按而现衰减的弦脉是主寒证,大而中空的芤脉则主虚证,寒和虚相结合,脉象就成为革脉,妇女有这种脉象就会小产、崩漏,用旋覆花汤治疗。

妇人经气下陷而漏血不止,而且血色黯黑日久不止,用胶姜汤治疗。

妇人经水不利,抵当汤主之。方在《伤寒》中。

妇人经水闭不利,脏坚僻不止【疑为散字】,中有干血。下白物,礬石丸主之。

妇人腹中诸疾痛,当归芍药散主之。一云:治怀妊腹中疼痛。

妇人腹中痛,小建中汤主之。方在《伤寒》中。一云:腹中痛小便利,理中汤主之。

【语译】 妇人经水不通利,用抵当汤治疗。方在《伤寒论》中。

妇人经水闭塞不通,子宫有坚硬的痞块不散,这是因为子宫内有干血瘀积。下白带,用礬石丸治疗。

妇人腹中诸痛,用当归芍药散治疗(另一说法:治妊娠腹中疼痛)。

妇人腹痛,用小建中汤治疗。方在《伤寒论》中(另一说法:

腹中疼痛、小便通利,用理中汤治疗)。

平咽中如有炙脔喜悲热入血室腹满证第六

【提要】 本篇主要论述妇女热入血室、咽中如有炙脔、脏躁、腹满等病的证治。

妇人咽中如有炙脔状,半夏厚朴汤主之。

妇人脏燥,喜悲伤,欲哭,像如神灵所作,数欠,甘草小麦汤主之。

【语译】 妇人自觉咽部如有烤肉块哽塞之状,用半夏厚朴汤治疗。

妇人患脏躁病,容易悲伤,想哭,好像神灵附身所作,屡屡打呵欠,用甘草小麦汤治疗。

妇人中风,发热恶寒,经水适来,得之七八日,热除,脉迟,身凉,胸胁下满如结胸状,其人谵语,此为热入血室[1],当刺期门,随其虚实而取之。

妇人中风,七八日续有寒热,发作有时,经水适断者,此为热入血室,其血必结,故使如疟状,发作有时,小柴胡汤主之。方在《伤寒》中。

妇人伤寒,发热,经水适来,昼日了了[2],暮则谵语,如见鬼状,此为热入血室,【此处疑脱治之二字】无犯胃气若上二焦,必当自愈。二字疑。

阳明病,下血而谵语,此为热入血室。但头汗出者,当刺期门,随其实而写之,濈然汗出者则愈。

妇人少腹满如敦敦状。《要略》云:满而热。小便微难而不渴,生后生后疑。者,此为水与血并结在血室,大黄甘遂汤主之。

注[1] 血室　此指子宫。

[2] 了了　明了。此为清醒之意。

【语译】 妇人患伤寒中风证,发热恶寒,适逢月经来潮,得病七八日后,热退,脉迟,身已凉和,但胸胁部胀满,好像结胸证一样,病人谵语,这是热入血室,应当针刺期门穴,随病证虚实而施用不同手法。

妇人患太阳中风证,七八天还恶寒发热,且发作有一定时间规律,如月经刚好停止,这是邪热乘虚侵入血室,与血相搏,她的经血必然凝结不行,所以使病人如患疟疾之状,寒热发作有一定时间规律,用小柴胡汤治疗。方在《伤寒论》中。

妇人患太阳伤寒证,发热,月经恰好来潮,白天神智清醒,傍晚则语言错乱,如见鬼之状,这是热入血室,(治疗时)不要伤害胃气及上、中二焦,病必然会痊愈("痊愈"二字存疑)。

阳明病,下血而且谵语,这是热入血室。只是头部出汗的,应当刺期门穴,根据其实证而泻其邪热,使周身微微出汗,病就会痊愈了。

妇女少腹胀满如圆球状(《金匮要略》说:腹满而热),小便稍感困难而口不渴,产后("产后"二字存疑)出现这种情况,这是水与血一齐郁结在血室,用大黄甘遂汤治疗。

平阴中寒转胞阴吹阴生疮脱下证第七

【提要】　本篇论述妇女阴寒、转胞、阴吹、阴疮、阴挺等病的脉证及治疗。

妇人阴寒,温中坐药,蛇床子散主之。

妇人著坐药,强下其经,目眩为痛,足跟难以践地,心中状如悬[1]。

注[1]悬　凌空无着。此指空虚不适之感。

【语译】　妇人前阴寒冷,可用温暖阴中的坐药,用蛇床子散治疗。

妇人阴道内放置坐药,强使她的月经通下,这就会出现目眩疼痛,足跟难以踏地,心中感觉空虚的症状。

问曰:有一妇人病,饮食如故,烦热不得卧,而反倚息者,何也? 师曰:得病转胞[1],不得溺也。何以故? 师曰:此人故肌盛,头举身满,今反羸瘦,头举中空感,一作减。胞系了戾[2],故致此病,但利小便则愈,宜服肾气丸,以中有茯苓故也。方在《虚劳》中。

注[1] 转胞 又名转脬,胞转。指脐下急痛,小便不通的病证。
　　[2] 胞系了戾 膀胱之系缭绕扭转而受阻。

【语译】 问道:有一妇女患病,饮食如常,但心中烦热,不能安卧,反要倚床呼吸,为什么呢? 老师答:因为她患了转胞病,小便不通的缘故。为什么会这样呢? 老师答:此人过去肌肉丰盛,身体强壮,现在反而疲惫瘦弱,抬头则感空虚("感"一本作"减"),这是因为膀胱之系,缭绕扭转,气化受阻而致此病,只要通利小便就会痊愈,宜服肾气丸,因为方中有茯苓的缘故。方在《虚劳篇》中。

师曰:脉得浮紧,法当身躯疼痛,设不痛者,当射[1]云何,因当射言。若肠中痛、腹中鸣、咳者,因失便[2],妇人得此脉者,法当阴吹[3]。

师曰:寸口脉浮而弱,浮则为虚,弱则无血,浮则短气,弱则有热,而自汗出。趺阳脉浮而涩,浮则气满,涩则有寒,喜噫吞酸。其气而下,少腹则寒。少阴脉弱而微,微则少血,弱则生风,微弱相搏,阴中恶寒,胃气下泄,吹而正喧[4]。

师曰:胃气下泄,吹而正喧,此谷气之实也,膏发煎导之。

注[1] 射 测度。此有研究之意。
　　[2] 失便 此指大便不通。
　　[3] 阴吹 指前阴出气有声,如转矢气之状。
　　[4] 正喧 声大而嘈杂,连续不断。

【语译】 老师说:脉见浮紧,应当有身体疼痛的症状,假若不痛,应当研究病变在何处,这可根据病人主诉症状来研究。假若肠中痛,腹中鸣、咳嗽是由于大便不通,妇人得此脉的,应当是阴吹病。

老师说:寸口脉浮而弱,浮是阳气虚,弱是阴血少,浮则气虚而呼吸喘急,弱则血虚而生内热,因而自汗出。趺阳脉浮而涩,浮主气胀满闷,涩主有寒,常噫气吞酸。寒气下降,少腹就感到寒冷。少阴脉弱而微,微主血少,弱主血虚生风,微弱脉互见,是前阴恶寒,胃气下泄,气从前阴逸出,声大嘈杂,连续不断。

老师说:胃气下泄,气从阴户中吹出,连续不断,喧然有声。这是谷气充实的缘故,用膏发煎润导它。

少阴脉滑而数者,阴中则生疮。

少阴脉数则气淋,阴中生疮。

妇人阴中蚀疮烂,狼牙汤洗之。

妇人脏[1]肿如爪,阴中疼引腰痛者,杏人汤[2]主之。

少阴脉弦者,白肠必挺核[3]。

少阴脉浮而动,浮则为虚,动则为虚,妇人则脱下。

注[1] 脏 此指子脏,即子宫。

[2] 杏人汤 待考。《千金方》之杏仁汤:杏仁,苦酒,盐。供参考。

[3] 白肠必挺核 谓直肠脱出如核之状,即今称之脱肛。白肠,即大肠,此指直肠。

【语译】 少阴脉滑而数,表明阴中生疮。

少阴脉数是气淋,阴中生疮。

妇人阴中虫蚀疮烂,用狼牙汤洗治。

妇人子脏肿大如瓜,阴道疼痛牵引腰痛的,用杏仁汤治疗。

少阴脉弦的,大肠必脱出如核。

少阴脉浮而动,浮则主虚,动则主痛,妇女则子宫脱下。

平妇人病生死证第八

【提要】 本篇主要论述妇人杂病和产后热病等的生死脉证,以及判断产后生死的脉象。

诊妇人漏血[1]，下赤白，日下血数升，脉急疾者，死；迟者，生。

诊妇人漏下赤白不止，脉小虚滑者，生；大紧实数者，死。

诊妇人新生乳子，脉沉小滑者，生；实大坚弦急者，死。

诊妇人疝、瘕、积、聚，脉弦急者，生；虚弱小者，死。

诊妇人新生乳子，因得热病，其脉悬小，四肢温者，生；寒清者，死。

诊妇人生产，因中风、伤寒、热病，喘鸣而肩息，脉实大浮缓者，生；小急者，死。

诊妇人生产之后，寸口脉焱[2]疾不调者，死；沉微附骨不绝者，生。

金疮在阴处，出血不绝，阴[3]脉不能至阳[4]者，死；接阳而复出者，生。

注[1] 漏血　阴道流血淋沥不尽。

[2] 焱(yàn 焰)　火花。此喻脉象浮大无根，像盛大的火花瞬间即逝。

[3][4] 阴、阳　此处阴、阳指诊脉部位而言。即尺部脉与关部脉。

【语译】　诊察妇人患漏血病，赤白相杂，每天下血数升，脉象急疾的，会死亡；脉象迟的，有生机。

诊察妇人漏下血污，赤白相杂，淋沥不断，脉象小虚而滑的，有生机；脉象大紧实数的，会死亡。

诊察妇人新产哺乳时，脉象沉小滑的，有生机；脉象实大弦急的，会死亡。

诊察妇人患疝瘕、积、聚病，脉象弦急的，有生机；脉象虚弱小的，会死亡。

诊察妇人新产哺乳时，因为得了热病，其脉象悬小，若四肢温暖的，有生机；四肢寒冷的，会死亡。

诊察妇人分娩，因患中风，伤寒或热病，出现气喘痰鸣而呼吸困难，抬肩以助呼吸的，若脉实大浮缓者，有生机，脉小急的，会死亡。

诊察妇人产后,寸口脉象浮大无根,急疾不齐的会死亡;如果脉象沉微,深伏至骨仍连续不断的,有生机。

金属创伤在阴部,流血不止,尺部脉不能透过关部到达寸部的,会死亡;尺脉透过关部,接续到寸部而又能呈现的,有生机。

平小儿杂病证第九

【提要】 本篇论述小儿的正常脉象、变蒸脉证,以及风痫、乳积、飧泄、囟陷等杂病的脉证和预后。

小儿脉,呼吸八至者平,九至者伤,十至者困。

诊小儿脉,法多雀斗[1],要以三部脉为主。若紧为风痫[2],沉者乳不消,弦急者客忤[3]气。

小儿是其日数应变蒸[4]之时,身热而脉乱,汗不出,不欲食,食辄吐现[5]者,脉乱无苦也。

小儿脉沉而数者,骨间有热,欲以腹按冷清也。

注[1] 雀斗 谓脉来如雀鸟相斗,快速扑击之状。

[2] 风痫 此指外感风邪而引起的抽搐。

[3] 客忤(wǔ 午) 小儿神气怯弱,忽闻异声,忽见异物,或遇陌生之人,与小儿神气相忤而发之病证,症见面色发青,吐泻、腹痛、瘛疭等。

[4] 变蒸 小儿出生后,三十二日为一变,六十四日为一蒸,当此之时,有身热、脉乱、汗出等症,而身无大病。

[5] 现(xiàn 现) 小儿吐乳。

【语译】 小儿脉搏,一呼一吸八至的为正常,九至的是身体有所损伤,十至的为病危。

诊察小儿的脉搏,一般规律多呈雀鸟争斗之状,快速搏急,要用一指总按寸、关、尺三部脉为主。若出现紧脉为风痫病,沉脉为乳积不消,弦急脉的为客忤气病。

小儿在生理发育过程中,按日数规律到了应变蒸的日期,出现身热而脉乱,汗不出,不思食,食即呕吐乳汁等情况,虽然脉乱而无其他痛苦。

小儿脉象沉而数的,是骨间有热,想在腹部按上清凉的东西。

小儿大便赤,青瓣,殨洩[1],脉小,手足寒,难已;脉小手足温,易已。

小儿病困,汗出如珠,著身不流者,死。

小儿病,其头毛皆上逆者,必死。耳间青脉起者,瘈痛。

小儿病而囟陷入,其口唇干,目皮反,口中气出【前二字疑倒】冷,足与头相抵[2],卧不举身,手足四肢垂,其卧正直如得缚,其掌中冷,皆死。至十日,不可复治之。

注[1] 殨洩　即殨泄。指泄泻完谷不化。

[2] 足与头相抵　指颈项软弱无力,全身蜷缩,头向下垂,不能抬起,几乎与足相触。

【语译】 　小儿大便色赤,兼有青绿色瓣状物,完谷不化,脉小,手脚厥冷,难以痊愈;脉小,手足温暖的,容易痊愈。

小儿病危,汗出如珠,粘附身上不流的,是死证。

小儿患病,其头发都上翘的,必死。耳后青筋怒张的,筋脉拘急挛缩疼痛。

小儿患病,囟门显著下陷,口唇干燥,眼皮翻,口中呼出冷气,头颈软弱无力,下垂几乎与足相触,身体躺卧,不能起身,四肢下垂,卧床姿态平正笔直,像被绳子缚住一样,手足掌心冷的,都是死证。延至十日,就不能再治好了。

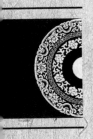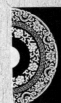

朝散大夫守光禄卿直秘阁判登闻检院上，护军臣林亿等类次

【提要】 本篇首先论述从气口九道诊察十二经脉、奇经八脉的形证，进而论述五脏的脉象，最后补述十四脉的主病。

经言：肺者，人之五脏华盖[1]也，上以应天，解理万物，主行精气，法五行、四时，知五味。寸口之中，阴阳交会，中有五部。前、后、左、右，各有所主，上、下、中央，分为九道[2]。浮、沉、结、散，知邪所在，其道奈何？岐伯曰：脉大而弱者，气实血虚也；脉大而长者，病在下候；浮直上下交通者，阳脉也。坚在肾，急在肝，实在肺。前如外者[3]，足太阳也；中央如外者，足阳明也；后如外者，足少阳也。中央直前者[4]，手少阴也；中央直中者，手心主也；中央直后者，手太阴也。前如内者，足厥阴也；中央如内者，足太阴也；后如内者，足少阴也。前部左右弹[5]者，阳跷也；中部左右弹者，带脉也；后部左右弹者，阴跷也。从少阳之厥阴者[6]，阴维也；从少阴之太阳者，阳维也。来大时小者，阴络也；来小时大者，阳络也。

注[1] 华盖 帝王所用之伞盖。中医学在此用以喻肺，有覆盖和保护其下面脏腑的作用。

[2] 九道 此指九个切脉部位，即前如外、中如外、后如外、前如内、中如内、后如内、前部中央直、中部中央直、后部中央直。

[3] 前如外者 指寸部往拇指侧处。前，指寸部，如，作"往"解。

[4] 中央直前者 指寸口脉中间部位正当寸部处。中央，此指寸口脉中间部位。直，正、当。

〔5〕前部左右弹　寸部左右处弹击手指的脉象,即寸部左右脉紧之象。

〔6〕从少阳之厥阴者　指从尺部外侧处(后如外者)的足少阳斜往至寸部内侧处(前如内者)的足厥阴。

【语译】　医经说:肺,是人身五脏的华盖,上应天气,治理万物,主管运行精气,顺应五行、四时,辨识五味。寸口部位,是阴阳交会之处,其中可分五部。前、后、左、右各有所主,再分上、下、中央,共分为九道。从脉象的浮、沉、结、散,知道邪在什么地方,这个道理是怎样的呢? 岐伯说:脉大而弱的是气实血虚;脉大而长的是病在下部的征候;轻取即得,上下畅通无阻的,是阳脉。脉见坚硬的,是病在肾。脉见急切的,是病在肝。脉见实象的,是病在肺。寸部往外侧处主候足太阳经;关部往外侧处主候足阳明经;尺部往外侧处,主候足少阳经。正当中间寸部处主候手少阴经;正当中间关部处主候手心主经;正当中间尺部处主候手太阴经。寸部往内侧处主候足厥阴经;关部往内侧处主候足太阴经;尺部往内侧处主候足少阴经。寸部左右处搏击手指的主候阳跷脉;关部左右处搏击手指的主候带脉;尺部左右处搏击手指的主候阴跷脉。从尺部外侧的足少阳经脉斜往至寸部内侧的足厥阴经脉处主候阴维脉;从尺部内侧的足少阴脉斜往至寸部外侧的足太阳经脉处主候阳维脉。脉来时大、忽而变小的主候阴络脉;脉来时小、忽而变大的主候阳络脉。

前如外者,足太阳也。动[1],苦头、项、腰痛。浮为风,涩为寒热,紧为宿食。

前如外者,足太阳也。动,苦目眩,头、颈、项、腰、背强痛也。男子阴下湿,女子月水不利,少腹痛,引命门、阴中痛,子脏闭。浮为风,涩为寒血,滑为劳热,紧为宿食。针入九分,却至六分。

中央如外者,足阳明也。动,苦头痛,面赤。微滑,苦大便不利,肠鸣,不能食,足胫痹。

中央如外者,足阳明也。动,苦头痛,面赤热。浮微滑,苦大便不利,喜气满。滑者为饮。涩为嗜卧,肠鸣不能食,足胕[2]

痹。针入九分,却至六分。

后如外者,足少阳也。动,苦腰、背、胻、股、肢节痛。

后如外者,足少阳也。浮为气涩,涩为风血,急为转筋,弦为劳。针入九分,却至六分。

右足三阳脉。

注[1] 动 变动。此指经气变动而致病。

[2] 胻(héng 衡) 同骺,膝下的足胫部分。

【语译】 寸部往外侧处,主候足太阳膀胱经。这经有病变,会发生头、项、腰部疼痛。出现浮脉,是感受风邪;出现涩脉,是恶寒发热;出现紧脉,是消化不良。

寸部往外侧处,主候足太阳膀胱经。这经有病变,令目眩,头部、颈项及腰背部感到强硬疼痛。于男子则下阴潮湿,于女子则经行不畅,少腹疼痛牵引至腰部的命门穴和下阴皆痛,这是子脏闭塞。出现浮脉是有风邪,涩脉是寒凝血滞,出现滑脉是虚劳发热,出现紧脉是饮食停积胃肠。治疗时可进针九分,退针至六分。

关部往外侧处,主候足阳明胃经。这经有病变,会头痛、面红。如果出现微滑脉,是大便秘结,肠鸣,不能食,小腿痹痛。

关部往外侧处,主候足阳明胃经。这经有病变,会头痛、面红而热。如果出现浮而微滑的脉,是大便秘结,经常腹胀满。出现滑脉是痰饮病。出现涩脉,则病人嗜卧,肠鸣,不能食,小腿痹痛。治疗时可进针九分,退至六分。

尺脉往外侧处,主候足少阳胆经。这经有病变,会腰、背、小腿、股和四肢关节疼痛。

尺脉往外侧处,主候足少阳胆经。如果出现浮脉是主气滞,出现涩脉是风病和血病,出现急脉是抽筋,出现弦脉是虚劳病。治疗时可进针九分,退至六分。

以上是论足三阳经脉。

前如内者,足厥阴也。动,苦少腹痛,月经不利,子脏闭。

前如内者,足厥阴也。动,苦少腹痛,与腰相连,大便不利,小便难,茎中痛,女子月水不利,阴中寒,子门壅绝内,少腹急;男子疝气,两丸上入,淋也。针入六分,却至三分。

中央如内者,足太阴也。动,苦胃中痛,食不下,咳唾有血,足胫寒,少气,身重,从腰上状如居水中。

中央如内者,足太阴也。动,苦腹满,上管有寒,食不下,病以饮食得之。沉涩者,苦身重,四肢不动,食不化,烦满,不能卧,足胫痛,苦寒,时咳血,泄利黄。针入六分,却至三分。

后如内者,足少阴也。动,苦少腹痛,与心相引背痛,淋。从高堕下,伤于内,小便血。

后如内者,足少阴也。动,苦小腹痛,与心相引背痛,淋。从高堕下,伤于尻[1]内,便血里急,月水来,上抢心,胸胁满拘急,股里急也。针入六分,却至三分。

右足三阴脉。

注[1] 尻(kāo 考阴平) 尾骶部的通称。

【语译】 寸脉往内侧处,主候足厥阴肝经。这经有病变,会发生少腹痛,月经不畅,子宫闭塞。

寸脉往内侧处,主候足厥阴肝经。这经有病变,会发生少腹痛,牵引腰部,大便秘结,小便困难,阴茎疼痛,女子月经不畅,下阴寒冷,子宫外口阻绝不通,少腹拘急;男子疝气病,睾丸向上收缩,小便淋痛。治疗时可进针六分。退至三分。

关部往内侧处,主候足太阴脾经。这经有病变,会发生胃痛,食不下,咳吐有血,足胫寒,短气,身体沉重,腰以上觉得如浸在水中。

关部往内侧处,主候足太阴脾经。这经有病变,会发生腹满,上脘部觉得寒冷,食不下,此病是因为饮食不节引起。如果脉沉涩的,病人觉得身体沉重,四肢不爱活动,食后不消化,烦躁满闷,不能睡,足胫痛,怕冷,时时咳血,大便泄泻,色黄。治疗时可进针六分,退至三分。

尺部往内侧处,主候足少阴肾经。这经有病变,会发生少腹部痛,牵引心窝部和背部疼痛、淋痛。如果有高处堕下的病史,要考虑伤及内脏,小便会出血。

尺部往内侧处,主候足少阴肾经。这经有病变,会发生小腹痛,牵引心窝部和背部疼痛,小便淋痛。若有从高处堕下的病史,要考虑伤及尾骶部,大便会下血,并有里急后重感觉,月经时,气向上冲心,胸胁胀满拘急,大腿筋脉拘急。治疗时可进针六分,退至三分。

以上是论足三阴经脉。

前部左右弹者,阳跷也。动,苦腰背痛,微涩为风痫。取阳跷。

前部左右弹者,阳跷也。动,苦腰痛,癫痫,恶风,偏枯,僵仆羊鸣,痌[1]痹,皮肤身体强—作淫。痹。直取阳跷,在外踝上三寸,直绝骨是。

中部左右弹者,带脉也。动,若少腹痛引命门,女子月水不来,绝继复下止,阴辟寒,令人无子,男子苦少腹拘急或失精也。

后部左右弹者,阴跷也。动,苦癫痫,寒热,皮肤强—作淫。痹。

后部左右弹者,阴跷也。动,苦少腹痛,里急,腰及髋窌[2]下相连阴中痛,男子阴疝[3],女子漏下不止。

右阳跷、阴跷、带脉。

注[1] 痌(wán 顽) 手足麻痹。

[2] 髋窌(liáo 缭) 此泛指骨盆。髋,指髋骨;窌,骨节空隙处。

[3] 阴疝 此指因寒邪侵袭肝经而致睾丸、阴器急痛、肿胀。

【语译】 在寸部左右处出现搏击应指的脉象,主候阳跷脉。这经有病变,会发生腰背痛,脉微涩是风痫病。治疗时可取阳跷经脉。

寸部左右处搏击应指的脉象,主候阳跷脉。这经有病变,会发生腰痛,癫痫,恶风,半身不遂,僵直仆倒,口中发出羊叫的声音,手足麻痹,肢节疼痛,屈伸不利,皮肤身体强硬痹痛(一作浸淫麻痹)。可以直取阳跷脉郄穴的跗阳穴,穴位在外踝上三寸,和绝骨穴平行。

关部左右处搏击应指的脉象,主候带脉。这经有病变,会发生少腹痛,牵引命门,女子月经不来,或经断后又复来,来后忽又停止,下阴好像被拍击而又寒冷,使人不会生育,男子则少腹拘急或遗精。

尺部左右处搏击应指的脉象,主候阴跷脉。这经有病变,会发生癫痫,恶寒发热,皮肤硬而痹痛(一作浸淫麻痹)。

尺部左右处搏击应指的脉象,主候阴跷脉。这经有病变,会发生少腹疼痛,拘急,腰及骨盆向下牵引阴部痛,在男子是阴疝,在女子则漏下不止。

以上是论阳跷、阴跷、带脉。

中央直前者,手少阴也。动,苦心痛。微坚,腹胁急。实坚者,为感忤[1];纯虚者,为下利,肠鸣;滑者,为有娠,女子阴中痒痛,痛出玉门上一分前。

中央直中者,手心主也。动,苦心痛,面赤,食苦,咽多,喜怒。微浮者,苦悲伤,恍惚不乐也。涩为心下寒。沉为恐怖,如人捕之状也。时寒热,有血气。

中央直后者,手太阴也。动,苦咳逆,气不得息。浮为内风,紧涩者,胸中有积热,时咳血也,有沉热。

右手三阴脉。

注[1] 忤(wǔ午) 违逆,抵触。

【语译】 寸口脉中间正当寸部处,主候手少阴心经脉。这经有病变,会发生心痛。脉微坚,是腹胁部拘急。脉实而坚的,是遇到心中不快之事;脉虚的是大便泄泻,肠鸣;脉滑的是怀孕,或女子下阴痒痛,痒痛可延及阴道口上一分的前方。

寸口脉中间正当关部处,主候手厥阴心包经。这经有病变,会发生心前区痛,面红,吃东西感到苦味,常咽口水,容易发怒。

如果脉微浮的,是情绪悲伤,精神恍惚,闷闷不乐。如果脉涩,是
心下寒冷。如果脉沉,病人恐慌,好像有人要捕捉他似的。若时
发恶寒发热,是血气未衰。

寸口脉中间正当尺部处,主候手太阴肺经。这经有病变,会
发生咳嗽气逆喘息。如果脉浮是有内风。脉紧涩是胸中有积
热,时常咳血,是有伏热在里。

以上是论手三阴脉。

从少阴斜至太阳,是阳维也。动,苦肌肉痹痒。

从少阴斜至太阳,是阳维也。动,苦癫,僵仆羊鸣,手足相
引,甚者失音不能言。癫疾,直取客主人[1],两阳维脉,在外踝
绝骨下二寸。

从少阳斜至厥阴,是阴维也。动,苦癫痫,僵仆羊鸣。

从少阳斜至厥阴,是阴维也。动,苦僵仆,失音,肌肉淫[2]
痒痹,汗出恶风。

脉来暂[3]大暂小,是阴络也。一作结。动,苦肉痹[4],应时自
发,身洗洗[5]也。

脉来暂小暂大者,是阳络也。一作结。动,苦皮肤痛,下部不
仁,汗出而寒也。

注[1] 客主人 上关穴别名,在耳前上廉起骨,开口有空。

[2] 淫 过分。

[3] 暂 突然。

[4] 肉痹 又名肌痹。以肌肉痹痛为主的病征。

[5] 洗洗 寒栗的样子。

【语译】 从尺脉内侧的足少阴斜至寸脉外侧的足太阳之
处,候阳维脉。这经有病变,会发生肌肉痹痛发痒。

从尺脉内侧的足少阴斜至寸脉外侧的足太阳之处,主候阳
维脉。这经有病变,会发生癫疾,身体强直、倒地,口中发出羊叫
的声音,手足掣引,严重的则失音不能说话。癫病的治疗,直取
客主人穴,或两边阳维脉的穴位,在外踝绝骨穴下二寸。

从尺脉外侧的足少阳斜至寸部内侧的足厥阴之处,主候阴维脉。这经有病变,会发生癫痫,僵直仆地,口中发出羊叫的声音。

从尺脉外侧的足少阳斜至寸部内侧的足厥阴之处,主候阴维脉。这经有病变,会发生身体僵直仆地、失音,肌肉非常痒痛,麻痹,汗出恶风。

脉来忽大忽小的,主候阴络的疾病(一说阴络结滞)。这经有病变,会发生肌肉痹痛,每逢寒冷或阴雨天气,则应时发作,身上寒冷,好像给冷水洗过一样。

脉来忽小忽大的,主候阳络的病变(一说阳络结滞)。这经有病变,会发生皮肤疼痛,身体下部麻木不仁,汗出恶寒。

肺脉之来也,如循榆叶,曰平。如风吹毛,曰病。状如连珠者,死。期丙丁日,禺中、日中。

心脉之来也,如反笋莞大[1],曰平。如连珠,曰病。前曲后居如带钩者,死。期壬癸日,人定、夜半。

肝脉之来也,搏而弱,曰平。如张新弓弦,曰病。如鸡践地者,死。期庚辛日,晡时、日入。

脾脉之来也,阿阿[2]如缓,曰平。来如鸡举足,曰病。如鸟之啄,如水之漏者,死。期甲乙日,平旦、日出。

肾脉之来也,微细以长,曰平。来如弹石,曰病。去如解索者,死。期戊己日,食时、日昳、黄昏、鸡鸣。

注[1] 反笋莞(guān 关)大 指脉来轻取大而柔和均匀。反笋,倒置的竹笋,上大下小。莞,蒲草,圆滑柔软。

[2] 阿阿 柔美的样子,此指脉来柔软。

【语译】 肺脉来时,按之如抚摩榆叶一样,柔软轻虚而浮,是肺的正常脉象。若如风吹羽毛,飘浮不定,散动无根的,是肺的病脉。如脉来像一颗颗连续不断的珠子流过,这是肺的死脉。死期是丙丁之日的巳时和午时。

心脉来时,轻取大而柔软,是心的常脉。如果脉来像一颗颗珠子,连续不断地流过,是心的病脉。如果脉来轻取则坚而不柔,重取则牢实而不动,如带钩一样,失却冲和之气,是心的死脉。死期是壬癸之日的亥时与子时。

肝脉来时,脉应指柔软的,是肝的常脉。如果脉来如同新张开的弓弦,劲而不柔和,是肝的病脉。如果脉来像鸡足踩地,缓而无力,是肝的死脉。死期是庚辛之日的申时与酉时。

脾脉来时,柔软和缓的,是脾的常脉。如果脉来如鸡之举足,轻疾不缓的,是脾的病脉。如果脉来如鸟啄食,急数不调,止而复作,或如屋漏水,良久一动,间歇不匀,溅起无力,是脾的死脉。死期是甲乙之日的寅时与卯时。

肾脉来时,微细而长,是肾的常脉。若脉来坚实,如弹石一样,是肾的病脉。如果脉去散乱,如解索一样,是肾的死脉。死期是戊己之日的辰时、未时,戌时和丑时。

寸口中脉躁竟尺,关【前二字疑倒】中无脉应,阳干阴也。动,苦腰、背、腹痛,阴中若伤,足寒。刺足太阳、少阴直绝骨,入九分,灸太阴五壮。

尺中脉坚实竟关,寸口无脉应,阴干阳也。动,苦两胫腰重,少腹痛,癫疾。刺足太阴踝上三寸,针入五分,又灸太阳、阳跷,在足外踝上三寸直绝骨是也。

寸口脉紧,直至鱼际下,小按之如持维干—作鸡毛。状,其病肠鸣,足痹痛酸;腹满,不能食。得之寒湿。刺阳维,在外踝上三寸间也,入五分。此脉出鱼—作原。际。

寸口脉沉著骨,反仰其手[1]乃得之,此肾脉也。动,苦少腹痛,腰体酸,癫疾。刺肾俞,入七分,又刺阴维,入五分。

注[1] 反仰其手　指反诊法。病人覆掌向下,医生仰掌向上的诊脉方法。

【语译】　寸口脉躁动至尺部,关部(尺部与关部,疑颠倒)无脉应,是阳气干犯阴气。这一病变,会发生腰背痛,腹痛,下阴像受了伤似的疼痛,下肢寒冷。可针刺足太阳、足太阴经与绝骨穴平行的穴位,进针九分,艾灸足太阴经(三阴交穴)五壮。

尺脉坚实至关部,寸部无脉应,是阴气干犯阳气。这一病变,会发生两胫及腰部沉重,少腹痛,癫疾。可针刺足太阴踝上三寸的穴位(如三阴交穴),进针五分,并灸足太阳、阳跷经脉,在足外踝上与绝骨穴平行的穴位(如跗阳穴)。

寸口脉紧,直至鱼际下,轻按之如握绳索、竹竿(一作按在鸡毛上)一样,绷急有力,端直而长,其病症是肠鸣,双足酸楚痹痛,腹部胀满,不能食。得病于感受寒湿之邪。针刺阳维脉在外踝上三寸间,进针五分。此脉是从鱼(一作原)际过来的。

寸口脉沉,按之主骨,要病人覆掌向下,反仰医生之手才能触到脉搏,这是肾病的脉象。这一病变,会发生少腹痛,腰和身体酸楚,或癫疾。可针刺肾俞穴,进针七分,又刺阴维脉,进针五分。

初持寸口中脉,如细坚状,久按之大而深。动,苦心下有寒,胸胁苦痛,阴中痛,不欲近丈夫也,此阴逆。刺期门,入六分,又刺肾俞,入五分,可灸胃管七壮。

初持寸口中脉,如躁状洪大,久按之,细而牢坚。动,苦腰腹相引痛,以下至足胻重也,不能食。刺肾俞,入四分至五分,亦可灸胃管七壮。

【语译】 初按寸口部脉,好像细坚,久按则脉大而深。这一脉象的病变,会发生心窝部寒冷,胸胁疼痛,下阴痛,不欲行房事,这是阴气上逆所致。可针刺期门穴,进针六分,又刺肾俞穴,进针五分,同时可灸胃脘七壮。

初按寸口脉,好像躁动洪大,久按则细而牢坚。这一脉象的病变,会发生腰腹相引疼痛,腰以下至足胫沉重,不能食。可针刺肾俞穴,进针四分至五分,也可灸胃脘七壮。

尺寸俱沉,但有关上脉,苦寒,心下痛。

尺寸俱沉,关上无有者,苦心下喘。

尺寸俱数,有热,俱迟,有寒。

尺寸俱微,厥,血气不足,其人少气。

尺寸俱濡弱,发热,恶寒,汗出。一云内愠热,手足逆冷,汗出。

寸口沉,胸中痛引背。一云短气。

关上沉，心痛，上吞酸。

尺中沉，引背痛。

寸口伏，胸中有逆气。

关上伏，有水气，泄溏。

尺中伏，水谷不消。

【语译】 尺脉、寸脉都是沉脉，只是关部轻按即有脉，这会出现怕冷，心窝部疼痛。

尺脉、寸脉都是沉脉，关部重按无脉的，会出现心下气逆而喘。

尺部、寸部都是数脉，是有热；寸部、尺部都是迟脉，是有寒。

尺部、寸部都是微脉，可出现厥冷，血气不足，病人短气。

尺部、寸部都是濡弱脉，可见发热，恶寒汗出（一说：内有蕴热，手足逆冷，汗出）。

寸脉沉，会出现胸中痛，牵引背部（一说短气）的症状。

关脉沉，会出现胃脘部疼痛，嗳气吞酸的症状。

尺脉沉，会出现背痛。

寸脉伏，是胸中有气上逆。

关脉伏，会出现水气病，大便溏泄。

尺脉伏，是水谷不消化。

寸口弦，胃中拘急。一作心下愊愊。

关上弦，胃中有寒，心下拘急。

尺中弦，少腹、脐下拘急。

寸口紧，头痛，逆气。

关上紧，心下痛。

尺中紧，脐下少腹痛。

寸口涩，无阳，少气。

关上涩，无血，厥冷。

尺中涩，无阴，厥冷。

寸口微，无阳，外寒。

关上微，中实—作胃虚。能食，故里急。一作无胃气。

尺中微,无阴,厥冷,腹中拘急。

【语译】 寸脉弦,是胃脘部拘急(一作心下愊愊)。

关脉弦,是胃中有寒,心窝部拘挛急迫。

尺脉弦,是少腹部及脐下拘挛急迫。

寸脉紧,会出现头痛,气上逆。

关脉紧,是心窝部疼痛。

尺脉紧,是脐下少腹疼痛。

寸脉涩,是阳气衰败,短气。

关脉涩,为阴血枯竭,四肢厥冷。

尺脉涩,为阴精衰竭,四肢厥冷。

寸脉微,是阳气衰败,外寒。

关脉微,是中脘胀满(一作胃气虚弱),但仍能食,所以会有里急证候(一作无胃气)。

尺脉微,是阴精枯竭,四肢厥冷,腹部有拘挛急迫感觉。

寸口滑,胸满逆。

关上滑,中实逆。

尺中滑,下利,少气。

寸口数,即吐。

关上数,胃中有热。

尺中数,恶寒,小便赤黄。

寸口实,即生热,虚,即生寒。

关上实,即痛;虚,即胀满。

尺中实,即小便难,少腹牢痛;虚,即闭涩。

寸口芤,吐血;微芤,衄血。

关上芤,胃中虚。

尺中芤,下血;微芤,小便血。

寸口浮,其人中风、发热、头痛。

关上浮,腹痛,心下满。

尺中浮,小便难。

寸口迟，上焦有寒。

关上迟，胃有寒。

尺中迟，下焦有寒，背痛。

寸口濡，阳弱，自汗出。

关上濡，下重。

尺中濡，少血，发热，恶寒。

寸弱，阳气少。

关弱，无胃气。

尺弱，少血。

【语译】 寸脉滑，是胸满气逆。

关脉滑，是中焦实邪，胃气上逆。

尺脉滑，会出现泄泻痢疾，短气。

寸脉数，则出现呕吐。

关脉数，是胃中有热。

尺脉数，会出现恶寒，小便黄赤。

寸脉实，就会生热；虚就会生寒。

关脉实，就会生痛症；虚就会生胀满。

尺脉实，就会发生小便困难，少腹部坚痛；虚就会出现小便闭涩。

寸脉芤，主吐血；微芤，主衄血。

关脉芤，是胃中虚。

尺脉芤，主大便下血；微芤，是小便出血。

寸脉浮，病人患太阳中风，有发热，头痛。

关脉浮，会出现腹痛，心窝部胀满。

尺脉浮，可见小便困难。

寸脉迟，是上焦有寒。

关脉迟，是胃有寒。

尺脉迟，是下焦有寒，背部痛。

寸脉濡，是阳虚，自汗出。

关脉濡,会出现里急后重。

尺脉濡,会出现血虚,发热,恶寒。

寸脉弱,是阳气虚。

关脉弱,为无胃气。

尺脉弱,是血虚。

附图:

(6) 脉如前后左右弹者病

(7) 漏至脉不齐律不整者病

(8) 漏至脉不中律不整齐者病

(19) 三部俱浮
直上者督脉
直下者

(16)脉来暂小暂大者阳络

(15)脉来暂大暂小者阴络

(21) 手阳明

(12) 手太阴

后直者中央

(9) 后如外者足少阳

(18) 三部俱牢
直下者冲脉
直上

(9) 后如外者足少阳   (9) 后部左右弹阴跷

(2) 中央如外者足阳明   (8) 中部左右弹带脉

(1) 前如外者足太阳   (7) 前部左右弹阳跷

(11) 前直者中央 中主手心主

(4) 中主手心主者

(5) 中直手少阳主中央者

(10) 手少阴

(20) 手太阳

(17) 前部横于寸口丸者任脉也

(14) 三部俱浮直上者督脉也

(13) 从少阴斜至太阳者督脉也

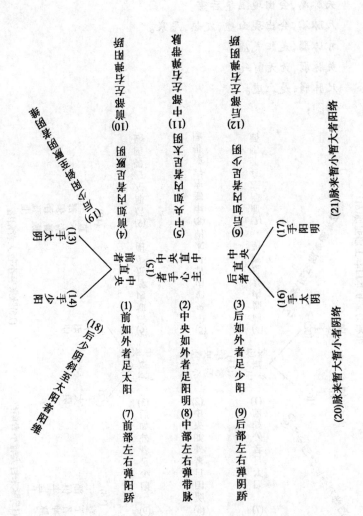

(21)脉来暂小暂大者阳络

(20)脉来暂大暂小者阴络

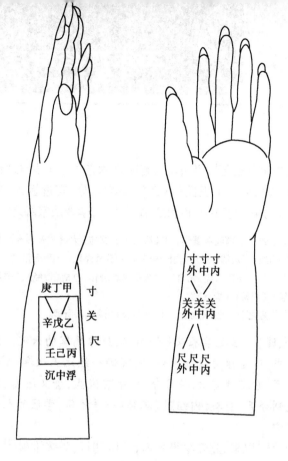

附注：

　[1]手检图二十一部的内容是：十二经中除去三焦经，加奇经八脉和阴络、阳络合计为二十一部。

　[2]图中手足三阴三阳均按表里相配定位，惟缺与手厥阴心包经相表里的手少阳三焦经。

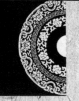

医之学以七经[1]为本、犹儒家之六艺[2]也。然七经中,其论脉理精微,莫详于王氏《脉经》,纲举目分,言近旨远,是以自西晋至于今日,与黄帝、卢扁之书[3]并传,学者咸宗师之。

注[1] 七经 七部经典著作。据《汉书·艺文志》为:《黄帝内经》、《黄帝外经》、《扁鹊内经》、《扁鹊外经》、《白氏内经》、《白氏外经》、《白氏旁经》等。

[2] 六艺 亦称六经,先秦时的儒家代表著作,包括《诗经》、《书经》、《三礼》、《乐经》、《周易》、《春秋》。

[3] 卢扁之书 此指《难经》。因(《难经》托名扁鹊所撰。

【语译】 医之学术以七经为本,好像儒家的六艺。然而在七经之中,论述脉理精细微妙,没有哪一经比王叔和《脉经》更详细的了,它纲领突出,条目分明,语言浅显,含义深奥,因此从西晋直到今天,能与《内经》、《难经》一并流传,学医的人全都尊奉学习它。

南渡[1]以来,此经罕得善本,凡所刊行,类多讹舛[2]大任每切病[3]之。有家藏绍圣小字监本[4],历岁既深,陈故漫灭,字划不能无谬,然昔贤参考,必不失真。久欲校正传[5]之,未暇。兹再承乏医学,偶一时教官,如毛君升、李君邦彦、王君邦佐、高君宗卿,皆洽闻[6]者,知大任有志于斯,乃同博览群书,孜孜凡累月,正其误千有余字,遂鸠[7]工创刊于本局,与众共之。其中旧有阙文、意涉疑似者,亦不敢妄加补注,尚赖后之贤者。

嘉定丁丑仲夏望日,濠梁[8]何大任后序

404

[2] 讹舛(é chuǎn 俄喘) 错乱。

[3] 病 担忧。

[4] 监本 此指北宋国子监所刻的版本。国子监,主管教育和考试的中央机构。

[5] 传(zhuàn 撰) 注释。

[6] 洽闻 见识广。

[7] 鸠(jiū 究) 聚集。

[8] 濠梁 古地名,在今安徽省凤阳县东北。

【语译】 南渡以来,这一本书很少得到善本,凡是刊行的,大抵都有很多错乱,所以我何大任常常深切地担忧。有家中收藏的绍圣年间的小字体国子监版本,经历年岁已久,陈旧模糊不清,字的笔画不可能没有错误,然而过去贤能的人参与考订过的著作,一定不会会失去其真实性。我很久以来就想校正注释它,但未有时间。值此再次担任医学之职,又偶遇同时任职的教官,如毛君升、李邦彦、王邦佐、高宗卿,他们都是见识极广的人,知道我何大任有志于这一校正注释工作,就一起博览群书,努力不懈共有数月之久,订正它的错误有一千余字,于是就聚集雕刻工匠,在本局进行刊刻,以便给予众人学习。对其中原有的阙文和意义有疑似的,均不敢随便加补加注,该刻本若仍有错漏,还有赖于后世有才学的人更正。

嘉定丁丑年五月十五日,濠梁何大任后序

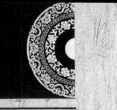
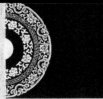

　　《脉经语译》一书,是卫生部、国家中医药管理局在中医文献整理研究方面的课题之一,由广州中医学院沈炎南教授承担了这一科研任务。1985年1月,卫生部原中医司中医古籍整理出版办公室副主任宋志恒同志在广州主持召开了课题论证会。与会参加论证的人员有凌耀星教授,马继兴研究员,邓铁涛教授,余瀛鳌研究员,人民卫生出版社的贾维诚副编审及责任编辑李世华副编审。

　　另外,对本书提出宝贵意见的还有:北京中医学院的刘渡舟教授,天津中医学院的郭蔼春教授,上海中医学院的凌耀星教授,南京中医学院的丁光迪教授,浙江中医学院的何任教授,成都中医学院的李克光教授、赵立勋研究员,山东中医学院的张灿玾院长,辽宁中医药研究院的史常永主任医师,人民卫生出版社的白永波主任等。

　　本书全稿完成之后,国家中医药管理局委托人民卫生出版社,于1988年12月在广州由白永波同志主持召开了审定稿会议。本书的主审人员有俞长荣教授,徐国仟教授,史常永主任医师(因事未能到会),以及邓铁涛教授,钱超尘副教授等。另外,本书的责任编辑李世华副编审及主编单位的科研处长赖世隆同志亦出席了会议。